医学高等专科生学习指导丛书
中央广播电视大学医科类大专教材

药理学学习指导

（第二版）

主　编　张　远　张　力
副主编　郝希俊　爱　民

编　者　（按姓氏笔画为序）
王瑞婷　承德医学院
马丽杰　内蒙古医学院
马俊江　北京大学医学部
李卫东　北京大学医学部
李学军　北京大学医学部
李宝群　承德医学院
李建恒　河北省职工医学院
沈丽霞　张家口医学院
张　力　张家口医学院
张　远　北京大学医学部
悦随士　邯郸医学高等专科学校
郝志敏　承德医学院
郝希俊　承德医学院
爱　民　内蒙古医学院
章国良　北京大学医学部

北京大学医学出版社

图书在版编目（CIP）数据

药理学学习指导/张远，张力主编. —2版. —北京：北京大学医学出版社，2003.2

ISBN 978-7-81071-425-9

Ⅰ.药… Ⅱ.①张… ②张… Ⅲ.药理学—自学参考资料 Ⅳ.R96

中国版本图书馆 CIP 数据核字（2003）第 000808 号

药理学学习指导（第二版）

主　　编：张远　张力

出版发行：北京大学医学出版社（电话：010-82802230）

地　　址：（100191）北京市海淀区学院路 38 号　北京大学医学部院内

网　　址：http：//www. pumpress. com. cn

E - mail：booksale@bjmu. edu. cn

印　　刷：北京地泰德印刷有限责任公司

经　　销：新华书店

责任编辑：冯智勇　　**责任校对：**李月英　　**责任印制：**郭桂兰

开　　本：787mm×1092mm　1/16　　**印张：**15　　**字数：**378 千字

版　　次：2003 年 3 月第 2 版　2013 年 2 月第 8 次印刷

书　　号：ISBN 978-7-81071-425-9

定　　价：21. 50 元

第二版前言

《药理学学习指导》第一版自1998年出版以来得到了广大教师和学生的肯定，在4年中已增印4次，发行量近7万册。根据新世纪医学教育改革的精神及《药理学》第一版在使用过程中的反馈意见，对第一版《药理学》进行了修订再版。本书作为《药理学》配套教材同时进行了修订。

编写《药理学学习指导》的目的是帮助读者在系统学习药理学知识的同时，不断巩固加深所学内容，测试所学基本理论知识的掌握程度，检验合理选用药物的能力，进而更牢固地掌握重点内容，提高独立思考、综合分析和解决实际问题的能力。

本书除适用于医学高等专科学校学生、参加成人高等教育考试者对《药理学》的学习、复习和备考外，本书内容也与国家执业医师资格考试、临床助理医师考试、国家执业药师资格考试的要求接轨。

《药理学学习指导》每章包括内容提要、测试题及参考答案三部分。测试题有填空题、名词解释、选择题（单项选择）和问答题四部分。参考答案附于各章测试题之后，便于读者查找。

本书编写人员都长期从事高等学校药理教学工作，是《药理学》教材的撰写者。由于出版时间仓促，编写中疏漏之处在所难免，恳请广大同道及读者批评、指正。

编　者

2003年2月

目　录

第一章　绪　　论

内容提要

(一) 药理学

药理学(pharmacology)是研究药物与机体(包括病原体)相互作用的规律及其原理，既研究药物对机体的作用和效应的规律，即药效学(pharmacodynamics)，又研究药物的体内过程变化及规律，即药动学(pharmacokinetics)。

$$\text{药物}\underset{\text{体内过程(药动学)}}{\overset{\text{作用、效应(药效学)}}{\rightleftharpoons}}\text{机体}$$

(二) 药物和制剂

1. 药物　是指用于预防、治疗或诊断疾病，而对用药者无害的各种物质，有天然药物和人工合成药物两大类。

2. 制剂　药物经过加工，制成便于病人使用、符合治疗要求、能安全运输和贮存的剂型，如片剂、酊剂、注射剂、软膏等。

(三) 药理学的任务

1. 阐明药物对机体的作用和效应原理。
2. 研究药物在体内的吸收、分布、生物转化和排泄的规律，为临床合理用药提供理论基础。
3. 设计和寻找新药。
4. 整理和发掘祖国医药学遗产。

(四) 新药研究步骤

1. 临床前研究　包括药学、药理学及毒理学研究。
2. 临床研究　分为Ⅰ、Ⅱ、Ⅲ期。
3. 售后调研　考察广泛、长期使用后的疗效和不良反应。

测试题

一、填空题

1. 药理学包括__________和__________。
2. 药物是__________物质。
3. 药效学是研究__________。
4. 药动学是研究__________。
5. 新药研究过程包括__________、__________、__________三个步骤。
6. 临床前研究主要是对__________、__________、__________的研究。

二、名词解释

1. 药理学
2. 药效学
3. 药动学
4. 药物
5. 制剂

三、选择题

1. 药理学是研究
   A. 药物的学科
   B. 药物与机体相互作用的规律及原理
   C. 药物效应动力学
   D. 药物代谢动力学
   E. 药物在临床应用的学科
2. 药物在体内发生效应要经过
   A. 药剂学过程
   B. 药物代谢动力学过程
   C. 药物效应动力学过程
   D. 上述三个过程
   E. 药理学过程
3. 药物是指
   A. 天然的和人工合成的物质
   B. 能影响机体生理功能的物质
   C. 预防、治疗或诊断疾病的物质
   D. 干扰细胞代谢活动的物质
   E. 能损害机体细胞代谢的物质

四、问答题

1. 药理学研究的主要内容有哪些？
2. 试述药理学在新药开发中的作用和地位。

参考答案

一、填空题

1. 药效动力学　药代动力学
2. 用于预防、治疗或诊断疾病而对用药者无害的
3. 药物如何影响机体或药物对机体的作用
4. 药物的体内过程规律
5. 临床前研究　临床研究　售后调研
6. 药学　药理学　毒理学

二、名词解释

1. 药理学是研究药物与机体相互作用规律及其原理的科学。
2. 药效学是研究药物对机体的作用或在药物影响下机体细胞功能如何发生变化。
3. 药动学是研究药物的吸收、分布、生物转化和排泄等体内过程的变化及规律。
4. 药物是指用以防治及诊断疾病的物质。在理论上，凡能影响机体器官生理功能及细胞代谢的物质都属药物范畴。对药物的基本要求是安全、有效，故对其质量、适应证、用法和用量均有严格的规定，符合有关规定标准的才可供临床应用。
5. 制剂是药物经加工后制成便于病人使用，能安全运输、贮存，又符合治疗要求的剂型如片

剂、注射剂、软膏等。

三、选择题

1. B　　2. D　　3. C

四、问答题

1. 药理学是研究药物与机体相互作用的规律及原理的科学，主要研究内容包括：
   (1) 药物对机体的作用和效应规律即药效学。
   (2) 药物的体内过程，即阐明药物在体内吸收、分布、生物转化及排泄等过程中的变化及规律即药动学。
2. 新药在进行临床研究前需提供与该药有关的药效学、药代动力学和毒理学的资料，作为临床研究用药的参考；药物的构效关系可指导合成新药。

（张　远）

第二章　药物效应动力学

内容提要

药物效应动力学研究药物作用于机体引起的生理、生化效应及其机制、药物剂量与效应关系的规律。分析药物的效应和作用，可从不同角度进行，如兴奋、抑制、直接、间接、选择性、治疗作用和不良反应等。

(一) 药物的基本作用

药物作用的基本表现是兴奋和抑制。药物使机体某些器官或组织的原有功能水平提高称为兴奋，如升压；使原有的功能水平降低称为抑制，如降压。一些药物对不同的器官和组织可分别产生兴奋和抑制作用，如肾上腺素引起皮肤粘膜的血管收缩，此为兴奋作用；又引起骨骼肌血管扩张和支气管平滑肌松弛，此为抑制作用。

(二) 药物作用的选择性

药物作用的选择性是指在一定剂量范围内，多数药物吸收后只对某一、两种器官或组织产生明显作用，而对其它器官或组织作用很小或无作用。选择性作用是相对的，与药物化学结构的特异性以及不同组织器官对药物的亲和力和敏感性不同有关。选择性高的药物药理活性强，针对性也强；选择性低的药物作用广泛，针对性差，不良反应多。

(三) 药物作用的量效关系

量效关系是指定量分析药物剂量与效应之间规律的关系，可用图解表示，以药物效应为纵坐标，药物剂量或浓度为横坐标。

(四) 效能和效价强度

效能(最大效应)指药物产生最大效应的能力。达到最大效应后，继续增加药物的剂量，效应不再进一步增加，而引起毒性反应；效价强度指产生相同效应的各个药物在其达到一定的效应时所需的剂量或浓度。

(五) 药物的量效曲线

以药物剂量或浓度为横坐标，效应为纵坐标作图即为量效曲线。通常呈长尾S形，如改为对数剂量，则为接近对称的S形曲线。由量效曲线可知：①最小有效量(阈剂量)；②效能；③效价强度；④曲线斜率；⑤个体差异。

(六) 受体

1. 受体　是存在于细胞膜上或胞浆内的大分子蛋白质，能与药物结合并传递信息，产生特定的生理效应。

2. 药物与受体结合引起效应的条件　一是亲和力，指药物与受体结合的能力；二是内在活性，指药物与受体结合后能产生效应的能力。

3. 受体的调节　受体的数目及反应性可受神经递质、激素及药物等的调节。长期应用激动剂可使相应受体数目减少，称为向下调节，与此药物的耐受性的产生有关。若长期应用拮抗药，可使受体数目增加，称为向上调节，此为突然停药，产生敏感性增加、病情反跳的原因之一。

测试题

一、填空题

1. 用数或量表示的药理效应叫__________,用阳性或阴性表示的药理效应叫__________。
2. 药物的量效曲线可分为__________和__________两种,从__________中可求得 ED_{50} 及 LD_{50} 的参数。
3. 药物的治疗作用可分为__________和__________。
4. 药物与机体接触,在用药局部所表现的作用称为__________作用。
5. 药物只对某些器官组织产生明显作用,而对其它器官组织作用很小或无,称为药物作用的__________。
6. 药物作用的基本表现是使机体器官组织__________和(或)__________。
7. 药物的不良反应包括__________、__________、__________和__________。
8. 一群动物中引起一半动物出现阳性反应的量叫__________,引起半数动物死亡的量叫__________,LD_{50}/ED_{50} 之比值称为__________。
9. 药物与受体相互作用可将药物分为__________、__________和__________等三类。
10. 长期用激动药,可使相应受体__________,这种现象称为__________,是机体对药物产生__________的原因之一。
11. 长期用拮抗药,可使相应受体__________,这种现象称为__________,突然停药时可产生__________。
12. 拮抗药根据量效曲线的不同可分为__________和__________拮抗药。
13. 药物作用的受体学说主要有__________、__________和__________等。

二、名词解释

1. 效能
2. 效价强度
3. 最小有效量
4. 半数有效量(ED_{50})
5. 半数致死量(LD_{50})
6. 对因治疗
7. 对症治疗
8. 副作用
9. 毒性反应
10. 后遗效应
11. 变态反应
12. 选择性作用
13. 质反应
14. 量反应
15. 治疗指数
16. 安全范围
17. 受体激动剂
18. 受体拮抗剂

三、选择题

1. 强心苷治疗慢性心功能不全,其对心脏的作用是

   A. 直接作用
   B. 局部作用
   C. 继发作用
   D. 细胞作用
   E. 选择性作用

2. 药物的选择性取决于

A. 药物在体内吸收的速度
B. 组织器官对药物的敏感性
C. 药物的脂溶性大小
D. 药物剂量大小
E. 体液的 pH 值

3. 半数致死量(LD_{50})表示
A. 药物的极量
B. 药物的安全度
C. 药物的急性毒性
D. 药物的治疗指数
E. 评价新药优于老药的指标

4. 药物的治疗指数是指
A. ED_{95}/LD_5 的比值
B. ED_{90}/LD_{10} 的比值
C. ED_{50}/LD_{50} 的比值
D. LD_{50}/ED_{50} 的比值
E. ED_{50} 与 LD_{50} 之间的距离

5. 测定 A 药的 LD_{50} 值比 B 药大,表明
A. A 药的毒性比 B 药大
B. A 药的毒性比 B 药小
C. A 药的效能比 B 药大
D. A 药的效能比 B 药小
E. B 药的安全性大

6. 药物的安全范围是指
A. LD_{50}/ED_{50}
B. LD_{50}
C. ED_{50}
D. LD_5 与 ED_{95} 之间的距离
E. LD_{95} 与 ED_5 之间的距离

7. 关于半数有效量的概念正确的是
A. LD_{50}
B. 引起 50%阳性反应的剂量
C. 临床有效量的一半
D. 引起 50%毒性反应的剂量
E. 临床有效量的 95%

8. 部分激动药是指
A. 被结合的受体只能一部分被活化
B. 能拮抗激动药的部分生理效应
C. 亲和力较强,内在活性较弱
D. 亲和力较弱,内在活性较弱
E. 亲和力较强,内在活性较强

9. 后遗效应是指
A. 药物浓度下降至阈浓度以下所残存的生物效应
B. 血药浓度下降一半所残存的生物效应
C. 短期内暂存的药理效应
D. 短期内暂存的生物效应
E. 指机体对药物的依赖性

10. 肌注阿托品治疗肠绞痛,引起口干作用称为
A. 毒性反应
B. 副作用
C. 治疗作用
D. 变态反应
E. 后遗效应

11. 注射青霉素过敏引起的过敏性休克是
A. 副作用
B. 毒性反应
C. 后遗效应
D. 变态反应
E. 应激效应

12. 关于激动药的概念正确的是
A. 与受体有较强的亲和力和内在活性
B. 与受体有较强的亲和力但无内在活性
C. 与受体有较弱的亲和力和内在活性
D. 与受体无亲和力,但有内在活性
E. 与受体无亲和力与内在活性

13. 出现明显副作用的剂量应是
A. 治疗量
B. 小于治疗量
C. 大于治疗量
D. 极量
E. ED_{50} 量

14. 药物的内在活性(效应力)是指
A. 药物脂溶性强弱
B. 药物水溶性大小
C. 药物穿透生物膜的能力
D. 药物能产生效应的能力
E. 药物对受体亲和力的高低

15. 青霉素治疗肺部感染是

A. 对因治疗
B. 对症治疗
C. 局部治疗
D. 全身治疗
E. 直接治疗

16. 肾上腺素治疗支气管哮喘是
A. 对因治疗
B. 对症治疗
C. 局部治疗
D. 全身治疗
E. 直接治疗

17. 连续用药产生敏感性下降称为
A. 抗药性
B. 耐受性
C. 快速耐受性
D. 成瘾性
E. 反跳现象

18. 长期应用抗病原微生物药可产生
A. 耐药性
B. 耐受性
C. 快速耐受性
D. 成瘾性
E. 反跳现象

19. 短期内连续应用麻黄碱可产生
A. 耐受性
B. 耐药性
C. 快速耐受性
D. 成瘾性
E. 反跳现象

四、问答题

1. 何谓药物作用的选择性？选择性作用有何意义？
2. 何谓药物的基本作用？
3. 从药物的量效曲线能说明哪些问题？

参考答案

一、填空题

1. 量反应　质反应
2. 量反应　质反应　质反应量效曲线
3. 对因治疗　对症治疗
4. 局部
5. 选择性
6. 兴奋　抑制
7. 副作用　毒性反应　后遗效应　变态反应
8. 半数有效量(ED_{50})　半数致死量(LD_{50})　治疗指数
9. 激动药　拮抗药　部分激动药
10. 数目减少　向下调节　耐受性
11. 数目增加　向上调节　反跳现象
12. 竞争性　非竞争性
13. 占领学说　速率学说　二态模型学说

二、名词解释

1. 效能：药物所能达到的最大效应的能力就是该药的效能，即最大效应。如再增加药物剂量，效应不再进一步增强。

2. 效价强度：产生相同效应的各个药物在其达到一定的治疗强度时所需的剂量。
3. 最小有效量：刚能引起效应的剂量称最小有效量，亦称阈剂量。
4. 半数有效量(ED_{50})：能引起半数实验动物(50%)阳性反应的剂量。
5. 半数致死量(LD_{50})：引起50%实验动物死亡的剂量。
6. 对因治疗：应用药物消除致病原因的治疗。如抗生素杀灭体内的致病微生物。
7. 对症治疗：应用药物来减轻或消灭疾病症状的治疗。如发烧时的解热作用。
8. 副作用：在治疗剂量时出现的与治疗目的无关的作用。如阿托品引起的口干。
9. 毒性反应：由于用药剂量过大而产生的药物中毒反应，对机体有明显损害甚至危及生命。可有急性毒性、慢性毒性及特殊毒性(致畸、致癌、致突变)。
10. 后遗效应：停药后血浆药物浓度已降到阈浓度以下时所残存的生物效应。
11. 变态反应：人体对药物过敏所引起的反应，与用药剂量无关。
12. 选择性作用：治疗剂量的药物吸收入血后，只对某个或几个器官组织产生明显的作用，对其它器官组织作用很小或不发生作用。
13. 质反应：药物效应以阳性或阴性(全或无)表示的反应。
14. 量反应：可以数量(或可测量的值)分级表示的药理效应如血压、心率、呼吸等。
15. 治疗指数：是药物安全性的指标，以LD_{50}/ED_{50}的比值表示，此值越大越安全。
16. 安全范围：指ED_{95}与LD_5之间的距离。
17. 受体激动剂：能激活受体，对相应受体有较强的亲和力，也有较强的内在活性的药物，如异丙肾上腺素。
18. 受体拮抗剂：与受体的亲和力较强，但无内在活性，它能阻断激动药与受体的结合，如阿托品。

三、选择题

1. E　2. B　3. C　4. D　5. B　6. D　7. B　8. C
9. A　10. B　11. D　12. A　13. A　14. D　15. A　16. B
17. B　18. A　19. C

四、问答题

1. 药物的选择性是指在治疗剂量范围内，药物仅对某些器官组织或系统发挥作用，而对其它器官组织作用很小或无作用。选择性作用有重要的临床意义，一般地说，选择性高的药物针对性强，可以准确地治疗某些疾病，不良反应少。选择性低的药物，作用广泛，针对性差，副作用多。
2. 药物的基本作用是指药物要发挥其作用是通过影响机体某些器官或组织所固有的功能而实现的，因此使原有的功能水平提高为兴奋，使原有的功能水平降低为抑制，兴奋和抑制是药物作用的两种基本类型。
3. 从药物的量效曲线可知：①最小有效量(阈剂量)；②曲线斜率；③最大效应(效能)；④效价强度；⑤个体差异。

(张　远)

第三章　药物代谢动力学

内容提要

药物代谢动力学简称药动学，研究药物的体内过程，包括药物的吸收、分布、排泄(转运)和代谢(转化)，也研究体内药物浓度随时间变化及药物消除的规律，并以数学公式计算其动力学参数。

(一) 被动转运

绝大多数药物在体内的转运均属被动转运，包括扩散和滤过，其特点如下：

(1) 药物从高浓度的一侧向低浓度的一侧扩散，故为下山转运，当两侧浓度达到平衡状态时，转运停止。

(2) 不消耗能量。

(3) 不需载体参与，故无饱和性和竞争抑制作用。

(4) 小分子、高脂溶性、极性小、非解离型的药物易转运。

(二) 主动转运

少数药物如 5-Fu、甲基多巴等的吸收是靠细胞中的载体主动转运进行的，主动转运特点如下：

(1) 逆浓度转运，即从浓度低的一侧向浓度高的一侧转运，故为上山转运。

(2) 需消耗能量。

(3) 需有特异性的载体，故有饱和性和竞争性抑制现象，即当两个药物均需由同一载体转运时会产生竞争性抑制。

(三) 体液 pH 值改变对药物转运的影响

常用的药物多为弱酸性或弱碱性化合物，它们在体液中的解离度取决于溶液的 pH 值。非解离型的药物易通过细胞膜，因此生物膜两侧的体液如胃液、血液、细胞内外液等的 pH 值对非解离型药物的转运影响很大。认识这一问题对于临床用药有重要意义，例如苯巴比妥中毒时应用碱性药物解救，就是应用了这一原理。体液 pH 值对药物转运影响的规律如下：

(1) 弱酸性药物在 pH 值低的环境中解离度小，容易从 pH 值低的体液向 pH 值高的体液转运。如弱酸性药物易在酸性胃液中及酸化的尿液中被吸收和再吸收。

(2) 弱碱性药物则在 pH 值较高的环境中解离度小，再吸收多，排泄慢，故在碱性肠液中易被吸收，在碱化的尿液中易被再吸收，因而弱酸性药巴比妥类中毒时，碱化尿液加速了这些药物的排出。

(四) 首关消除

首关消除亦称首关效应或第一关卡效应，指口服某些药物，经门静脉进入肝脏，在进入体循环前被代谢灭活或结合贮存，使进入体循环的药量明显减少的现象。

(五) 生物利用度

生物利用度是指服用药物制剂后，药物被机体吸收进入体循环的相对量和相对速度，以 F

表示，$F=\frac{A}{D}\times100\%$（A为进入体循环的药量，D为服药剂量）。生物利用度高，说明药物吸收良好，反之，则药物吸收较差，它是检验药品质量的重要指标之一。

（六）药物与血浆蛋白结合

1. 药物血浆蛋白结合率　药物在血浆中以两种形式存在：血浆蛋白结合型和游离型。结合型药物主要是与白蛋白结合。治疗剂量的药物与血浆蛋白结合的百分率称为药物的血浆蛋白结合率。

2. 血浆蛋白结合型药物的特点

（1）暂时失去药理活性。

（2）结合型药物为大分子化合物，不易透过毛细血管壁、血脑屏障及肾小球，因而影响其被动转运，但不影响主动转运。减少了代谢和排泄，使作用维持时间延长。

（3）这种结合是疏松的、暂时的、可逆的，当游离型药物浓度下降时，结合型药物即可释放药物，成为游离型，恢复其原有的药理活性。

（4）结合具有饱和性，若同时服用两种结合率较高的药物时，它们之间将发生竞争性抑制现象。

3. 药物与血浆蛋白结合的临床意义

（1）同时服用两种血浆蛋白结合率较高的药物时，它们之间将发生竞争性抑制现象，如香豆素类和保泰松合用，保泰松可将香豆素类从结合点置换出来，使香豆素类药物游离型浓度增高，引起药理作用增强或中毒。

（2）某些药物如磺胺药也可与体内的胆红素竞争血浆蛋白的结合而导致新生儿核黄疸。

（3）肝、肾等疾病可使血浆蛋白合成减少或排出增多，导致药物的结合率下降而使游离型药物浓度增高。

（七）药酶诱导剂和药酶抑制剂及其意义

能增强药酶活性，加速其它药物代谢的药物称为药酶诱导剂，如苯巴比妥、苯妥英钠、利福平等；能抑制或减弱药酶活性，减慢某些药物代谢的药物称药酶抑制剂，如氯霉素、异烟肼、西咪替丁等。临床上若将药酶诱导剂苯巴比妥与双香豆素合用，则可加速双香豆素的代谢，使抗凝作用减弱，欲保持疗效则要增加剂量。如一旦停用苯巴比妥，又会使双香豆素血药浓度过高，引起出血的反应。临床上氯霉素与口服降糖药甲糖宁合用，使甲糖宁代谢减慢，血药浓度升高，引起血糖下降过剧的低血糖症。

（八）肝肠循环

自胆汁排入十二指肠的结合型药物，在小肠内水解，可经肠再吸收入血，形成肝肠循环，使药物作用持续时间明显延长，如洋地黄毒苷。

（九）药物经肾排泄

1. 游离型药物及其代谢物均经肾小球滤过进入肾小管。

2. 脂溶性大的药物易在肾小管内再吸收而使排泄减慢。

3. 改变尿液pH值可影响药物的解离度，因而可影响药物的排泄速度，利用这一特点可增强药效或用于解毒，如弱酸性药物在酸性尿中非解离型多，脂溶性高，重吸收多，排泄慢；在碱性尿液中则重吸收少而排泄快，如阿司匹林治疗风湿性关节炎时，酸化尿液，可提高血药浓度，加强和延长其抗风湿作用；尿液碱化，则相反。又如巴比妥类中毒时，静点碳酸氢钠以碱化血液和尿液，一方面使药物从脑细胞向血浆转移，另一方面又可加速药物从肾脏的排泄。

4. 药物由肾小管分泌多属于主动转运。

5. 药物经肾脏浓缩可使其在尿中达到很高浓度，有利于产生疗效，亦可产生不良反应。

(十) 血浆半衰期($t_{1/2}$)

指血浆药物浓度下降一半所需的时间，是表示药物消除速度的参数。绝大多数药物是按一级动力学的规律消除，其血浆半衰期的数值是固定的。半衰期是药动学参数中最基本的参数，它对制订和调整给药方案具有重要作用。一般情况下，一次给药后，经过5个半衰期，约有96%以上的药物被消除。每隔一个半衰期给药一次，约经5个半衰期可达稳态浓度。

(十一) 稳态血药浓度(C_{ss})

稳态血药浓度是指每隔一个半衰期给药一次，每次药物的剂量相等，则经过5个半衰期后，给药速率与消除速率达到平衡，即血药浓度相对地稳定在一定的水平，此时的血药浓度为稳态浓度。值得注意的是：①增加药量只能提高血浆的药物浓度水平，不能加速达到稳态浓度的时间。②若单位时间内用药量不变，缩短给药间隔时间，可减少血药浓度的波动。若延长给药时间，则可加大血药浓度的波动。③若欲迅速达到稳态浓度，则可采用首次剂量加倍的方法或给予突击剂量。

(十二) 药代动力学的参数

参数可以说明药物在体内吸收、分布和消除的动力学规律。表示吸收程度的参数有 K_a、T_{peak}、C_{max}、AUC 和 F。V_d 表示药物的分布情况，反映药物消除的参数有 K、Cl 和 $t_{1/2}$。

测试题

一、填空题

1. 肝药酶的特点是________性低，有________和________差异。
2. 药物的体内过程包括________、________、________和________。
3. 弱酸性药物易从 pH 值________的体液向 pH 值________的体液被动转运。
4. 在一级动力学中，一次给药后约经过________个半衰期后，体内的药物基本消除。如每隔一个半衰期给药一次，约经过________个半衰期可以达到稳态血药浓度。
5. 弱酸性药物在碱性尿液中重吸收________而排泄________。
6. 药物在体内的消除动力学可分为________和________两种方式。
7. 稳态血药浓度是指________速度和________速度达平衡时的血药浓度。
8. 连续滴注给药达稳态后，中途改变给药速度，则需再经________个半衰期才能达到新的________。
9. 药物自血浆消除包括________、________和________过程，消除的参数有________。
10. 苯巴比妥是肝药酶________剂，可________双香豆素的代谢，使后者的抗凝血作用________。
11. 半衰期的缩写是________，表观分布容积的缩写是________，稳态血药浓度的缩写是________。

二、名词解释

1. 首关消除
2. 负荷剂量
3. 时量曲线
4. 肝肠循环
5. 血浆蛋白结合率
6. 血浆半衰期
7. 生物利用度
8. 稳态浓度
9. 肝药酶诱导剂
10. 肝药酶抑制剂
11. 零级消除动力学
12. 一级消除动力学

三、选择题

1. 药物在体内作用开始的快慢取决于
   A. 药物的吸收
   B. 药物的转化
   C. 药物的排泄
   D. 药物的分布
   E. 药物的消除
2. 血浆半衰期($t_{1/2}$)的长短取决于
   A. 药物的吸收速度
   B. 药物的消除速度
   C. 药物的转化速率
   D. 药物的转运速率
   E. 药物的分布容积
3. 体液 pH 值影响药物转运因改变药物的
   A. 脂溶性
   B. 水溶性
   C. 溶解度
   D. 解离度
   E. pKa
4. 某弱酸性药物在 pH＝4 的体液中解离 50％,其 pKa 值约为
   A. 2
   B. 3
   C. 4
   D. 5
   E. 6
5. 与药物吸收无关的因素是
   A. 给药途径
   B. 药物的剂型
   C. 药物的理化性质
   D. 药物的首关消除
   E. 药物与血浆蛋白的结合率
6. 影响药物生物利用度的主要因素是
   A. 给药剂量
   B. 给药时间
   C. 给药次数
   D. 给药途径
   E. 患者年龄
7. 某药物的半衰期为 9 小时,一次给药后,药物在体内基本消除的时间为
   A. 9 小时
   B. 1 天
   C. 1.5 天
   D. 2 天
   E. 5 天
8. 药物在血浆中与血浆蛋白结合后其
   A. 药物作用增强
   B. 暂时失去药理活性
   C. 药物代谢加快
   D. 药物排泄加快
   E. 药物转运加快
9. 弱碱性药物在碱性尿液中
   A. 解离多,再吸收多,排泄慢
   B. 解离多,再吸收少,排泄快
   C. 解离少,再吸收多,排泄慢
   D. 解离少,再吸收少,排泄快
   E. 呈解离型,再吸收障碍
10. 影响药物从肾脏排泄速度的因素有
   A. 药物的剂量
   B. 药物的血浓度
   C. 药物吸收的速度

D. 尿液中药物的浓度

E. 尿液的 pH 值

11. 大多数药物在血液中与下述哪种蛋白结合？

A. 白蛋白

B. 血红蛋白

C. 球蛋白

D. 脂蛋白

E. 铜蓝蛋白

12. 如何能使血药浓度迅速达到稳态浓度

A. 每隔一个半衰期给一次剂量

B. 每隔半个半衰期给一次剂量

C. 首剂加倍

D. 每隔两个半衰期给一次剂量

E. 增加给药剂量

13. 经肝药酶转化的药物与药酶诱导剂合用后其效应

A. 减弱

B. 增强

C. 不变化

D. 被消除

E. 超强化

14. 促进药物生物转化主要的酶系统是

A. 水解酶

B. 辅酶Ⅱ

C. 单胺氧化酶

D. 细胞色素 P450 酶系统

E. 葡萄糖醛酸转移酶

15. 药物的首关消除可能发生于

A. 静脉注射后

B. 皮下注射后

C. 舌下给药后

D. 吸入给药后

E. 口服给药后

16. 某药的吸收达血浆稳态浓度时表明

A. 药物的吸收过程已完成

B. 药物的吸收速度与消除速度达平衡

C. 药物此时的作用最强

D. 药物的消除过程开始

E. 药物在体内的分布达平衡

17. 下列关于药物体内排泄的叙述哪一项是错误的？

A. 药物经肾小球滤过，经肾小管排出

B. 有肝肠循环的药物影响排出时间

C. 极性高的水溶性药物可由胆汁排出

D. 弱酸性药物在酸性尿液中排出多

E. 极性高、水溶性大的药物易排出

18. 关于 $t_{1/2}$ 的叙述哪一项是错误的？

A. 一般是指血浆药物浓度下降一半的量

B. 一般是指血浆药物浓度下降一半的时间

C. 按一级动力学规律消除的药物 $t_{1/2}$ 是固定的

D. $t_{1/2}$ 反映药物在体内消除速度的快慢

E. $t_{1/2}$ 可作为制定给药方案的依据

19. 某药物达稳态血药浓度后，中途停药，再达稳态的时间是

A. 还需再经 1 个 $t_{1/2}$ 才达 C_{ss}

B. 还需再经 2 个 $t_{1/2}$ 才达 C_{ss}

C. 还需再经 3 个 $t_{1/2}$ 才达 C_{ss}

D. 还需再经 5 个 $t_{1/2}$ 才达 C_{ss}

E. 还需再经 7 个 $t_{1/2}$ 才达 C_{ss}

20. 当恒速、恒量给药经一定时间后其血药浓度可达到

A. C_{max}

B. C_{min}

C. C_{ss}

D. 治疗浓度

E. 有效血浓度

21. A、B 两药竞争性与血浆蛋白结合，单用 A 药时血浆 $t_{1/2}$ 为 5 小时，A、B 两药合用后 $t_{1/2}$ 应是

A. ＜5 小时

B. ＞5 小时

C. ＝5 小时

D. ＞10 小时

E. ＞15 小时

22. 某药物经肝转化，其 $t_{1/2}$ 为 5 小时，肝功能降低时其 $t_{1/2}$ 应是

A. ＜5 小时
B. ＞5 小时
C. ＝5 小时
D. ＞10 小时
E. ＞15 小时

23. 某药物 $t_{1/2}$ 为 12 小时，按 $t_{1/2}$ 给药达坪值(C_{ss})时间应为
A. 0.5 天
B. 1 天
C. 1.5 天
D. 2 天
E. 5 天

24. 关于负荷量的叙述哪项是错误的？
A. 是指首剂的量增大的剂量
B. 口服首次加倍的剂量
C. 在病情危重需要立即达到有效血药浓度时应用
D. 可使血药浓度迅速达 C_{ss}
E. 只能在 2 个 $t_{1/2}$ 后达到 C_{ss}

25. 口服 1g 以上的水杨酸时 $t_{1/2}$ 延长的原因是
A. 药物在体内饱和
B. 药物在体内 V_d 大
C. 一级动力学消除
D. 零级动力学消除
E. 药物在体内广泛分布

26. 药物在体内超出转化能力时其消除方式应是
A. 药物经肾消除
B. 一级动力学消除
C. 零级动力学消除
D. 药物经肠道排出
E. 药物经肝代谢消除

27. 临床所用的药物治疗量是指
A. 有效量
B. 最小有效量
C. 半数有效量
D. 阈剂量
E. 1/10 LD_{50} 量

28. 药物的给药途径取决于
A. 药物的吸收
B. 药物的消除
C. 药物的分布
D. 药物的代谢
E. 药物的转运

29. 对肝药酶有诱导作用的药物是
A. 苯巴比妥
B. 氯霉素
C. 异烟肼
D. 西咪替丁
E. 阿司匹林

30. 反映药物体内消除特点的药代参数是
A. K_a、T_{peak}
B. V_d
C. K、Cl、$t_{1/2}$
D. C_{max}
E. AUC

四、问答题

1. 何谓药物的 ADME 系统？有何实际意义？
2. 药物代谢动力学规律对临床用药有何重要意义？
3. 何谓药物血浆蛋白结合率？有何临床意义？
4. 简述血浆半衰期及其临床意义。
5. 何谓药酶诱导剂？有何临床意义？
6. 试述药物的一级消除动力学有哪些特点。
7. 试述药物的零级消除动力学有哪些特点。

参考答案

一、填空题

1. 专一　种属　个体
2. 吸收　分布　代谢　排泄
3. 低　高
4. 5　5
5. 少　快
6. 一级消除动力学　零级消除动力学
7. 给药　消除
8. 5　稳态浓度
9. 分布　代谢　排泄　K(消除速率常数),Cl(清除率),$t_{1/2}$(半衰期)
10. 诱导　加速　减弱
11. $t_{1/2}$　V_d　C_{ss}

二、名词解释

1. 首关消除:口服某些药物,经肝门静脉进入肝脏,在进入体循环前被代谢灭活或结合贮存,使进入体循环的药量明显减少,这种现象称为首关消除或首关效应或第一卡关效应。
2. 负荷剂量:为使血药浓度迅速达到稳态水平,在常规给药前应用的一次剂量(或称突击剂量)。
3. 时量曲线:血浆中的药物浓度随时间的推移而发生变化的规律,以血药浓度为纵坐标、时间为横坐标作图即为时量曲线。
4. 肝肠循环:自胆汁排入十二指肠的结合型药物在小肠中经水解后再吸收的过程。
5. 血浆蛋白结合率:药物在进入血液后部分与血浆蛋白结合,治疗剂量下药物与血浆蛋白结合的百分率称血浆蛋白结合率。
6. 血浆半衰期:是指血浆中药物浓度下降一半的时间。
7. 生物利用度:指药物被机体吸收进入体循环的相对量和速度。
8. 稳态浓度:恒速、恒量给药时,约经5个半衰期,此时给药速度与消除速度相等,即达到了稳态血药浓度。
9. 肝药酶诱导剂:指能增强药酶活性,加速其它药物代谢的药物,如苯巴比妥等。
10. 肝药酶抑制剂:指能抑制药酶活性,减慢某些药物代谢的药物,如西咪替丁等。
11. 零级消除动力学:当药量过大,超出体内消除能力,机体以其最大能力消除药物,消除速度与血药浓度无关,即恒量消除。当血药浓度下降至最大消除能力以下时,则按一级动力学消除,故半衰期不固定。
12. 一级消除动力学:药物以恒比消除,消除速率与血浆中药物浓度成正比。消除半衰期是恒定的。多数药物以此方式消除。

三、选择题

1. A　2. B　3. D　4. C　5. E　6. D　7. D　8. B

9. C	10. E	11. A	12. C	13. A	14. D	15. E	16. B
17. D	18. A	19. D	20. C	21. A	22. B	23. D	24. E
25. D	26. C	27. A	28. A	29. A	30. C		

四、问答题

1. ADME系统指药物在体内的吸收(absorption)、分布(distribution)、代谢(metabolism)及排泄(excretion)过程的简称。与体内药物浓度、药效出现的快慢、效应的强度及维持时间长短有关。

2. 为发挥和维持药物的效应，达到并维持药物在体内的有效血药浓度，必须按照药代动力学规律制定给药方案。

3. 治疗剂量的药物与血浆蛋白结合的百分率即为药物的血浆蛋白结合率。其临床意义：合用高蛋白结合率的药物时会发生竞争抑制现象；某些药物可与体内胆红素竞争血浆蛋白结合导致新生儿核黄疸；肝、肾疾病可致游离型药物浓度增高。

4. 血浆半衰期是表示药物消除速度的参数。是指血浆药物浓度下降一半所需要的时间。其意义是制定和调整给药方案的依据之一；一次给药约经5个$t_{1/2}$药物基本消除，每隔1个$t_{1/2}$给药一次，经5个$t_{1/2}$可达C_{ss}。

5. 药酶诱导剂指增强药酶活性，加速其它药物代谢的药物。临床上药酶诱导剂可加速合用药物的代谢，降低合用药的血药浓度和药效。

6. 一级消除动力学时药物以恒比消除；消除速率与血浆中药物浓度成正比；消除半衰期是恒定的；常用药物治疗量按此规律消除。

7. 零级消除动力学是当体内药物过多时，机体以其最大能力消除药物即以恒量消除；血浆消除半衰期不是固定数值，当血药浓度下降至最大消除能力以下时，则按一级动力学消除；有些药物按此规律消除，如苯妥英钠。

（张　远）

第四章　影响药物效应的因素

内容提要

制定最佳治疗方案，除选择最佳药物外，还应考虑给药途径和用药时间以及如何利用有利的和避免不利的联合用药及药物相互作用。

药物的效应可受多种因素的影响，主要包括药物和机体两方面的因素。

(一) 机体方面的因素

1. 年龄　要考虑年龄不同机体的生理功能、体液与体重的比例、血浆蛋白含量等均有差异。如婴儿药物代谢或排泄功能尚未发育完全，而老年人则有所衰退。婴儿的血脑屏障发育未尽完善以致对某些药物特别敏感。60 岁以上的老年人用药剂量约为成年人的 3/4。

2. 性别　不同性别对药物的敏感性差别并不明显，主要应注意女性病人在月经、妊娠、分娩和哺乳期的安全问题。

3. 精神因素　医护人员的语言、态度及病人的情绪均可影响药物疗效。

4. 病理状态

(1)肝、肾功能严重不足时可影响药物的转化和转运。

(2)有些药物只在病理状态下才发挥药理效应，如解热镇痛药的解热作用。

(3)病理状态下对药物的反应性有所改变，如惊厥状态时，需大剂量苯巴比妥才能对抗。

5. 遗传因素　是药物反应个体差异的主要因素。遗传因素通过对药物代谢动力学或药效学的影响而引起药物效应的差异。

6. 昼夜节律　药物的作用与生物活动相似，呈现昼夜节律性的变化。临床用药可根据这种节律来提高疗效，减少不良反应。

(二) 药物方面的因素

1. 药物的化学结构　化学结构相似的大多数药物其药理作用也相似；有一些药物化学结构相似却呈现相互拮抗作用。

2. 药物的理化性质和剂型

(1) 药物的理化性质：如气体或易挥发性药物，药物的脂溶性及溶解度，甚至药物粉末粗细和晶型均对其疗效产生影响。

(2) 药物的剂型：将药物制成有利于发挥临床疗效的不同形状即是制剂，常用的有片剂、胶囊剂、注射剂等。相同药物的各种不同剂型，由于生产条件、制造工艺不同而影响药物吸收的量和速率，引起生物利用度较大的差异。

3. 药物的剂量　剂量不同，药物效应亦不同，刚能引起效应的剂量为阈剂量或最小有效量，大于此量，对机体产生明显效应而又不引起毒性反应的量为治疗量或有效量。引起毒性反应的量为中毒量。比治疗量大但比最小中毒量小的剂量为极量，此为医生用药选量的最大限度，亦是国家药典明确规定允许使用的最大剂量。

测试题

一、填空题

1. 从药物方面看影响药物作用的因素有__________、__________、__________。

2. 从机体方面看影响药物作用的因素有__________、__________、__________、__________、__________和__________。

3. 药物依赖性可分为__________和__________。

4. 能产生药物依赖性的药物可分为__________和__________两大类。

5. 麻醉药品主要包括__________、__________、__________等。

6. 精神药品主要指__________、__________、__________。

二、名词解释

1. 有效量(治疗量)
2. 最小有效量(阈剂量)
3. 中毒量
4. 极量
5. 安慰剂
6. 药物相互作用
7. 耐受性
8. 快速耐受性
9. 交叉耐受性
10. 耐药性(抗药性)
11. 身体依赖性
12. 精神依赖性

三、选择题

1. 老年人用药剂量一般为
   A. 与成人剂量相同
   B. 成人剂量的 1/2
   C. 稍大于成人剂量
   D. 成人剂量的 3/4
   E. 与幼儿剂量相似

2. 安慰剂是一种
   A. 治疗用的辅助药剂
   B. 用作参考比较的标准治疗药剂
   C. 不具有药理活性的剂型
   D. 使病人得到精神安慰的药剂
   E. 阳性对照药

3. 药物的极量是指
   A. 大于最小有效量,小于中毒量的剂量
   B. 小于最小有效量,小于中毒量的剂量
   C. 大于治疗量,小于最小中毒量的剂量
   D. 小于治疗量,大于最小中毒量的剂量
   E. 大于最小有效量,小于最小中毒量的剂量

4. 下述给药途径一般药物吸收快慢的顺序是
   A. 静脉＞吸入＞皮下＞肌内注射＞直肠＞粘膜＞口服＞皮肤
   B. 吸入＞静脉＞皮下＞肌内注射＞直肠＞粘膜＞口服＞皮肤
   C. 吸入＞静脉＞肌内注射＞皮下＞直肠＞粘膜＞口服＞皮肤
   D. 静脉＞吸入＞肌内注射＞皮下＞直肠＞粘膜＞口服＞皮肤
   E. 静脉＞肌内注射＞吸入＞皮下＞直肠＞粘膜＞口服＞皮肤

四、问答题

1. 简述年龄、性别和病理状态对药物效应的影响。
2. 试述当反复用药后，机体对该药的反应性会发生哪些改变？

参考答案

一、填空题

1. 化学结构　理化性质　剂型
2. 年龄　性别　精神因素　病理状态　遗传因素　昼夜节律
3. 身体依赖性　精神依赖性
4. 麻醉药品　精神药品
5. 阿片类　可卡因类　大麻类
6. 镇静催眠药　中枢兴奋药　致幻剂

二、名词解释

1. 有效量（治疗量）：比最小有效量大，对机体产生明显效应，但不引起毒性反应的剂量。
2. 最小有效量（阈剂量）：为刚能引起效应的剂量。
3. 中毒量：引起毒性反应的剂量。
4. 极量：由国家药典明确规定允许使用的最大剂量。极量比治疗量大，但比最小中毒量小，为医生用药选量的最大限度。
5. 安慰剂：是临床研究中作为对照物质应用的无药理活性的药剂。
6. 药物相互作用：联合应用两种或两种以上药物时，使原有的药物效应增强、不良反应减少或效应减弱。
7. 耐受性：连续用药一段时间后，药物效应逐渐减弱，需增加剂量才能达到相等强度的效应。
8. 快速耐受性：有些药物在短期内反复应用时机体即产生耐受现象，如麻黄碱在连续注射数次后即可产生。
9. 交叉耐受性：指机体对某一药物产生耐受性后，对另一药物的敏感性亦降低的现象。
10. 耐药性（抗药性）：指长期应用化疗药物后，病原体或病原微生物对药物产生的耐受性。
11. 身体依赖性：是反复应用某些药物后造成的一种适应状态，中断用药则产生一系列难以忍受的戒断症状。
12. 精神依赖性：是指反复应用某些药物后使人产生一种愉快满足的感觉，在精神上驱使人们要周期性地连续用药的欲望，断药后不出现戒断症状。

三、选择题

1. D　　2. C　　3. C　　4. D

四、问答题

1. 年龄对药效的影响主要考虑儿童和老年人的器官功能状态与成人不同，对药物的处置及敏感性不同，如婴儿肝、肾功能不全，而老年人则有所减退。

性别本身对药物作用的影响并不显著，但妇女在月经、妊娠、分娩和哺乳期应注意药物的安全问题。

病理状态即疾病时可使机体对药物的敏感性发生改变。肝、肾疾病影响药物的生物转化和转运，有些药物只在病理状态下才发挥药理效应。

2. 反复应用药物后：①机体对该药的反应性减弱，这种现象称耐受性。②有些药物在很短的时间内反复应用，机体就会对该药产生耐受性，这种现象称快速耐受性。③有时机体对某药产生耐受性后，对另一药的敏感性亦降低，这一现象称交叉耐受性。④长期应用化疗药物后，病原体或微生物对药物产生耐受性称耐药性或抗药性。

（张　远）

第五章　传出神经药理概述

内容提要

(一) 传出神经的分类

传出神经按释放递质不同，可分为胆碱能神经和去甲肾上腺素能神经。

胆碱能神经包括：①植物神经的全部节前纤维；②副交感神经的全部节后纤维；③支配汗腺和骨骼肌血管的交感神经节后纤维；④运动神经；⑤支配肾上腺髓质的内脏大神经。

去甲肾上腺素能神经包括：大多数交感神经的节后纤维。

(二) 传出神经受体的主要类型、分布及效应

1. 胆碱受体
   - M 受体：分布于心血管、腺体、眼、胃肠、支气管等
   - N 受体
     - N_N 受体：分布于神经节和肾上腺髓质
     - N_M 受体：分布于骨骼肌
2. 肾上腺素受体
   - α 受体
     - α_1 受体：主要分布于皮肤粘膜及内脏血管、瞳孔开大肌及腺体
     - α_2 受体：主要分布于突触前膜
   - β 受体
     - β_1 受体：主要分布于心脏
     - β_2 受体：主要分布于骨骼肌血管、冠状动脉、支气管、胃肠平滑肌等处

3. 传出神经受体兴奋后的效应

(1) M 效应：心脏抑制、血管扩张、腺体分泌、胃肠和支气管平滑肌收缩、瞳孔缩小等。

(2) N 效应：骨骼肌收缩、神经节兴奋、肾上腺髓质分泌增加。

(3) α 效应 ：皮肤粘膜及内脏血管收缩、瞳孔扩大、汗腺分泌。

(4) β 效应：心脏兴奋、骨骼肌血管和冠脉扩张、胃肠道和支气管平滑肌松弛。

4. 递质与受体结合产生效应的机制　α、β 和 M 受体都属于 G 蛋白偶联受体。β 受体兴奋可使细胞内环磷酸腺苷(cAMP)增多；α_1受体和 M 受体都可使三磷酸肌醇(IP_3)和二酰基甘油(DAG)增多；α_2受体和 M 受体可使 cAMP 减少。N 受体属于配体门控离子通道型受体，当受体被激动后，促使配体门控离子通道开放，使 Na^+ 、Ca^{2+} 进入细胞内，产生除极化。

(三) 传出神经递质的合成与消除

1. ACh 的合成　胆碱＋乙酰辅酶 A $\xrightarrow{\text{胆碱乙酰化酶}}$ ACh

2. ACh 的消除　ACh $\xrightarrow{\text{胆碱酯酶}}$ 胆碱＋乙酸

3. NA 的合成　酪氨酸 $\xrightarrow{\text{酪氨酸羟化酶}}$ 多巴 $\xrightarrow{\text{多巴脱羧酶}}$ 多巴胺 $\xrightarrow{\text{多巴胺 β-羟化酶}}$ NA

4. NA 的消除　主要被突触前膜和囊泡膜重新摄取利用，少量 NA 可被儿茶酚氧位甲基转移酶(COMT)和单胺氧化酶(MAO)所破坏。

(四) 传出神经药物的作用方式与分类

传出神经药物的作用方式是直接作用于受体和影响递质的合成、贮存和代谢。药物的作

用与传出神经的作用相似称为拟似药，作用相反称为拮抗药。药物按其作用方式和作用性质不同，可分类如下：

分类		常用药物
拟胆碱药	M、N受体兴奋药	氨甲酰胆碱
	M受体兴奋药	毛果芸香碱
	抗胆碱酯酶药	毒扁豆碱　新斯的明　加兰他敏等
抗胆碱药	M受体阻断药	阿托品、东莨菪碱、山莨菪碱、哌仑西平
	N_N受体阻断药	美卡拉明、六甲双铵、三甲硫吩、潘必定
	N_M受体阻断药	筒箭毒碱、琥珀胆碱
	胆碱酯酶复活药	碘解磷定、氯解磷定
拟肾上腺素药	α、β受体兴奋药	肾上腺素、多巴胺、麻黄碱
	α受体兴奋药	去甲肾上腺素、间羟胺、去氧肾上腺素
	β受体兴奋药	异丙肾上腺素、多巴酚丁胺
抗肾上腺素药	α受体阻断药	酚妥拉明、妥拉唑啉、酚苄明
	β受体阻断药	普萘洛尔、阿替洛尔
	α、β受体阻断药	拉贝洛尔

测试题

一、填空题

1. 肾上腺素受体分为__________、__________、__________和__________。
2. 合成乙酰胆碱的酶称为__________；在神经末梢水解乙酰胆碱的酶称为__________。
3. 心肌细胞上分布的肾上腺素受体主要为__________；支气管粘膜平滑肌上分布的肾上腺素受体主要为__________。
4. 体内破坏NA的酶主要是__________和__________。
5. 胃肠平滑肌上分布的胆碱受体为__________；骨骼肌运动终板的胆碱受体为__________。
6. β受体兴奋可引起心脏__________，支气管__________，胃肠平滑肌__________，骨骼肌血管__________。
7. N_N受体兴奋可引起神经节__________，使肾上腺髓质分泌__________。

二、名词解释

1. 神经递质
2. 化学传递
3. M效应
4. 拟胆碱药

三、选择题

1. 在神经末梢去甲肾上腺素消除的主要方式是
   A. 被单胺氧化酶(MAO)破坏
   B. 被儿茶酚氧位甲基转移酶(COMT)破坏
   C. 进入血管被带走
   D. 被胆碱酯酶水解
   E. 被突触前膜和囊泡膜重新摄取
2. 以下哪一器官组织无β_2受体分布？
   A. 骨骼肌血管

B. 冠状动脉
C. 瞳孔开大肌
D. 支气管粘膜
E. 胃肠道平滑肌

3. β_1受体主要分布于以下哪一器官?
A. 骨骼肌运动终板
B. 支气管粘膜
C. 胃肠道平滑肌
D. 心脏
E. 腺体

4. M 受体兴奋可引起
A. 胃肠平滑肌收缩
B. 心脏兴奋
C. 骨骼肌收缩
D. 瞳孔扩大
E. 支气管扩张

5. β_2受体兴奋可引起
A. 支气管扩张
B. 胃肠平滑肌收缩
C. 瞳孔缩小
D. 腺体分泌增加
E. 皮肤血管收缩

6. N_M受体兴奋主要引起
A. 心脏抑制
B. 神经节兴奋
C. 骨骼肌收缩
D. 支气管平滑肌收缩
E. 胃肠平滑肌收缩

7. β受体兴奋可使细胞哪种物质增多?
A. IP_3
B. DAG
C. cGMP
D. cAMP
E. ATP

四、问答题

1. 传出神经按递质不同是如何分类的?
2. ACh 与 NA 在神经末梢的消除有何不同?
3. 抗胆碱药分为哪几类?各举出一个主要药物。
4. M 受体主要分布于哪些器官组织?兴奋之后主要产生哪些效应?

参考答案

一、填空题

1. α_1受体　α_2受体　β_1受体　β_2受体
2. 胆碱乙酰化酶　胆碱酯酶
3. β_1受体　β_2受体
4. 儿茶酚氧位甲基转移酶(COMT)　单胺氧化酶(MAO)
5. M 受体　N_M受体
6. 兴奋　扩张　松弛　扩张
7. 兴奋　增加

二、名词解释

1. 神经递质:能够传递神经信息的化学物质称为神经递质。
2. 化学传递:神经冲动到达神经末梢,使神经末梢释放化学物质,作用于突触后膜上的受体而影响下一级神经元或效应器细胞的活动,这一过程称为化学传递。

3. M效应：兴奋M受体产生的一系列效应称为M效应。
4. 拟胆碱药：药物对机体产生的效应与胆碱能神经产生的效应相似，这类药物称为拟胆碱药。

三、选择题

1. E　2. C　3. D　4. A　5. A　6. C　7. D

四、问答题

1. 传出神经按释放的递质不同，分为两大类，即胆碱能神经和去甲肾上腺素能神经。胆碱能神经包括：①植物神经的全部节前纤维；②副交感神经的全部节后纤维；③支配汗腺和骨骼肌血管的交感神经节后纤维；④运动神经；⑤支配肾上腺髓质的内脏大神经。去甲肾上腺素能神经包括绝大部分交感神经的节后纤维。
2. ACh的消除主要靠神经末梢的胆碱酯酶水解，最后分解为胆碱和乙酸，胆碱可以被突触前膜摄取重新利用。NA主要被突触前膜重新摄取利用，其次可被单胺氧化酶(MAO)或儿茶酚氧位甲基转移酶(COMT)破坏。
3. 抗胆碱药按其作用环节不同可分为4类：①M受体阻断药，如阿托品；②N_N受体阻断药，如美卡拉明；③N_M受体阻断药，如筒箭毒碱；④胆碱酯酶复活药，如碘解磷定。
4. M受体主要分布于副交感神经所支配的效应器上，如心脏、血管、腺体、眼、胃肠道、支气管等。该受体兴奋可引起心脏抑制、血管扩张、腺体分泌、胃肠道和支气管平滑肌收缩、瞳孔缩小、睫状肌收缩等。

（悦随士）

第六章　拟胆碱药

内容提要

(一) M胆碱受体兴奋药

毛果芸香碱

【药理作用】

毛果芸香碱的作用机制是直接兴奋效应器细胞膜上的M受体,产生M效应。对眼和腺体的作用最突出。

1. 对眼的作用

(1) 缩瞳作用:兴奋瞳孔括约肌上的M受体,使其收缩。

(2) 降低眼压:使前房角间隙扩大,促进房水回流。

(3) 调节痉挛:兴奋睫状肌上的M受体,使睫状肌收缩。

2. 全身作用　使腺体分泌增加、心脏抑制、胃肠平滑肌兴奋等。

【临床应用】

1. 治疗青光眼　利用其降低眼压作用可减轻症状、延缓病情进展。滴眼给药。

2. 治疗虹膜炎　与散瞳药交替应用,防止虹膜与晶状体的粘连。

3. 阿托品等M受体阻断药中毒的解救。

(二) 胆碱酯酶抑制药

临床常用的是可逆性胆碱酯酶抑制药,常用药物有新斯的明、毒扁豆碱、吡斯的明、安贝氯铵、腾喜龙、加兰他敏等。

新斯的明

【作用特点】

1. 对眼及中枢的作用弱。

2. 对骨骼肌的兴奋作用突出。原因有以下三点:①抑制胆碱酯酶;②直接兴奋运动终板的 N_M受体;③促进运动神经末梢释放乙酰胆碱。

3. 对胃肠道和膀胱的平滑肌兴奋作用也较强。

4. 可抑制心脏,使心率减慢。

【临床应用】

1. 治疗重症肌无力。

2. 缓解术后腹气胀和尿潴留。

3. 治疗阵发性室上性心动过速。

4. 用于非除极化型肌松药过量中毒的解救。

该药过量中毒可用阿托品来对抗。禁用于支气管哮喘和机械性肠梗阻患者。

毒扁豆碱

本药通过抑制胆碱酯酶,使神经末梢 ACh 大量增多,产生M效应和N效应。本药易吸收，作用强而且广泛，全身用药毒副作用较大。对眼的效应与毛果芸香碱相似，但机制不同。主要用于治疗青光眼，也可用于阿托品中毒的解救。

（三）有机磷酸酯类及其中毒解救药

常用的有机磷杀虫药有：对硫磷、敌敌畏、内吸磷、敌百虫、乐果、马拉硫磷等，可通过呼吸道、消化道及皮肤粘膜吸收中毒。

【中毒机制】

有机磷能与胆碱酯酶牢固结合形成不易解离的磷酰化胆碱酯酶，使胆碱酯酶失活，引起体内 ACh 大量堆积，产生一系列中毒症状。

【中毒表现】

1. M 样症状　瞳孔缩小，视物模糊，流涎，出汗，呼吸困难，恶心、呕吐，大小便失禁，血压下降，心动过缓。
2. N 样症状　肌颤，运动障碍，心动过速，血压升高。
3. 中枢神经症状　先兴奋后抑制，如不安、失眠、谵妄、昏迷、呼吸抑制、循环衰竭等。

【解救措施】

1. 清除毒物，防止进一步吸收中毒。
2. 对症治疗，减轻临床症状。
3. 及时足量地应用特异性解毒药——M 受体阻断药和胆碱酯酶复活药。

（四）阿托品和东莨菪碱等 M 受体阻断药在解救有机磷中毒时的作用和应用

1. 能直接对抗大量 ACh 引起的 M 样症状，发挥作用迅速。
2. 部分缓解中毒的中枢神经症状。
3. 临床用药量可超过极量所限，视中毒深浅而定。
4. 不能使被抑制的胆碱酯酶复活。因此中、重度中毒必须配合应用胆碱酯酶复活药。

（五）碘解磷定、氯解磷定等胆碱酯酶复活药在解救有机磷中毒时的作用和应用

1. 能使被抑制的胆碱酯酶复活。
2. 能与游离的有机磷结合，使其失去毒性。
3. 缓解 N 样症状最为迅速。
4. 不能直接对抗蓄积的 ACh，必须与 M 受体阻断药合用。

（六）胆碱酯酶复活药应用的注意事项

1. 主要用于中、重度中毒，轻度中毒可单独应用 M 受体阻断药。
2. 本身消除速度快，应反复用药才能产生应有的效果。
3. 对“老化”的磷酰化胆碱酯酶无复活作用，应早期用药。
4. 氯解磷定易溶于水、刺激性小，可肌内注射，副作用小，可作为首选药。

测试题

一、填空题

1. 毛果芸香碱对眼睛的作用是________、________和________。
2. 毛果芸香碱治疗青光眼是利用其________作用，治疗虹膜炎是利用其________作用。
3. 毛果芸香碱作用的机制是________，毒扁豆碱作用的机制是________。

4. 有机磷中毒表现为__________、__________和__________三大症状。
5. 常用的胆碱酯酶复活药有__________和__________。
6. 解救有机磷中毒的两类特异性解毒药分别为__________和__________。

二、选择题

1. 毛果芸香碱的主要应用是治疗
   A. 重症肌无力
   B. 青光眼
   C. 胃肠痉挛
   D. 阵发性心动过速
   E. 尿潴留
2. 毛果芸香碱调节痉挛是兴奋了以下哪一受体?
   A. 虹膜括约肌上的M受体
   B. 虹膜辐射肌上的α受体
   C. 睫状肌上的M受体
   D. 睫状肌上的α受体
   E. 虹膜括约肌上的N_M受体
3. 新斯的明的禁忌证是
   A. 青光眼
   B. 阵发性室上性心动过速
   C. 重症肌无力
   D. 机械性肠梗阻
   E. 尿潴留
4. 新斯的明的哪项作用最强大?
   A. 对心脏的抑制作用
   B. 促进腺体分泌作用
   C. 对眼睛的作用
   D. 对中枢神经的作用
   E. 骨骼肌兴奋作用
5. 毒扁豆碱主要用于
   A. 青光眼
   B. 重症肌无力
   C. 腹气胀
   D. 尿潴留
   E. 阵发性室上性心动过速
6. 解磷定对有机磷中毒的哪一症状缓解最快?
   A. 大小便失禁
   B. 视物不清
   C. 骨骼肌震颤及麻痹
   D. 血压下降
   E. 中枢神经兴奋
7. 解磷定对以下哪一农药中毒解救无效?
   A. 敌敌畏
   B. 敌百虫
   C. 乐果
   D. 对硫磷
   E. 内吸磷
8. 有机磷中毒的机制是
   A. 直接兴奋M受体
   B. 直接兴奋N受体
   C. 持久地抑制磷酸二酯酶
   D. 持久地抑制胆碱酯酶
   E. 持久地抑制单氨氧化酶
9. 毛果芸香碱用于虹膜炎的目的是
   A. 消除炎症
   B. 防止穿孔
   C. 防止虹膜与晶状体的粘连
   D. 促进虹膜损伤的愈合
   E. 抗微生物感染
10. 术后腹气胀应选用以下哪个药?
   A. 毛果芸香碱
   B. 新斯的明
   C. 毒扁豆碱
   D. 东莨菪碱
   E. 阿托品

三、问答题

1. 去除神经支配的眼滴入毛果芸香碱和毒扁豆碱分别出现什么结果?为什么?
2. 新斯的明的作用有哪些特点?

3. 新斯的明在临床有哪些应用？并分别阐述这些应用的依据。
4. 试述有机磷中毒的症状。
5. 阿托品在解救有机磷中毒时有什么作用特点？
6. 有机磷中、重度中毒为什么必须将M受体阻断药与胆碱酯酶复活药反复交替应用？

参考答案

一、填空题

1. 缩瞳　调节痉挛　降低眼压
2. 降低眼压　缩瞳
3. 直接兴奋M受体　抑制胆碱酯酶
4. M样症状　N样症状　中枢神经症状
5. 碘解磷定　氯解磷定
6. M受体阻断药　胆碱酯酶复活药

二、选择题

1. B　2. C　3. D　4. E　5. A　6. C　7. C　8. D
9. C　10. B

三、问答题

1. 滴入毛果芸香碱可引起瞳孔缩小，滴入毒扁豆碱后瞳孔无明显变化。因毛果芸香碱是直接兴奋瞳孔括约肌上的M受体，引起瞳孔括约肌收缩致瞳孔缩小。毒扁豆碱是通过抑制胆碱酯酶，阻止了乙酰胆碱的破坏，使乙酰胆碱增多而产生效应。而去神经的眼，在眼的神经末梢已无或很少有乙酰胆碱的释放，应用毒扁豆碱后，也不会使乙酰胆碱增多，因此无明显效应。

2. 新斯的明的作用特点：①对眼、中枢神经的作用较弱。②对骨骼肌的兴奋作用突出。③对胃肠道和膀胱平滑肌的作用也较强。④可抑制心脏，使心率减慢。

3. 新斯的明临床用于：①治疗重症肌无力，是利用其兴奋骨骼肌作用。②缓解术后腹气胀和尿潴留，是利用其兴奋平滑肌的作用。③治疗室上性阵发性心动过速，是利用其抑制心脏减慢心率作用。④用于解救非除极化型肌松药中毒，是利用其兴奋骨骼肌作用。

4. 有机磷中毒的症状包括：①M样症状：瞳孔缩小、视物不清、流涎、口吐白沫、皮肤湿冷、肺部湿性啰音、恶心、呕吐、腹痛、腹泻、大小便失禁，心动过缓、血压下降。②N样症状：肌肉震颤、无力、甚至麻痹，心动过速、血压升高等。③中枢神经症状：先兴奋，如不安、肌肉震颤、谵妄，后抑制，如昏迷、呼吸抑制、循环衰竭等。

5. 阿托品解救有机磷中毒时：①能直接对抗大量乙酰胆碱引起的M样症状，作用迅速。②部分地缓解中毒时的中枢神经症状。③临床用药量可超过极量所限，视中毒深浅而定。④不能使被抑制的胆碱酯酶复活，对中、重度中毒须配合应用胆碱酯酶复活药。

6. 有机磷中重度中毒以M受体阻断药与胆碱酯酶复活药反复交替应用是因为:①M受体阻断药能直接阻断M受体,缓解大量乙酰胆碱引起的M样症状和部分中枢神经症状,作用迅速,但它不能使被抑制的胆碱酯酶复活。②胆碱酯酶复活药能使被抑制的胆碱酯酶复活,从根本上产生解毒作用。对N样症状缓解最快。两类药物联合应用,能相互弥补对方不足,提高解毒效果。由于两类药物在体内代谢快,作用短,需反复用药才能维持其作用。

(悦随士)

第七章　M胆碱受体阻断药

内容提要

（一）M胆碱受体阻断药分类

1. 阿托品类生物碱　阿托品、东莨菪碱、山莨菪碱。

2. 阿托品的合成代用品

（1）合成散瞳药：后马托品、托吡卡胺、优卡托品等。

（2）合成解痉药：丙胺太林（普鲁本辛）、贝那替秦（胃复康）等。

（3）选择性 M_1 受体阻断药：哌仑西平。

（二）常用药物

M受体阻断药与M受体有亲和力，但无内在活性，与M受体结合后其本身不激动M受体，而竞争性地阻止乙酰胆碱与M受体结合，从而产生与M受体激动药相反的效应。

阿托品

【药理作用】

1. 抑制腺体分泌　对汗腺、唾液腺抑制作用最强，其次是泪腺、呼吸道腺体。

2. 对眼的作用　与毛果芸香碱的作用相反：①散瞳；②升高眼压；③调节麻痹。

3. 松弛平滑肌　对胃肠平滑肌松弛作用最突出，其次是输尿管平滑肌和膀胱逼尿肌。

4. 对心脏的作用　可解除迷走神经对心脏的抑制，引起心率加快，传导加快。

5. 扩张血管、改善微循环与阻断M受体无关，是对血管平滑肌的直接松弛作用。

6. 兴奋中枢神经　引起呼吸加快、烦躁不安、多语等。

【临床应用】

1. 麻醉前给药　主要是利用其减少呼吸道分泌，防止呼吸道分泌物过多而阻塞。

2. 眼科的应用　①虹膜睫状体炎；②检查眼底；③验光配镜。

3. 缓解内脏绞痛　对胃肠绞痛疗效最好；其次是输尿管痉挛和膀胱刺激症状；对肾绞痛和胆绞痛疗效较差，需配合应用哌替啶等镇痛药。

4. 治疗缓慢型心律失常　如窦性心动过缓和房室传导阻滞。

5. 抗休克　主要用于感染中毒性休克，在补足血容量的基础上应用大剂量的阿托品，用量视病情而定，可超过极量所限。

6. 解救有机磷酸酯类农药中毒。

【不良反应】

1. 副作用　如口干、心悸、皮肤潮红、排尿困难、便秘等，停药后可自行消失。

2. 中毒表现　除以上症状加重外，还会出现语言不清、呼吸加快、谵妄、幻觉、惊厥等。中毒进一步加深，可由兴奋转入抑制，出现昏迷、呼吸麻痹而死亡。

【中毒解救措施】

1. 洗胃，排出胃内药物。

2. 及时应用拟胆碱药，如毛果芸香碱。

3. 对中枢神经症状应对症处理，如中枢兴奋者可用地西泮等镇静催眠药；对呼吸抑制可采用人工呼吸及吸氧等。

【禁忌证】

青光眼、幽门梗阻及前列腺肥大者禁用。

东莨菪碱

【作用特点】

1. 外周作用　① 抑制腺体分泌、散瞳、调节麻痹作用强于阿托品。② 对心血管的作用较弱。

2. 中枢作用　与阿托品相反，对中枢有显著的抑制作用，但兴奋呼吸中枢。

【临床应用】

1. 麻醉前给药　优于阿托品，原因为：①抑制腺体分泌作用强；②有中枢镇静作用；③可兴奋呼吸中枢。

2. 防晕止吐　对晕动病及其它任何原因引起的呕吐都有效。

3. 抗震颤麻痹症。

4. 解救有机磷农药中毒。

5. 全身麻醉。

不良反应及禁忌证与阿托品相同。

山莨菪碱

【作用特点】

1. 对中枢的作用、抑制腺体分泌及散瞳作用较弱。

2. 松弛平滑肌、解除血管痉挛、改善微循环的作用突出。

【临床应用】

1. 抗感染中毒性休克。

2. 缓解胃肠绞痛。

后马托品和优卡托品

1. 散瞳作用迅速、弱而短暂。

2. 后马托品调节麻痹作用弱，优卡托品无此作用。

3. 取代阿托品用于眼底检查，不可用于验光配镜。

丙胺太林

1. 脂溶性小，口服不易吸收，全身作用弱，毒副作用小。

2. 松弛胃肠平滑肌作用较强。

3. 有明显的神经节阻断作用和阻断神经肌肉接头作用。

4. 主要用于缓解胃肠痉挛、消化性溃疡、胃炎等引起的临床症状。

贝那替秦

1. 脂溶性高，口服易吸收。

2. 易透过血脑屏障，中枢作用较强。

3. 解痉作用和抑制腺体分泌作用同阿托品。

4. 适用于治疗消化性溃疡、胃酸过多、胃炎、胃肠痉挛等。

5. 具有安定作用，适用于伴有焦虑症的溃疡病人。

哌仑西平

能选择性阻断 M_1 受体而明显抑制胃酸和胃蛋白酶分泌，用于治疗消化性溃疡，其毒副作用较小。

测试题

一、填空题

1. 阿托品对眼睛的作用是__________、__________和__________。
2. 合成散瞳药有__________、__________等；合成解痉药有__________、__________等。
3. 阿托品用于麻醉前给药主要是利用其__________作用；用于抗感染性休克主要是利用其__________作用。
4. 阿托品禁用于__________、__________和__________等。
5. 东莨菪碱用于麻醉前给药优于阿托品是因为__________、__________和__________。
6. 山莨菪碱的主要用途是__________和__________；后马托品在临床主要用于__________；哌仑西平主要用于__________。

二、名词解释

1. 调节麻痹
2. 调节痉挛

三、选择题

1. 下列阿托品的作用哪一项与阻断 M 受体无关？
   A. 松弛胃肠平滑肌
   B. 抑制腺体分泌
   C. 扩张血管，改善微循环
   D. 散瞳
   E. 心率加快
2. 阿托品禁用于
   A. 前列腺肥大
   B. 胃肠痉挛
   C. 支气管哮喘
   D. 心动过缓
   E. 感染性休克
3. 阿托品引起的便秘是因为其以下哪一作用所致？
   A. 抑制胃肠道腺体分泌
   B. 使括约肌兴奋
   C. 抑制排便反射
   D. 松弛肠道平滑肌
   E. 促进肠道水的吸收
4. 青光眼患者禁用的药物是
   A. 毒扁豆碱
   B. 东莨菪碱
   C. 毛果芸香碱
   D. 新斯的明
   E. 加兰他敏
5. 阿托品抑制腺体分泌作用最弱的是
   A. 汗腺分泌
   B. 唾液腺分泌
   C. 胃酸分泌
   D. 呼吸道腺体分泌
   E. 泪腺分泌
6. 具有明显镇静作用的 M 受体阻断药是
   A. 阿托品
   B. 东莨菪碱
   C. 山莨菪碱
   D. 丙胺太林
   E. 贝那替秦

7. 阿托品解痉作用最明显的平滑肌是
   A. 胃肠道平滑肌
   B. 支气管平滑肌
   C. 膀胱平滑肌
   D. 胆道平滑肌
   E. 输尿管平滑肌
8. 阿托品最适用于以下哪种休克的治疗？
   A. 感染性休克
   B. 过敏性休克
   C. 心源性休克
   D. 失血性休克
   E. 疼痛性休克
9. 阿托品抗休克的机制是
   A. 兴奋中枢神经
   B. 解除迷走神经对心脏的抑制
   C. 解除胃肠绞痛
   D. 扩张小血管、改善微循环
   E. 升高血压
10. 能选择性阻断 M_1 受体的药是
   A. 东莨菪碱
   B. 哌仑西平
   C. 山莨菪碱
   D. 丙胺太林
   E. 贝那替秦

四、问答题

1. 阿托品中毒有哪些临床表现？如何救治？
2. 东莨菪碱的主要用途是什么？
3. 山莨菪碱的作用特点及主要用途是什么？
4. 阿托品有哪些主要用途？分别阐述其药理作用依据。
5. 东莨菪碱用于麻醉前给药为何优于阿托品？
6. 丙胺太林的作用和应用与阿托品相比有何特点？

参考答案

一、填空题

1. 瞳孔扩大　调节麻痹　升高眼压
2. 后马托品　托吡卡胺或优卡托品　丙胺太林　贝那替秦
3. 抑制呼吸道腺体分泌　扩张小血管及改善微循环
4. 青光眼　幽门梗阻　前列腺肥大
5. 抑制腺体分泌作用强　镇静麻醉作用　兴奋呼吸中枢
6. 抗感染性休克　缓解胃肠痉挛　检查眼底　消化性溃疡

二、名词解释

1. 调节麻痹：由于睫状肌上的 M 受体被阻断，睫状肌松弛，悬韧带拉紧，晶状体变扁平，屈光度变小，视近物不清，这种现象被称为调节麻痹。
2. 调节痉挛：兴奋睫状肌上的 M 受体，使睫状肌收缩，悬韧带放松，晶状体变凸，屈光度增加，视远物模糊，这种现象称为调节痉挛。

三、选择题

1. C　2. A　3. D　4. B　5. C　6. B　7. A　8. A

9. D　　10. B

四、问答题

1. (1) 阿托品的中毒表现：口干、视物不清、心悸、皮肤潮红、体温升高、排尿困难等明显加重，并出现语言不清、烦躁不安、呼吸加快、谵妄、幻觉、惊厥等，最终由兴奋转入抑制，出现昏迷、呼吸麻痹而死亡。

(2) 解救措施：①如口服中毒，首先要洗胃，排出未吸收的药物。②外周的症状可迅速给予拟胆碱药如毛果芸香碱。③中枢兴奋者可适量给予地西泮等镇静催眠药，呼吸抑制者可给予人工呼吸及吸氧等。

2. 东莨菪碱可用于：①麻醉前给药，优于阿托品。②防晕止吐：对晕动症及其它原因引起的恶心、呕吐都有效。③抗震颤麻痹症：主要缓解症状。④解救有机磷酸酯类农药中毒。⑤全身麻醉：取代中药洋金花用于中药复合麻醉。

3. (1) 山莨菪碱的作用特点：①抑制腺体分泌、散瞳及中枢作用较弱。②松弛平滑肌、扩张小血管、改善微循环作用明显。

(2) 临床应用：感染中毒性休克，缓解胃肠绞痛。

4. 阿托品可用于：

(1) 麻醉前给药：主要利用其抑制呼吸道腺体分泌作用，减少分泌物，防止呼吸道阻塞。

(2) 缓解内脏绞痛：利用其松弛内脏平滑肌的作用。

(3) 治疗窦性心动过缓和房室传导阻滞：利用其解除迷走神经对心脏的抑制作用。

(4) 治疗感染性休克：利用其扩张小血管、改善微循环的作用。

(5) 用于眼科：①治疗虹膜睫状体炎及检查眼底，利用其散瞳作用；②验光配镜是利用药物的松弛睫状肌作用。

(6) 解救有机磷酸酯类中毒：利用其以上综合作用缓解中毒的 M 样症状和中枢神经症状。

5. 东莨菪碱用于麻醉前给药的优点：①其抑制腺体分泌作用强于阿托品。②有明显的中枢镇静作用，可增强麻醉的效果。③具有兴奋呼吸中枢的作用，可缓解麻醉药引起的呼吸抑制，减少毒性反应。

6. 丙胺太林的作用及应用特点：①口服不易吸收，全身作用弱，毒副作用小。②松弛胃肠平滑肌的作用较强。③有明显的神经节阻断和阻断神经肌肉接头的作用。④缓解消化性溃疡、胃炎、胃肠痉挛引起的临床症状。

（悦随士）

第八章　N胆碱受体阻断药

内容提要

（一）神经节阻断药

【药理作用】

这类药物能与神经节突触后膜上的N_N胆碱受体结合，使全部植物神经被阻断。

1. 对心血管的影响　由于交感神经的作用减弱，外周血管扩张，阻力下降，回心血量减少，输出量减少，可使血压明显下降，降压作用强而快。

2. 对平滑肌和腺体的作用　因副交感神经的作用减弱，可引起平滑肌松弛、腺体分泌减少等阿托品样反应。

【作用特点】

1. 降压作用强大、迅速、可靠。

2. 作用持续时间较短，季铵类药物口服吸收不良。

3. 反复多次用药易产生耐受性。

4. 一般禁用于冠心病、肾功能不全和青光眼病人。

【临床应用】

1. 主要用于高血压，只用于高血压危象或其它降压药无效的急性高血压患者。

2. 辅助用于主动脉瘤手术。

3. 常用药物有美卡拉明、樟磺咪芬。

（二）除极化型肌松药

能与运动终板上的N_M受体结合，使终板产生持久除极化，由于不能复极，神经肌肉的神经递质传递作用受阻而产生骨骼肌松弛。代表药是琥珀胆碱。这类药的特点是：①用药初期可见短时的肌束颤动；②连续用药可产生快速耐受性；③过量应用可引起呼吸肌麻痹而致呼吸停止，不能用新斯的明来抢救，可进行人工呼吸；④非除极化型肌松药可减弱其作用。

琥珀胆碱

【作用特点】

作用迅速、持续时间短暂，一次用药约维持5分钟，需长时间维持时，应静滴给药。

【临床应用】

适用于气管插管，气管镜、食道镜和胃镜检查，也可用于较长时间的手术（静滴）。

【不良反应】

1. 过量中毒引起呼吸肌麻痹。可用人工呼吸机维持呼吸直至恢复自主呼吸。不能用新斯的明解救，因新斯的明也能兴奋N_M受体，与琥珀胆碱有协同作用，可加重毒性，而且新斯的明能抑制胆碱酯酶，减缓琥珀胆碱的代谢，使其作用时间延长、毒性增加。

2. 用药后由于肌束颤动使肌梭受损而引起肌肉酸痛。

3. 可使眼压升高，青光眼病人禁用。

4. 可引起血 K^+ 浓度升高。

5. 遗传性胆碱酯酶缺陷者易出现琥珀胆碱中毒。

(三) 非除极化型肌松药

本类药物能与 N_M 受体结合，可阻断 ACh 及其它 N_M 受体兴奋药与 N_M 受体结合，使骨骼肌松弛，其代表药为筒箭毒碱，这类药的作用特点是：①肌松前无先兴奋现象；②吸入麻醉药和氨基糖苷类抗生素能增强其肌松作用；③有神经节阻断和促进组胺释放作用。

筒箭毒碱

1. 竞争性阻断 N_M 受体而产生肌松作用。
2. 口服不吸收，常静脉给药。
3. 作用持久，一次用药可维持 20～40 分钟。
4. 过量中毒可用新斯的明解救。
5. 因阻断神经节、促进组胺释放，故可引起心率减慢，血压下降，支气管痉挛。

测试题

一、填空题

1. 神经节阻断药主要用于治疗__________和__________。
2. 常用的神经节阻断药有：__________、__________。
3. 骨骼肌松弛药可分为：__________肌松药，其代表药是__________；__________肌松药，其代表药是__________。
4. 琥珀胆碱用于长时间外科手术的给药方法是__________。
5. 琥珀胆碱产生肌松作用的机制是__________，而筒箭毒碱产生肌松作用的机制是__________。

二、名词解释

1. 除极化型肌松药　　2. 非除极化型肌松药

三、选择题

1. 神经节阻断药是阻断了以下哪一受体而产生作用？
   A. N_M受体
   B. N_N受体
   C. M 受体
   D. α_1受体
   E. β_2受体
2. 神经节阻断药禁用于下列哪种病症？
   A. 高血压危象
   B. 高血压脑病
   C. 胃肠痉挛
   D. 青光眼
   E. 外周血管痉挛性疾病
3. 以下哪种药物可阻断 N_M受体？
   A. 筒箭毒碱
   B. 毛果芸香碱
   C. 琥珀胆碱
   D. 东莨菪碱
   E. 美卡拉明
4. 以下哪种药物中毒可用新斯的明来解救？
   A. 琥珀胆碱
   B. 敌敌畏

C. 筒箭毒碱

D. 毒扁豆碱

E. 毛果芸香碱

5. 能引起血钾升高的药物是

A. 阿托品

B. 琥珀胆碱

C. 山莨菪碱

D. 筒箭毒碱

E. 三碘季铵酚

6. 新斯的明可加重哪种药物的毒性？

A. 三碘季铵酚

B. 筒箭毒碱

C. 美卡拉明

D. 琥珀胆碱

E. 东莨菪碱

四、问答题

1. 常用的神经节阻断药有哪些作用特点？
2. 除极化型肌松药的作用有何特点？
3. 琥珀胆碱有哪些主要不良反应？
4. 琥珀胆碱与筒箭毒碱在作用、应用及不良反应方面有哪些主要区别？
5. 琥珀胆碱中毒为什么不能用新斯的明来解救？

参考答案

一、填空题

1. 高血压　辅助用于主动脉瘤手术
2. 美卡拉明　樟磺咪芬
3. 除极化型　琥珀胆碱　非除极化型　筒箭毒碱
4. 静脉滴注
5. 持续兴奋 N_M受体　阻断 N_M受体

二、名词解释

1. 除极化型肌松药：是指能与 N_M受体结合，使其产生持久的除极化作用，对 ACh 和其它兴奋药不再产生反应，导致骨骼肌松弛的药物。
2. 非除极化型肌松药：是指能与 N_M受体结合，但不激动受体，反而阻断 ACh 与 N_M受体结合，使骨骼肌松弛的药物。

三、选择题

1. B　　2. D　　3. A　　4. C　　5. B　　6. D

四、问答题

1. 常用的神经节阻断药的作用特点如下：①降压作用强大、迅速、可靠。②作用持续时间较短，季铵类药物口服吸收不良。③反复多次用药易产生耐受性。④禁用于冠心病、肾功能不全和青光眼患者。

2. 除极化型肌松药特点如下：①用药初期可见短时的肌束颤动。②连续用药产生快速耐受性。③过量中毒，不能用新斯的明解救。④非除极化型肌松药可减弱其作用。

3. 琥珀胆碱主要不良反应如下：①过量中毒可引起呼吸肌麻痹。②用药后可引起肌肉酸痛。③可引起眼压升高，青光眼病人禁用。④血 K^+ 浓度升高。⑤遗传性胆碱酯酶缺陷者，易出现琥珀胆碱中毒。

4. 琥珀胆碱和筒箭毒碱主要区别如下：

	琥珀胆碱	筒箭毒碱
作用机制	持续兴奋 N_M受体	竞争性阻断 N_M受体
作用时间	静脉注射作用仅持续 5 分钟	静脉给药作用可维持 20～40 分钟
应　　用	气管插管，食道镜、气管镜短时检查，静滴也可用于较长时间手术	主要用于较长时间的手术
不良反应	血钾过高、肌肉酸痛	心率减慢、血压下降、支气管痉挛等
中毒解救	不能用新斯的明解救	可用新斯的明解救

5. 因为新斯的明能通过多种途径兴奋 N_M受体，与琥珀胆碱产生协同作用，而且其强大的抑制胆碱酯酶的作用，减缓了琥珀胆碱的代谢，延长并增强了琥珀胆碱的毒性，因此琥珀胆碱中毒用新斯的明解救，不但无效而且还会使中毒进一步加重。对琥珀胆碱中毒引起的呼吸麻痹应采取人工呼吸直至机体恢复自主呼吸。

（悦随士）

第九章　拟肾上腺素药

内容提要

(一) 拟肾上腺素药物分类

拟肾上腺素药是一类基本化学结构为β-苯乙胺，其效应与交感神经兴奋效应相似的化合物，故称为拟交感胺类。有部分药物结构中含有儿茶酚结构，称为儿茶酚胺类，这类药物有肾上腺素、去甲肾上腺素、异丙肾上腺素、多巴胺、多巴酚丁胺。

根据拟肾上腺素药对肾上腺素受体选择性不同，分为三大类：

1. 作用于α和β受体的药物　主要有肾上腺素、麻黄碱和多巴胺。

2. 主要作用于α受体的药物　主要包括去甲肾上腺素、间羟胺(阿拉明)、去氧肾上腺素和甲氧明。

3. 主要作用于β受体的药物　主要有异丙肾上腺素、多巴酚丁胺等。

(二) 作用于α和β受体的拟肾上腺素药

肾上腺素

【药理作用】

直接兴奋α和β受体。

1. 兴奋心脏　通过兴奋心脏的β_1受体使心肌收缩力增强，传导加快，心率增快，心输出量增加。剂量过大可引起心律失常。

2. 对血管的影响

(1) 兴奋α受体使皮肤、粘膜、内脏的血管收缩。

(2) 兴奋β_2受体使骨骼肌血管和冠脉扩张。

3. 对血压的影响　小剂量，收缩压升高，舒张压不变，脉压差增大；大剂量，收缩压和舒张压均升高，血压明显升高。α受体阻断药可使肾上腺素升压作用翻转。

4. 对支气管的作用

(1) 兴奋β_2受体使支气管扩张。

(2) 能抑制肥大细胞释放过敏物质。

(3) 兴奋α受体使支气管粘膜血管收缩，充血、水肿减轻。

5. 其它作用

(1) 使糖原分解，血糖升高。

(2) 轻微兴奋中枢神经。

【体内过程】

口服易破坏，吸收很少。皮下注射吸收慢，作用可维持1小时左右。肌注吸收快，可维持10～30分钟。静脉注射仅维持5分钟左右。

【临床应用】

1. 心跳骤停的复苏　利用其对心脏兴奋的作用，心内注射，配合人工呼吸、心脏按摩等来抢救因溺水、电击、麻醉意外等多种原因引起的心脏骤停。

2. 治疗过敏性休克　过敏性休克首选本药迅速皮下或肌内注射。

3. 缓解支气管哮喘　因其作用维持时间短，不宜用于支气管哮喘的预防。

4. 与局麻药配伍　　收缩局部血管作用，可延缓局麻药的吸收，使局麻作用时间延长，减少吸收中毒的可能性。

5. 局部止血　具有收缩粘膜血管作用，可用于鼻出血、齿龈出血等。

【不良反应及禁忌证】

1. 常见不良反应为心悸、头痛、激动不安、震颤、血压升高等。

2. 剂量过大有致脑溢血的危险，也可引起心律失常。

3. 禁用于高血压、器质性心脏病、糖尿病、甲状腺功能亢进症等患者。

麻黄碱

【药理作用】

除能直接兴奋α、β受体外，还能促进肾上腺素能神经末梢释放递质。其作用特点如下：①作用温和、缓慢而持久；②性质稳定，口服有效；③中枢兴奋作用强，易引起失眠；④反复用药，易产生快速耐受性。

【临床应用】

1. 防止腰麻和硬膜外麻醉引起的低血压。

2. 治疗鼻粘膜充血水肿引起的鼻塞。

3. 缓解支气管哮喘、荨麻疹和血管神经性水肿等过敏反应。

多巴胺

【药理作用】

除能兴奋α和β受体外，还能兴奋多巴胺受体。其作用特点为：①对心脏作用温和，很少引起心律失常；②引起皮肤、粘膜及骨骼肌血管收缩，而使脑、心、肝、肾及肠系膜血管扩张，血流量增加；③治疗量可明显舒张肾血管，增加肾血流量和肾小球滤过率，并有排钠利尿作用。

【临床应用】

1. 抗休克　是治疗休克的主要药物。

2. 与利尿药合用治疗急性肾衰。

（三）主要作用于α受体的药物

去甲肾上腺素

口服不吸收，皮下或肌内注射可引起局部组织缺血坏死，常采用静脉滴注给药。

【药理作用】

1. 收缩血管　兴奋α_1受体使全身大部分小动脉和小静脉收缩，外周阻力增加。

2. 兴奋心脏　兴奋心脏β_1受体，使心脏兴奋，此作用比肾上腺素弱，不易引起心律失常。

3. 升高血压　小剂量收缩压比舒张压升高明显，脉压差加大。大剂量时，血管强烈收缩，舒张压也明显升高，脉压差变小。

【临床应用】

1. 抗休克　用于早期的神经源性休克和药物中毒引起的低血压。应小剂量短时应用。

2. 治疗上消化道出血　适当稀释后口服，利用其强烈的缩血管作用而止血。

【不良反应及防治】

1. 局部组织缺血坏死　可局部热敷，并用酚妥拉明或普鲁卡因溶液局部浸润注射。

2. 急性肾功能衰竭，由于用药时间过长或用量过大所致，故用药期间应注意尿量变化。

3. 较长时间用药，突然停药可引起血压剧降。因此停药时应逐渐减量。

高血压、动脉硬化、心脏病、无尿等患者禁用此药。

间羟胺

又名阿拉明。作用与去甲肾上腺素相似，其作用特点是：①兴奋心脏作用弱，不易引起心律失常；②肾血管收缩不明显，不易引起肾衰；③升压作用温和而持久；④可肌内注射，应用方便。

取代 NA，用于休克早期及低血压治疗。

(四) 主要作用于β受体的药物

异丙肾上腺素

口服无效，舌下给药、气雾吸入或注射给药均易吸收，体内药物可在肝脏代谢和被 COMT 破坏。

【药理作用】

1. 兴奋心脏　对正位起搏点作用较强，很少引起室性心律失常。

2. 对血管和血压的影响　兴奋 β_2 受体，使血管扩张，主要使骨骼肌血管和冠脉扩张。小剂量只使脉压差增大，平均血压变化不大。大剂量静注给药，可使血压明显下降。

3. 扩张支气管　比肾上腺素作用强。

4. 促进代谢　使糖原和脂肪分解，血糖升高。

【临床应用】

主要用于：①支气管哮喘急性发作；②房室传导阻滞；③心跳骤停的复苏；④抗休克。

本药禁用于冠心病、心肌炎、甲状腺功能亢进症等患者。

多巴酚丁胺

选择性兴奋 β_1 受体，增加心肌收缩力，明显增加心输出量。临床主要用于心肌梗死伴有心力衰竭的病人。

测试题

一、填空题

1. 儿茶酚胺类药包括______、______、______和______。
2. 肾上腺素对支气管哮喘的作用是______、______和______。
3. 阿托品散瞳的机制是______；去氧肾上腺素散瞳的机制是______。
4. 去甲肾上腺素的用途是______和______。
5. 肾上腺素的主要禁忌证是______、______、______、______。
6. 主要兴奋 α 受体的药是______、______、______、______。
7. 防治腰麻引起的低血压常选用______；过敏性休克首选的治疗药是______。
8. 多巴胺的主要用途有______和______。

二、名词解释

儿茶酚胺类

三、选择题

1. 具有明显舒张肾血管、增加肾血流的药物是
   A. 肾上腺素
   B. 多巴胺
   C. 去甲肾上腺素
   D. 间羟胺
   E. 去氧肾上腺素
2. 心脏骤停复苏的最佳药物是
   A. 去甲肾上腺素
   B. 麻黄碱
   C. 肾上腺素
   D. 多巴胺
   E. 间羟胺
3. 使用过量最易引起心律失常的药物是
   A. 去甲肾上腺素
   B. 间羟胺
   C. 麻黄碱
   D. 多巴胺
   E. 肾上腺素
4. 肾上腺素扩张支气管的机制是
   A. 阻断 α_1 受体
   B. 阻断 β_1 受体
   C. 兴奋 β_1 受体
   D. 兴奋 β_2 受体
   E. 兴奋多巴胺受体
5. 中枢神经作用最明显的药物是
   A. 多巴胺
   B. 麻黄碱
   C. 去甲肾上腺素
   D. 间羟胺
   E. 肾上腺素
6. 以下哪种药物不宜肌内注射给药？
   A. 多巴胺
   B. 麻黄碱
   C. 肾上腺素
   D. 去甲肾上腺素
   E. 间羟胺
7. 多巴胺增加肾血流量的主要机制是
   A. 兴奋 β_1 受体
   B. 兴奋 β_2 受体
   C. 兴奋多巴胺受体
   D. 阻断 α 受体
   E. 直接松弛肾血管平滑肌
8. 救治过敏性休克首选的药物是
   A. 肾上腺素
   B. 多巴胺
   C. 异丙肾上腺素
   D. 去氧肾上腺素
   E. 多巴酚丁胺
9. 治疗上消化道出血较好的药物是
   A. 肾上腺素
   B. 去甲肾上腺素
   C. 麻黄碱
   D. 异丙肾上腺素
   E. 多巴胺
10. 去甲肾上腺素持续静滴的主要危险是
    A. 引起心律失常
    B. 引起糖尿病
    C. 心衰
    D. 急性肾功能衰竭
    E. 局部组织缺血

四、问答题

1. α 受体阻断药引起的血压下降为什么不能用肾上腺素来纠正？应选用何药？
2. 肾上腺素有哪些临床用途？
3. 麻黄碱的作用特点是什么？
4. 去甲肾上腺素的不良反应有哪些？如何防治？
5. 间羟胺的作用与去甲肾上腺素相比有何特点？

6. 为何局麻药中常加入少量的肾上腺素？一般加入多少比较合适？

参考答案

一、填空题

1. 肾上腺素　多巴胺　去甲肾上腺素　异丙肾上腺素
2. 扩张支气管　减轻支气管粘膜充血水肿　抑制过敏性物质释放
3. 阻断括约肌上的M受体　兴奋辐射肌上的α受体
4. 抗休克　治疗上消化道出血
5. 高血压　器质性心脏病　糖尿病　甲状腺功能亢进
6. 去甲肾上腺素　间羟胺　去氧肾上腺素　甲氧明
7. 麻黄碱　肾上腺素
8. 抗休克　治疗急性肾功能不全

二、名词解释

儿茶酚胺类：肾上腺素、去甲肾上腺素、异丙肾上腺素和多巴胺等结构中都含有儿茶酚结构，故称为儿茶酚胺类。

三、选择题

1. B　2. C　3. E　4. D　5. B　6. D　7. C　8. A　9. B　10. D

四、问答题

1. 肾上腺素能兴奋α受体，使皮肤、粘膜及内脏血管收缩，血压升高，同时还兴奋β_2受体，使骨骼肌血管、冠状动脉等血管扩张。α受体阻断药可使肾上腺素α受体兴奋效应减弱或消失，这时其β_2受体效应占主导地位，使骨骼肌血管、冠状动脉等扩张，阻力下降，血压不但不升高，反而下降，因此α受体阻断药引起的血压下降不能用肾上腺素来纠正，应选用去甲肾上腺素。

2. 肾上腺素可用于：①心跳骤停的复苏：用肾上腺素或配合其它药物心内注射，同时给予人工呼吸和心脏按摩等措施。②治疗过敏性休克：是首选药物。③缓解支气管哮喘：只能用于治疗急性发作，不能用于预防。④与局麻药配伍：主要利用其收缩局部血管作用。⑤局部止血：常用于鼻粘膜和齿龈出血。

3. 麻黄碱的作用特点：①除能直接兴奋α、β受体之外，还能促进肾上腺素能神经末梢释放递质。②作用温和、缓慢而持久。③性质稳定、口服有效。④中枢兴奋作用强，易引起失眠。⑤反复用药，可产生快速耐受性。

4. 去甲肾上腺素的不良反应有：①局部组织缺血坏死：要进行局部热敷，必要时可局部浸润注射普鲁卡因或酚妥拉明。②急性肾功能衰竭：用药时，应注意尿量变化，要保持尿量在每小时25ml以上。③突然停药，可引起血压剧降：停药时应逐渐减慢滴注速度而后停药。

5. 间羟胺的作用特点：①除直接兴奋α受体外，还可促进神经末梢释放NA。②兴奋心脏作用弱，不易引起心律失常。③肾血流量减少不明显。④升压作用弱而持久。⑤可肌内注射给药，应用方便。

6. 局麻药都能扩张局部血管，加速自身吸收，在局麻药中加入少量肾上腺素，利用其收缩血管作用，减缓局麻药的吸收，减少吸收中毒，延长局部麻醉时间。一般100ml局麻药中加入0.1％肾上腺素0.2～0.4ml即可。

（悦随士）

第十章　抗肾上腺素药

内容提要

(一) 抗肾上腺素药分类

1. α受体阻断药

(1) 竞争性(短效类)α受体阻断药:常用药物有酚妥拉明、妥拉唑啉。

(2) 非竞争性(长效类)α受体阻断药:常用药物有酚苄明。

2. β受体阻断药

(1) 非选择性β受体阻断药:普萘洛尔等。

(2) 选择性β_1受体阻断药:美托洛尔等。

(3) α和β受体阻断药:拉贝洛尔。

(二) α受体阻断药

酚妥拉明

【药理作用】

1. 扩张血管、降低血压　是阻断α受体和直接松弛血管平滑肌的双重作用所致。

2. 兴奋心脏　是血管扩张、血压下降、反射性兴奋交感神经所致。

3. 拟胆碱作用和组胺样作用。

【临床应用】

1. 治疗外周血管痉挛性疾病及血栓闭塞性脉管炎,防止静滴去甲肾上腺素外漏时引起组织缺血坏死。

2. 抗休克,在补足血容量的基础上应用。

3. 用于嗜铬细胞瘤的辅助诊断。

4. 治疗嗜铬细胞瘤引起的高血压危象,用于嗜铬细胞瘤术前准备。

5. 治疗顽固性充血性心力衰竭和急性心肌梗死。

【不良反应】

1. 体位性血压　严重者可出现晕厥。

2. 心动过速　严重者可引起心律失常和心绞痛。

3. 胃肠道反应　恶心、呕吐、腹泻、胃酸分泌增加。

妥拉唑啉

妥拉唑啉的α受体阻断作用比酚妥拉明弱,拟胆碱作用和组胺样作用比酚妥拉明强,不良反应发生率高。

酚苄明

常静脉注射给药,阻断α受体作用强大、缓慢而持久,无拟胆碱作用和组胺样作用。

临床主要用于治疗血管痉挛性疾病、抗休克和治疗嗜铬细胞瘤引起的血压升高。

(三)β受体阻断药

普萘洛尔

【药理作用】

1. 阻断β受体

(1) 使心肌收缩力减弱,心率减慢,传导速度变慢,心输出量减少,心肌耗氧量降低,血压下降。使外周血管尤其是冠状动脉张力增加,血流减少。

(2) 收缩支气管平滑肌,诱发或加重哮喘。

(3) 使脂肪分解减少,血糖下降。使肾素合成、释放减少,活性降低。

2. 内在拟交感活性　具有内在拟交感活性的药物,对心脏的抑制作用较弱。氧烯洛尔、烯丙洛尔、吲哚洛尔、醋丁洛尔等有此作用。

3. 膜稳定作用　这一作用在较大剂量时才产生,临床常用量不会出现膜稳定作用。

【临床作用】

临床主要用于抗心律失常、抗心绞痛和抗高血压。

【不良反应】

1. 严重不良反应　心力衰竭、肺水肿、房室传导阻滞、诱发或加重支气管哮喘等。

2. 一般不良反应　中枢神经症状有多梦、幻觉、失眠、乏力等。胃肠道症状有厌食、恶心、呕吐、腹痛、腹泻。还可引起外周血管痉挛。

【禁忌证】

心功能不全、严重低血压、窦性心动过缓、房室传导阻滞、支气管哮喘及外周血管痉挛性疾病等。

测试题

一、填空题

1. 酚妥拉明的主要不良反应有__________、__________和__________。
2. 目前临床上使用的 α_1、α_2 受体阻断药分为两类,分别是__________α受体阻断药和__________α受体阻断药。
3. β受体阻断药的药理作用有:__________、__________和__________。
4. 酚妥拉明的作用有__________、__________和__________。
5. 普萘洛尔的主要适应证是__________、__________、__________。

二、名词解释

1. 竞争性α受体阻断药

2. 非竞争性α受体阻断药

三、选择题

1. 以下哪种药物是α受体阻断药?

A. 新斯的明

B. 美卡拉明

C. 酚妥拉明

D. 阿拉明

E. 甲氧胺

2. 能翻转肾上腺素升压作用的药物是

A. α受体阻断药

B. N受体阻断药

C. β_2受体阻断药

D. M受体阻断药

E. β_1受体阻断药

3. 酚妥拉明兴奋心脏的机制是

A. 直接兴奋心肌细胞

B. 反射性兴奋交感神经

C. 兴奋心脏的β_1受体

D. 阻断心脏的M受体

E. 直接兴奋交感神经中枢

4. 以下哪种药物是非竞争性α受体阻断药?

A. 酚妥拉明

B. 间羟胺

C. 妥拉唑啉

D. 酚苄明

E. 美卡拉明

5. 具有内在拟交感活性的药物是

A. 普萘洛尔

B. 吲哚洛尔

C. 噻吗洛尔

D. 阿替洛尔

E. 美托洛尔

6. 能同时阻断α和β受体的药物是

A. 普萘洛尔

B. 吲哚洛尔

C. 拉贝洛尔

D. 阿替洛尔

E. 美托洛尔

7. 普萘洛尔的禁忌证是

A. 心律失常

B. 心绞痛

C. 高血压

D. 甲状腺功能亢进

E. 支气管哮喘

8. 能翻转肾上腺素升压作用的药是

A. 间羟胺

B. 美卡拉明

C. 酚妥拉明

D. 甲氧明

E. 普萘洛尔

四、问答题

1. 酚妥拉明有哪些用途?
2. 妥拉唑啉与酚妥拉明相比有哪些特点?
3. 试述β受体阻断药的β受体阻断作用。

参考答案

一、填空题

1. 体位性低血压　心动过速　胃肠道反应
2. 竞争性　非竞争性
3. β受体阻断作用　内在拟交感作用　膜稳定作用
4. 扩张血管、降低血压　兴奋心脏　拟胆碱作用
5. 抗高血压　抗心律失常　抗心绞痛

二、名词解释

1. 竞争性α受体阻断药:与α受体的结合比较疏松,易于解离,其α受体阻断作用可被大剂量儿茶酚胺所取消。
2. 非竞争性α受体阻断药:能与α受体牢固结合,大剂量儿茶酚胺不能取消其阻断作用。

三、选择题

1. C　2. A　3. B　4. D　5. B　6. C　7. E　8. C

四、问答题

1. 酚妥拉明可用于：①治疗外周血管痉挛性疾病及血栓闭塞性脉管炎，防止 NA 漏出血管引起的组织坏死。②抗休克：可用于感染性、心源性等休克的治疗。③肾上腺嗜铬细胞瘤的辅助诊断。④治疗嗜铬细胞瘤骤发的高血压危象和嗜铬细胞瘤术前准备。⑤治疗难治性充血性心力衰竭和急性心肌梗死。

2. 妥拉唑啉的作用特点：①α 受体阻断作用较酚妥拉明弱。②拟胆碱作用和组胺样作用较强。③不良反应发生率高于酚妥拉明。④主要用于治疗外周血管痉挛性疾病。

3. β 受体阻断药的作用如下：①阻断心脏的 β_1 受体，使心脏收缩力减弱，心率减慢，传导速度变慢，心输出量减少，心肌耗氧量降低。由于血管的 β_2 受体被阻断，可引起血管收缩，使冠状血管流量减少。②阻断支气管的 β_2 受体，使支气管平滑肌收缩，可诱发或加重哮喘发作。③可对抗儿茶酚胺所引起的脂肪分解、升高血糖作用，抑制肾素的释放，并降低其活性。

（悦随士）

第十一章　全身麻醉药

内容提要

全身麻醉药是一类能抑制中枢神经系统，使意识、痛觉及其它感觉或反射消失，骨骼肌松弛，利于外科手术进行的药物。

（一）全身麻醉药分类

全身麻醉药分为吸入麻醉药和静脉麻醉药。吸入麻醉药包括挥发性液体（如乙醚、氟烷、恩氟烷、异氟烷）和气体（如氧化亚氮）；静脉麻醉药包括硫喷妥钠、氯胺酮、异丙酚等。

（二）全麻药的药理作用

全麻药对中枢神经系统抑制顺序自上至下分别为大脑皮层、间脑、中脑、桥脑；对脊髓的抑制作用是自下而上。过量时产生中枢神经系统深度抑制，最后延脑生命中枢麻痹导致死亡。全身麻醉过程分为四期：第一期镇痛期、第二期兴奋期、第三期外科麻醉期、第四期麻醉中毒期。

（三）全麻药的作用机制

全麻药能溶于细胞膜的脂质或与细胞膜中蛋白质疏水部分结合，改变了脂质层的理化特性，改变了膜内蛋白质的功能，导致钠、钾通道发生构型和功能上的变化，从而阻碍神经冲动的传导，引起麻醉作用。

（四）吸入麻醉药

吸入麻醉药吸入到肺泡，经肺泡膜吸收入血，再由呼吸道排出，麻醉深度较易调控，故较安全。影响其作用因素主要有：血/气分配系数与药物进入脑组织的速度成反比；脑/血分配系数与麻醉作用强度及速度成正比。

麻醉乙醚

安全范围较大，毒性小，麻醉作用强，分期明显，诱导期长，易燃、易爆炸，对呼吸道刺激性强，已少用。

氟烷

诱导期短，麻醉效力比乙醚强，不燃不爆，无刺激性，但易抑制呼吸中枢，抑制心肌，扩张血管，易致室性心律失常，镇痛作用较弱。

甲氧氟烷

作用类似氟烷，但可致肾小管坏死，趋于被淘汰。

恩氟烷和异氟烷

为目前临床常用的吸入麻醉药，对呼吸道无刺激性，因血中溶解度低，故诱导和苏醒均较快，对心血管系统影响小。

氧化亚氮

优点是对呼吸道及机体各重要器官无明显刺激性，血/气分配系数低，故诱导和苏醒均较快，镇痛作用较强，缺点为麻醉效能低，肌松不完全。

(五) 静脉麻醉药

静脉麻醉药排泄较慢,单用不易控制,安全性较小。

硫喷妥钠

起效快,无兴奋期,镇痛作用弱,肌松不完全,适用于基础麻醉和诱导麻醉。

氯胺酮

起效快,病人感觉和痛觉消失,对周围环境无反应但意识不完全消失,称为"分离麻醉",骨骼肌张力增加,适用于不需肌松的小手术和诊断性检查操作,麻醉诱导及复合麻醉。

异丙酚

起效迅速、平稳,恢复也较快,镇痛作用弱。用于全麻诱导,与其它全麻药、镇痛药合用。

(六) 复合麻醉

临床上为达到麻醉平稳、起效快和恢复迅速、安全范围大、不良作用小的目的而采取的全麻药与其它药物联合用药的方法。常用的方法有:

1. 麻醉前给药　如使用镇静、镇痛、抗组胺等类药物,消除病人紧张、恐惧情绪,并加强麻醉效果;合用抗胆碱药可抑制呼吸道分泌和支气管痉挛。

2. 基础麻醉　在病人进入手术室之前给以大剂量的催眠药,使病人达到深睡眠状态,可减少麻醉药用量,使麻醉过程平稳。

3. 诱导麻醉　应用作用迅速的全麻药如硫喷妥钠、丙泊酚等,使迅速进入外科麻醉期,以避免兴奋期各种症状。

4. 合用肌松药。

5. 应用安定镇痛药　如以氟哌啶与芬太尼按 50∶1 混合,称神经安定镇痛术。

测试题

一、填空题

1. 药物进入脑组织的速度与血/气分配系数成__________比。
2. 麻醉作用强度及速度与脑/血分配系数成__________比。
3. 复合麻醉常用的方法有:__________、__________、__________、__________和__________。
4. 神经安定镇痛术所用的药物有:__________和__________。
5. 全麻药分为__________和__________两种。

二、名词解释

1. 全身麻醉药
2. 复合麻醉
3. 基础麻醉
4. 诱导麻醉

三、选择题

1. 全麻药的正确概念是

A. 是一类能长时间引起不同程度的意识和感觉消失,并用于外科手术的药物

B. 是一类能暂时引起不同程度的意识和感觉消失,并用于外科手术的药物

C. 是一类能暂时引起感觉消失,不影响意识的药物

D. 是一类能暂时引起意识消失,不影响

感觉的药物

E. 是一类阻断神经冲动的发生和传导，在意识清醒的条件下引起感觉消失的药物

2. 静脉麻醉常用的药物是
A. 氟烷
B. 氧化亚氮
C. 普鲁卡因
D. 硫喷妥钠
E. 甲氧氟烷

3. 具有“分离麻醉”作用的全麻药是
A. 甲氧氟烷
B. 氯胺酮
C. 麻醉乙醚
D. 丙泊酚
E. 硫喷妥钠

4. 以下吸入麻醉药中，肌肉松弛作用最差的是
A. 乙醚
B. 氟烷
C. 异氟烷
D. 氧化亚氮
E. 七氟烷

5. 采用硫喷妥钠静脉注射使病人很快进入外科麻醉期，称为
A. 基础麻醉
B. 诱导麻醉
C. 强化麻醉
D. 麻醉前给药
E. 分离麻醉

6. 神经安定镇痛术用
A. 哌替啶＋芬太尼
B. 苯巴比妥＋芬太尼
C. 氟哌啶＋芬太尼
D. 苯妥英钠＋芬太尼
E. 普鲁卡因＋芬太尼

7. 增加心肌对儿茶酚胺敏感性的药物是
A. 乙醚
B. 氯胺酮
C. 氧化亚氮
D. 硫喷妥钠
E. 氟烷

8. 关于乙醚，下列哪个叙述是正确的？
A. 作用快，诱导期短
B. 呼吸抑制作用明显
C. 消化道反应不常见
D. 呼吸道刺激作用明显
E. 不燃不爆

9. 硫喷妥钠静脉麻醉的最大缺点是
A. 麻醉深度不够
B. 易引起缺氧
C. 兴奋期太长
D. 易产生呼吸抑制
E. 易发生心律失常

四、问答题

1. 为何临床常用复合麻醉的方法？复合麻醉有哪些方法？
2. 简述吸入麻醉药的作用机制。

参考答案

一、填空题

1. 反
2. 正
3. 麻醉前给药　基础麻醉　诱导麻醉　合用肌松药　应用安定镇痛药
4. 氟哌啶　芬太尼

5. 吸入麻醉　静脉麻醉

二、名词解释

1. 全身麻醉药：是一类能抑制中枢神经系统，使意识、痛觉及其它感觉和反射消失，骨骼肌松弛，利于外科手术进行的药物。
2. 复合麻醉：临床上为克服单一全麻药麻醉时的缺陷，减少麻醉药的用量和提高麻醉的安全性，增强麻醉效果，在麻醉前或麻醉中采用联合用药的麻醉方法，称为复合麻醉。
3. 基础麻醉：在病人进入手术室之前给以大剂量的催眠药，使病人达到深睡眠状态，可减少麻醉药用量，使麻醉过程平稳。
4. 诱导麻醉：应用作用迅速的全麻药如硫喷妥钠，使迅速进入外科麻醉期，以避免兴奋期的各种症状。

三、选择题

1. B　2. D　3. B　4. D　5. B　6. C　7. E　8. D
9. D

四、问答题

1. 复合麻醉是临床上为达到麻醉平稳、起效迅速、安全范围大、不良反应小，得到理想的麻醉效果而采取的几种药物联合应用的方法。复合麻醉的方法包括：①麻醉前给药；②基础麻醉；③诱导麻醉；④合用肌松药；⑤应用安定镇痛药等。

2. 吸入麻醉药的作用机制可用脂溶性学说加以解释：吸入麻醉药溶于细胞膜的脂质层，使脂质分子排列紊乱，膜体积膨胀，导致钠、钾通道发生构型和功能上的变化，进而影响神经冲动的传递，产生中枢神经系统的广泛抑制。

（王瑞婷　郝希俊）

第十二章　局部麻醉药

内容提要

(一) 局部麻醉药

局部麻醉药是一类能阻止局部神经冲动的发生与传导，使局部痛觉暂时消失以利于手术进行的药物。

局部麻醉药包括：酯类(普鲁卡因、丁卡因等)和酰胺类(利多卡因、布比卡因等)。

【药理作用】

1. 局麻药对所有的神经组织均有阻断作用，可使兴奋阈增高，动作电位降低，传导速度减慢，最后完全丧失兴奋性及传导性，任何刺激不再引起除极化。

2. 局麻药对不同神经、组织的阻断顺序依次为：痛、温觉纤维及植物神经＞触、压觉纤维＞运动神经＞心肌。

3. 局麻药高浓度时，它还能抑制平滑肌和骨骼肌，使之松弛。

4. 局麻药的吸收作用

(1) 中枢作用：因局麻药先抑制了高级中枢的抑制性神经元，会导致先兴奋后抑制的现象，其表现依次为：神志错乱、肢体抽搐、全身强直、阵挛性惊厥，继而呼吸抑制、昏迷、呼吸麻痹导致死亡。

(2) 心血管作用：主要为抑制作用，包括心肌收缩力减弱、传导减慢，血管平滑肌松弛等。

【作用机制】

局麻药进入神经细胞膜的内表面，与钠通道结合，从而抑制钠离子内流，阻止其除极化而阻滞神经传导。

(二) 常用局麻药

普鲁卡因

不易穿透细胞膜，作用弱，持续时间较短，毒性小(吸收后迅速被血浆假性胆碱酯酶水解失活)，偶见过敏反应，用药前宜做皮肤过敏试验。用于浸润麻醉、传导麻醉和蛛网膜下腔阻滞麻醉。

丁卡因

穿透力强，作用及毒性较普鲁卡因强，作用也较持久。常用于粘膜表面麻醉、传导麻醉、腰麻及硬膜外麻醉，因毒性较大，不用于浸润麻醉。

利多卡因

穿透力强，作用快，维持时间较长，可用于多种形式的局部麻醉，主要用于传导麻醉和硬膜外麻醉。

布比卡因

局麻作用较利多卡因强，持续时间可达5～10小时。主要用于浸润麻醉、传导麻醉和硬膜外麻醉。

测试题

一、填空题

1. 常用局麻药作用持续时间最长的药是__________，毒性最大的药是__________。
2. 丁卡因常用于__________、__________、__________、__________等麻醉。
3. 普鲁卡因不用于__________麻醉。
4. 局麻药对神经纤维麻醉的顺序是__________纤维＞__________纤维＞__________神经。
5. 五官科手术表面麻醉时常选用的局麻药是__________。

二、名词解释

1. 局麻药
2. 表面麻醉
3. 浸润麻醉
4. 传导麻醉
5. 蛛网膜下腔麻醉
6. 硬膜外麻醉

三、选择题

1. 局麻药的作用机制是
   A. 阻止 K^+ 内流
   B. 阻止 Na^+ 内流
   C. 阻止 Ca^{2+} 内流
   D. 阻止 Cl^- 内流
   E. 降低静息膜电位
2. 普鲁卡因不宜用于哪种局麻？
   A. 蛛网膜下腔阻滞麻醉
   B. 浸润麻醉
   C. 表面麻醉
   D. 传导麻醉
   E. 硬膜外麻醉
3. 利多卡因较少用于哪种局麻？
   A. 蛛网膜下腔麻醉
   B. 浸润麻醉
   C. 表面麻醉
   D. 传导麻醉
   E. 硬膜外麻醉
4. 丁卡因不宜用于哪种局麻？
   A. 蛛网膜下腔麻醉
   B. 浸润麻醉
   C. 表面麻醉
   D. 传导麻醉
   E. 硬膜外麻醉
5. 下列关于利多卡因的描述哪一项是错误的？
   A. 安全范围大
   B. 易引起过敏反应
   C. 有抗心律失常作用
   D. 可用于各种局麻给药方法
   E. 局麻作用比普鲁卡因快、强、持久
6. 普鲁卡因的消除方式主要是
   A. 被肝微粒体酶氧化
   B. 以原形自肾脏排泄
   C. 重新分布于脂肪组织
   D. 被单胺氧化酶水解
   E. 被假性胆碱酯酶水解
7. 浸润麻醉时局麻药中加入肾上腺素的目的是
   A. 预防过敏性休克
   B. 防止麻醉过程中产生血压下降
   C. 对抗局麻药的扩张血管作用
   D. 延长局麻作用持续时间
   E. 增加心肌收缩力
8. 普鲁卡因不宜用于表面麻醉的原因是
   A. 刺激性大

B. 毒性大　　D. 弥散力强

C. 穿透力弱　　E. 易变质

四、问答题

局麻药对神经纤维的作用及作用机制是什么？

参考答案

一、填空题

1. 布比卡因　丁卡因
2. 表面麻醉　传导麻醉　腰麻　硬膜外麻醉
3. 表面
4. 植物神经和痛、温觉　触、压觉　运动
5. 丁卡因

二、名词解释

1. 局麻药：局部麻醉药是一类能阻止局部神经冲动的发生与传导，使局部感觉暂时消失以利于手术进行的药物。
2. 表面麻醉：是将穿透性较强的局麻药应用到局部粘膜表面，使粘膜下神经末梢麻醉。
3. 浸润麻醉：是将局麻药注入手术部位的皮内、皮下或深部组织中，使局部受药液浸润的神经末梢传导阻滞。
4. 传导麻醉：是将局麻药注入神经干周围，阻滞其传导，使该神经所支配组织产生局部麻醉。
5. 蛛网膜下腔麻醉：是将局麻药液经低位腰椎之间注入蛛网膜下腔内，使接触药液的脊神经传导阻滞而麻醉。
6. 硬膜外麻醉：是将局麻药注入硬脊膜外腔，使通过硬脊膜外腔穿过椎间孔的神经根麻醉。

三、选择题

1. B　2. C　3. A　4. B　5. B　6. E　7. D　8. C

四、问答题

局麻药对所有的神经组织均有阻断作用，可使兴奋阈提高，动作电位降低，传导速度减慢，直至完全丧失兴奋性及传导性，任何刺激不再引起除极化。高浓度时，它还能抑制平滑肌和骨骼肌。

作用机制是局麻药进入神经细胞膜的内表面，与钠通道结合，从而抑制钠离子内流，而阻滞神经传导。

（李宝群　郝希俊）

第十三章 镇静、催眠、抗焦虑药

内容提要

镇静药是指能轻度抑制中枢神经,使兴奋不安或烦恼的情绪趋于安定的药物;催眠药是指对中枢神经有较深的抑制作用,能引起类似正常睡眠或可以改善睡眠状态的药物;抗焦虑药是指用于治疗焦虑症或焦虑状态的药物。

(一) 苯二氮䓬类药物

包括:地西泮、氯氮䓬、奥沙西泮、劳拉西泮、氯硝西泮、氟西泮、三唑仑、艾司唑仑等。

地西泮

【药理作用】

1. 抗焦虑作用　对焦虑症或焦虑状态具有选择性,可使边缘系统、海马、杏仁核放电减少,为治疗焦虑症的常用药。

2. 镇静催眠作用　镇静催眠作用是由于抑制大脑边缘系统对网状结构的激活。地西泮的镇静催眠作用与巴比妥类的区别:①不引起麻醉;②不显著缩短 REM 睡眠时间;③毒性小,产生耐受性较轻。作用机制为:作用于苯二氮䓬受体,增加 GABA 与 GABA 受体的亲和力,加强中枢神经系统各部位 GABA 能抑制性神经的作用。

3. 抗惊厥、抗癫痫作用　地西泮可抑制癫痫病灶异常放电的扩散,可用于治疗某些类型癫痫。

4. 中枢性肌松作用　小剂量抑制中枢网状结构神经元的放电,减少网状结构对脊髓反射的易化;较大剂量对脊髓多突触反射有直接抑制作用。

【临床应用】

1. 治疗焦虑症。

2. 镇静催眠。

3. 辅助治疗破伤风、子痫、小儿高热和药物中毒引起的惊厥。还用于缓解脑血管意外等所致的肌僵直。

4. 是治疗癫痫持续状态的首选药(静脉注射)。

【不良反应】

主要有头晕、乏力和嗜睡,大剂量地西泮可致共济失调、言语不清,重者昏迷和呼吸抑制。

(二) 巴比妥类药物

包括:长效类苯巴比妥;中效类异戊巴比妥;短效类司可巴比妥;超短效类硫喷妥钠等。

【药理作用】

巴比妥类药物抑制中枢神经系统,其作用强度与用量有关,小剂量镇静;剂量增大引起催眠;大剂量具有抗惊厥和麻醉作用;剂量过大可因呼吸中枢麻痹致死。药物维持时间和作用强度与药物脂溶性高低及体内过程有关。

【作用机制】

本类药物能选择性地抑制网状结构上行激活系统中的突触传递功能，降低大脑皮层的兴奋性；也能加强中枢抑制性神经递质 GABA 的作用。

【临床应用】

临床上主要用于镇静、催眠、抗惊厥、抗癫痫(苯巴比妥)。

【不良反应】

主要有后遗效应、耐受性、依赖性等。

(三) 其它类药物

丁螺环酮

本药无明显的镇静催眠作用，而有抗焦虑作用，主要用于焦虑症的治疗。其作用机制可能与激动中枢 5 - HT_{1A}受体有关。

唑吡坦

有类似苯二氮䓬类药的镇静催眠作用，但口服吸收快，半衰期短。其机制是与苯二氮䓬类受体的亚类结合而促进 GABA 介导产生中枢抑制作用。

水合氯醛

本药的优点为后遗效应轻，对睡眠时相影响小。口服对胃肠粘膜有刺激性，需稀释后服用。

甲丙氨酯、甲喹酮、格鲁米特等药可用于催眠，但现已少用。

测试题

一、填空题

1. 苯二氮䓬类药__________睡眠诱导时间，__________睡眠持续时间。
2. 巴比妥类随剂量由小到大，相继出现__________、__________、__________和__________。
3. 苯二氮䓬类药受体的分布与中枢抑制性递质__________的受体分布相似。
4. 苯二氮䓬类药的中枢作用主要与__________有关。
5. 苯二氮䓬类药的主要药理作用包括__________、__________、__________、__________等。

二、名词解释

1. 镇静药
2. 催眠药
3. 抗焦虑药

三、选择题

1. 地西泮的作用机制是
   A. 不通过受体，直接抑制中枢
   B. 诱导生成一种新蛋白质而起作用
   C. 作用于苯二氮䓬受体，增加 GABA 与 GABA 受体的亲和力
   D. 作用于 GABA 受体，增加体内抑制性递质的作用
   E. 类似巴比妥类药的作用
2. 地西泮抗焦虑的主要作用部位是
   A. 纹状体

B. 边缘系统
C. 大脑皮层
D. 下丘脑
E. 中脑网状结构

3. 地西泮不用于
A. 麻醉前给药
B. 焦虑症或焦虑性失眠
C. 高热惊厥
D. 癫痫持续状态
E. 诱导麻醉

4. 以下关于苯二氮䓬类药论述正确的是
A. 直接开放氯离子通道
B. 有显著镇痛作用
C. 治疗焦虑症需3～4周显效
D. 均有较好的镇静作用
E. 较容易产生全身麻醉

5. 不属于苯二氮䓬类的药物是
A. 氯氮䓬
B. 唑吡坦
C. 三唑仑
D. 氟西泮
E. 艾司唑仑

6. 对地西泮的论述，哪一项是错误的？
A. 能辅助治疗癫痫大、小发作
B. 治疗精神分裂症
C. 有广谱抗惊厥作用
D. 破伤风的辅助治疗
E. 具有镇静、催眠、抗焦虑作用

7. 抢救苯巴比妥急性中毒时，不适宜采取的措施是
A. 给氧，必要时人工呼吸
B. 给予催吐药
C. 碱化尿液
D. 通过胃管洗胃
E. 应用利尿药强迫利尿

8. 苯巴比妥急性中毒时，为加速其从肾脏排泄，应采取的主要措施是
A. 静滴碳酸氢钠
B. 静滴右旋糖酐
C. 静滴10％葡萄糖
D. 静滴生理盐水
E. 静注维生素C

9. 具有镇静、催眠、抗惊厥、抗癫痫作用的药物是
A. 水合氯醛
B. 苯妥英钠
C. 苯巴比妥
D. 异戊巴比妥
E. 甲丙氨酯

10. 巴比妥类镇静催眠药的主要作用部位是
A. 大脑边缘系统
B. 脑干网状结构上行激活系统
C. 大脑皮层
D. 脑干网状结构侧支
E. 纹状体

11. 巴比妥类药进入脑组织快慢主要取决于
A. 药物分子大小
B. 药物脂溶性
C. 用药剂量
D. 给药途径
E. 药物剂型

12. 能使肝药酶生成明显增加的药是
A. 地西泮
B. 硫喷妥钠
C. 西咪替丁
D. 异烟肼
E. 苯巴比妥

13. 苯巴比妥不宜用于
A. 抗癫痫
B. 抗惊厥
C. 静脉麻醉
D. 镇静催眠
E. 消除新生儿黄疸

14. 缩短快动眼睡眠时相较明显的催眠药是
A. 苯巴比妥
B. 水合氯醛
C. 艾司唑仑
D. 地西泮
E. 丁螺环酮

四、问答题

1. 试述苯二氮䓬类药中枢作用机制。
2. 巴比妥类药物急性中毒时应如何抢救?

参考答案

一、填空题

1. 缩短　延长
2. 镇静　催眠　抗惊厥　麻醉
3. GABA
4. 增强 GABA 能神经的功能
5. 抗焦虑作用　镇静催眠作用　抗惊厥、抗癫痫作用　中枢性肌松作用

二、名词解释

1. 镇静药:指能轻度抑制中枢神经,使兴奋不安或烦躁的情绪趋于安定的药物。
2. 催眠药:指对中枢神经产生较深的抑制作用,能引起类似正常睡眠或可以改善睡眠状态的药物。
3. 抗焦虑药:指用于治疗焦虑症或焦虑状态的药物。

三、选择题

1. C　2. B　3. E　4. D　5. B　6. B　7. B　8. A
9. C　10. B　11. B　12. E　13. C　14. A

四、问答题

1. 现认为苯二氮䓬类药的中枢作用主要与增强 GABA 能神经的功能有关,是由于苯二氮䓬类药与其受体结合后,解除了 GABA 调控因子对 GABA 受体高亲和力部位的抑制,从而促进它与 GABA 结合,使氯离子通道开放,导致神经元细胞膜超极化,增强 GABA 的突触后抑制功能。

2. 巴比妥类药物急性中毒的抢救原则是排除毒物,对症治疗和预防并发症。抢救时:①凡口服中毒者应首先清除尚未被吸收的毒物,先用 1∶5000～1∶2000 的高锰酸钾溶液反复洗胃,并通过胃管灌入 50%硫酸镁溶液 40ml 导泻。②进行人工呼吸、吸氧、给予呼吸兴奋药等。③血压偏低者,应输液或静滴去甲肾上腺素等。④应用碳酸氢钠或乳酸钠碱化血液和尿液,以促进毒物排泄。⑤静注高渗葡萄糖,以保护肝脏,预防脑水肿,并用抗菌药预防感染,加强护理等。

(郝志敏)

第十四章　抗精神失常药

内容提要

（一）抗精神失常药物分类

抗精神失常药物可分为抗精神病药、抗躁狂症药、抗抑郁症药和抗焦虑药。

（二）抗精神病药

按化学结构分为：①吩噻嗪类：有二甲胺类（氯丙嗪）、哌嗪类（奋乃静、氟奋乃静、三氟拉嗪）及哌啶类（硫利哒嗪）；②硫杂蒽类：代表药为氯普噻吨；③丁酰苯类：代表药为氟哌啶醇；④其它类：包括五氟利多、匹莫齐特、舒必利、氯氮平和利培酮等。

氯丙嗪

【药理作用及作用机制】

氯丙嗪对DA、α、5-HT、H_1和M受体都有不同程度的阻断作用。

1. 抗精神病作用　精神病患者用药后，可迅速控制兴奋躁动，如继续用药，则可使幻觉、妄想、躁狂及精神运动性兴奋消失，病人理智恢复，情绪安定，生活自理。阻断中脑-边缘系统和大脑皮层DA受体是氯丙嗪抗精神病作用的重要机制。

2. 镇吐作用　有效抑制多种疾病及药物所引起的呕吐，小剂量对延脑极后区CTZ的DA受体有抑制作用，大剂量时直接抑制呕吐中枢。但对刺激前庭所引起的呕吐无效。

3. 对体温调节中枢的影响　低温环境中应用氯丙嗪可使体温显著降低，而在高温环境中可使体温显著升高。

4. 加强中枢抑制药的作用。

5. 对植物神经系统的影响　氯丙嗪阻断α受体及M胆碱受体。

6. 对内分泌的影响　氯丙嗪阻断结节-漏斗DA能神经通路的DA受体，使催乳素分泌增加。氯丙嗪还可抑制促性腺激素的释放而使排卵延迟，并能抑制促皮质激素及垂体生长激素的分泌。

【临床应用】

1. 治疗精神病　主要用于治疗精神分裂症，对躁狂抑郁症的躁狂状态有很好疗效。

2. 止吐　用于治疗多种疾病和一些药物引起的呕吐，但对晕动病所致呕吐无效。也可用于顽固性呃逆。

3. 麻醉前给药。

4. 人工冬眠　与哌替啶、异丙嗪等药物配伍使病人深睡，使其体温、代谢及组织耗氧量均降低，对各种伤害性刺激的反应性减弱，有利于病人度过危险的组织损伤期，争得治疗时间，此称为“人工冬眠”。

【不良反应】

1. 锥体外系反应　长期大剂量用氯丙嗪阻断纹状体DA受体，其功能减弱，相对ACh功能增强而出现的副作用，主要表现有：①帕金森综合征；②急性肌张力障碍；③静坐不能；④迟发性运动障碍。

2. 精神方面　较大剂量时，病人活动减低，思维、行动迟缓，注意力不集中，对周围环境淡漠。

3. 植物神经与内分泌方面　M受体阻断可致口干、便秘、视物模糊、眼压升高等；α受体阻断，易引起体位性低血压；长期应用可致乳房增大、停经、泌乳及不孕症等。

4. 过敏反应　常见皮疹、接触性皮炎及光敏性皮炎，也有剥脱性皮炎发生。有粒细胞缺乏症、溶血性贫血及再生障碍性贫血的报道。少数人可出现胆汁淤滞性黄疸。

5. 局部刺激。

氯普噻吨

药理作用和锥体外系反应与氯丙嗪相似，但抗肾上腺素和抗胆碱作用较弱，有一定的抗抑郁作用。适用于伴有焦虑、抑郁症状的精神分裂症、更年期精神病及焦虑性神经官能症。

氟哌啶醇

药理作用与氯丙嗪相似，抗精神病作用及锥体外系反应均较强，镇吐作用亦较强。镇静及体位性低血压作用很弱。主要用于急、慢性精神分裂症，也可用于止吐及顽固性呃逆。本药易引起锥体外系反应，长期大量应用可致心肌损害。

氯氮平

为5-HT-DA受体拮抗药，少见锥体外系不良反应，用于急、慢性精神分裂症。主要缺点是可引起粒细胞缺乏症。

利培酮

本品为新一代抗精神病药，对D_2受体和5-HT_2受体有较强阻断作用，而锥体外系不良反应较轻。

(三) 抗躁狂抑郁症药

抗躁狂抑郁症药可分为：①抗躁狂症代表药：碳酸锂；②抗抑郁症代表药：米帕明。

碳酸锂

锂盐的作用机制可能是抑制脑内NA和DA的释放，并增加其再摄取，使突触间隙递质浓度降低。治疗剂量对正常人精神活动几乎无影响，对躁狂症则有显著疗效。主要用于情感性精神病躁狂症的治疗。

米帕明

【药理作用】

1. 中枢神经系统　抑郁症病人服用后，表现精神振奋，情绪提高，焦虑心情减轻，产生抗抑郁作用。米帕明抑制中枢NA和5-HT的再摄取，增加突触间隙递质浓度，增强NA和5-HT能神经作用可能是其重要作用机制。

2. 抗胆碱作用　治疗量具有M受体阻断作用。

3. 心血管系统　治疗量可降低血压，抑制多种心血管反射。

【临床应用】

主要用于治疗各种类型的抑郁症，对精神分裂症的抑郁状态也有一定疗效。

测试题

一、填空题

1. 氯丙嗪的抗精神病作用机制，与其阻断__________通路的__________受体有关；氯丙嗪增加血浆催乳素水平，与其阻断__________通路中的__________受体有关。
2. 抗精神病药三氟拉嗪较氯丙嗪的抗__________作用强，__________副作用也显著，而__________作用弱。
3. 氯丙嗪有较强的镇吐作用，小量可阻断__________的__________受体，大量直接抑制__________；对__________引起的呕吐无效。
4. 抗抑郁药多塞平与米帕明比较，其抑制__________、__________的再摄取作用均弱，而__________作用与__________作用均强。
5. 氯丙嗪可与__________、__________配合组成冬眠合剂。

二、名词解释

1. 人工冬眠
2. 抗精神病药
3. 抗躁狂药
4. 抗抑郁药
5. 抗焦虑药

三、选择题

1. 氯丙嗪抗精神病的作用机制是阻断
   A. 中枢α肾上腺素受体
   B. 中枢β肾上腺素受体
   C. 中脑-边缘系统及皮层通路的DA受体
   D. 黑质-纹状体通路中的5-HT受体
   E. 中枢H_1受体
2. 小剂量氯丙嗪有镇吐作用，其作用部位为
   A. 直接抑制延脑呕吐中枢
   B. 大脑皮层
   C. 阻断胃粘膜感受器冲动的传递
   D. 阻断延脑催吐化学感受区的DA受体
   E. 抑制中枢神经系统
3. 氯丙嗪引起乳房增大与泌乳是由于
   A. 阻断结节-漏斗DA通路的DA受体
   B. 激活中枢β_2受体
   C. 阻断脑干网状结构的D_2受体
   D. 激活中枢M胆碱受体
   E. 阻断黑质-纹状体通路的D_2受体
4. 氯丙嗪不宜用于
   A. 精神分裂症
   B. 顽固性呃逆
   C. 晕动病时的呕吐
   D. 人工冬眠疗法
   E. 躁狂症伴有妄想者
5. 氯丙嗪引起低血压状态时，应选用
   A. 去甲肾上腺素
   B. 多巴胺
   C. 肾上腺素
   D. 异丙肾上腺素
   E. 麻黄碱
6. 氟奋乃静与氯丙嗪比较，其特点是
   A. 抗精神病作用弱，锥体外系作用显著
   B. 抗精神病作用强，锥体外系作用弱
   C. 抗精神病作用与锥体外系作用均强
   D. 抗精神病作用与镇静作用均强
   E. 抗精神病作用与降压作用均强
7. 下述哪项作用**不属**氯丙嗪的药理作用？

A. 抗精神病作用
B. 使体温调节障碍
C. 镇吐作用
D. 激动多巴胺受体
E. 阻断α受体

8. 下述哪种药较少引起锥体外系不良反应?
A. 氯丙嗪
B. 替沃噻吨
C. 利培酮
D. 氟哌啶醇
E. 三氟拉嗪

9. 下述哪个病症可用米帕明治疗?
A. 失眠
B. 癫痫
C. 小儿遗尿症
D. 青光眼
E. 躁狂症

10. 碳酸锂主要用于治疗
A. 焦虑症
B. 精神分裂症
C. 抑郁症
D. 躁狂症
E. 帕金森综合征

11. 阿米替林的主要适应证为
A. 精神分裂症
B. 抑郁症
C. 神经官能症
D. 焦虑症
E. 躁狂症

12. 拮抗氯丙嗪引起的帕金森综合征可用
A. 毒扁豆碱
B. 左旋多巴
C. 阿托品
D. 苯海索
E. 多巴胺

四、问答题

1. 试述氯丙嗪阻断脑内DA能神经通路的DA受体所产生的药理作用或副作用。
2. 氯丙嗪长期大量应用为什么会出现锥体外系反应?
3. 氯丙嗪过量或中毒所致血压下降,为什么不能应用肾上腺素治疗?
4. 氟哌啶醇的作用特点如何?
5. 简述氯丙嗪的药理作用与临床应用。
6. 氯丙嗪有哪些重要不良反应?有何处理对策?

参考答案

一、填空题

1. 中脑-边缘系统及大脑皮层　D_2　结节-漏斗DA能神经　D_2
2. 精神病　锥体外系　镇静
3. CTZ　DA　呕吐中枢　刺激前庭
4. NA　5-HT　镇静　抗胆碱
5. 哌替啶　异丙嗪

二、名词解释

1. 人工冬眠:氯丙嗪与哌替啶、异丙嗪等药物配伍使病人深睡,体温、代谢及组织耗氧量均降低,对各种伤害性刺激的反应性降低,有利于病人度过危险期。

2. 抗精神病药：主要用于治疗精神病，尤其对精神分裂症有效的一类药物。
3. 抗躁狂药：用于躁狂症的治疗，使躁狂症状得到缓解的药物。
4. 抗抑郁药：用于抑郁症的治疗，使抑郁症状得到缓解的药物。
5. 抗焦虑药：用于焦虑症的治疗，使焦虑症状得到缓解的药物。

三、选择题

1. C　2. D　3. A　4. C　5. A　6. C　7. D　8. B
9. C　10. D　11. B　12. D

四、问答题

1. 氯丙嗪阻断脑内四条DA能神经通路的DA受体所产生的药理作用或副作用是：①抗精神病作用：氯丙嗪通过阻断中脑-边缘系统以及中脑-皮质通路中的多巴胺受体而发挥抗精神病作用。精神病患者用药后，可迅速控制兴奋躁动；如继续用药，则可使幻觉、妄想、躁狂及精神运动性兴奋逐渐消失，理智恢复，情绪安定，生活自理。②对内分泌系统的影响：氯丙嗪阻断结节-漏斗通路中的多巴胺受体，减少下丘脑释放催乳素抑制因子，因而使催乳素分泌增加，引起乳房增大及泌乳；抑制促性腺激素的释放而使排卵延迟；抑制促皮质素及垂体生长激素的分泌。③锥体外系反应：氯丙嗪阻断黑质-纹状体通路中的多巴胺受体，使纹状体中多巴胺功能减弱，而乙酰胆碱功能占优势引起帕金森综合征，可用抗胆碱药苯海索缓解。

2. 长期大量应用氯丙嗪出现锥体外系反应是因阻断黑质-纹状体通路DA受体后，DA功能下降，使胆碱功能相对增强，表现帕金森综合征、急性肌张力障碍与静坐不能；少见的迟发性运动障碍可能与长期阻断突触后DA受体有关。

3. 氯丙嗪降压是由于阻断α受体。肾上腺素可激活α与β受体产生心血管效应。氯丙嗪中毒时，用肾上腺素后仅表现β效应，结果使血压更为降低，故不宜选用，而应选用主要激动α受体的去甲肾上腺素等。

4. 氟哌啶醇的抗精神病作用很强，尤其抗躁狂、幻觉、妄想的作用显著。阻断中枢D_2受体作用较吩噻嗪类强，镇吐作用亦强，镇静、阻断α受体与抗胆碱作用较氯丙嗪弱。

5. 氯丙嗪具有：①抗精神病作用：迅速控制兴奋躁动。用药后病人理智恢复，情绪安定，生活自理。用于治疗各型精神分裂症，对急性患者疗效较好，常须长期用药以维持疗效；也用于躁狂症及其它精神病伴有兴奋、紧张及妄想者。②镇吐作用：有效抑制多种疾病及药物所引起的呕吐，小剂量对延髓极后区CTZ的DA受体有抑制作用，大剂量时直接抑制呕吐中枢。也可用于顽固性呃逆，但对刺激前庭所引起的呕吐无效。③对体温调节中枢的影响：低温环境中应用氯丙嗪可使体温显著降低，而在高温环境中则可使体温显著提高。可用于人工冬眠及低温麻醉。④加强中枢抑制药的作用。⑤对植物神经系统的影响：氯丙嗪阻断α受体及M胆碱受体。⑥对内分泌的影响：氯丙嗪抑制催乳素抑制因子释放，使催乳素分泌增加；抑制促性腺激素的释放而使排卵延迟；抑制促皮质激素及垂体生长激素的分泌。

6. 其不良反应有：①静注或肌注后，可出现体位性低血压，嘱患者休息1～2小时后方可起立。②锥体外系反应：纹状体胆碱功能相对增强，可致帕金森综合征、急性肌张力障碍及静坐不能，上述症状可用抗胆碱药苯海索等对抗；少见的迟发性运动障碍，停药一般可恢复，抗胆碱药的应用反可加重症状。③少数可出现肝内微胆管阻塞性黄疸或急性粒细胞缺乏症等，应立即停药。

（郝希俊）

第十五章 抗惊厥药和抗癫痫药

内容提要

(一) 抗惊厥药

常用药物有苯巴比妥、硫喷妥钠、水合氯醛、地西泮及硫酸镁等。前四种药已在其它章节介绍,本章仅介绍硫酸镁。

硫酸镁

【药理作用】

血浆中镁离子正常含量为0.02~0.035mg/ml,低于此浓度会出现神经及肌肉组织兴奋性升高。当注射镁盐使血中镁离子水平升高时,则出现中枢抑制及骨骼肌松弛,其原因是:①运动神经末梢ACh释放减少;②ACh在终板除极化减弱;③肌纤维膜的兴奋性降低;④镁盐尚能抑制心肌、扩张外周血管而使血压下降。

【临床应用】

1. 用于缓解子痫、破伤风等的惊厥。

2. 可用于缓解高血压危象及高血压脑病。

(二) 抗癫痫药

常用药物有苯妥英钠、卡马西平、苯巴比妥、扑米酮、乙琥胺、丙戊酸钠、地西泮和氯硝西泮等。

苯妥英钠

【药理作用及临床应用】

1. 苯妥英钠对癫痫大发作疗效好,为首选药;对精神运动性发作也有效;缓慢静注可用于癫痫持续状态。本品对小发作无效,甚至增加发作次数,故禁用。苯妥英钠抗癫痫作用的机制是减低神经细胞膜对钠或钙离子的内流,抑制神经元的重复放电,阻止了病灶部位异常放电向周围正常脑组织的扩散。

2. 苯妥英钠尚可用于治疗三叉神经痛、坐骨神经痛等。

3. 亦具有抗心律失常作用。

【不良反应】

长期应用的不良反应是:

1. 胃肠道反应　可出现恶心、呕吐、食欲减退、胃痛等,长期应用可发生齿龈增生。

2. 神经系统反应　偶见眩晕、精神紧张、头痛等。

3. 对造血系统的影响　长期用药可因影响叶酸的吸收和代谢而致巨幼红细胞性贫血,也可引起粒细胞、血小板减少。

4. 过敏反应　包括药热、皮疹,偶见严重皮肤反应如剥脱性皮炎、系统红斑狼疮,一旦出现应立即停药。

5. 其它反应　长期应用可因维生素D代谢加速而致软骨病,对内分泌的影响可引起男性乳房增大，女性多毛症，抑制抗利尿激素和胰岛素分泌。

卡马西平

本药对癫痫大发作、部分性发作、精神运动性发作及癫痫性精神障碍均有治疗作用，但对癫痫小发作无效。

苯巴比妥

本药既能降低病灶细胞的兴奋性，从而抑制病灶放电，又能升高癫痫病灶周围正常细胞的兴奋阈值，从而抑制发作时电活动扩散，还可增强脑内 GABA 的作用。临床上对癫痫大发作效果好，对于癫痫持续状态，在应用地西泮控制惊厥后，可用本药肌注以维持疗效。

扑米酮

药理作用与苯巴比妥相似，但选择性比苯巴比妥强，对癫痫大发作和精神运动性发作有效。临床主要用于苯妥英钠、卡马西平不能控制的大发作的治疗及作为精神运动性发作的辅助用药。

乙琥胺

本药为治疗癫痫失神发作（小发作）的常用药，对其它型癫痫无效。

丙戊酸钠

为广谱抗癫痫药，对各型癫痫均有不同程度的疗效。

地西泮

除了可用于镇静催眠、抗焦虑外，还可用于癫痫持续状态。地西泮静注是治疗癫痫持续状态的首选药，疗效好。口服对小发作及精神运动性发作也有效。

氯硝西泮

抗癫痫作用谱广，治疗各类型癫痫均有效。本药治疗癫痫小发作效果良好，可用于非典型性失神发作的治疗。静注可用于癫痫持续状态。本药对精神运动性发作及大发作也有部分疗效，但远不如其它抗癫痫药有效。

（三）抗癫痫药应用原则

1. 选药恰当　应根据发作类型选择适当的药物或合并用药。

2. 剂量适宜　剂量宜从小量开始，直到能控制发作而不出现严重不良反应为度。

3. 用法得当　一般只用一种药物，服药要有规律，改换药物应逐步进行。

测试题

一、填空题

1. 对癫痫大发作应首选__________或__________；治疗癫痫小发作应选用__________和__________；治疗精神运动性发作宜首选__________和__________；治疗癫痫持续状态宜首选__________。
2. 治疗癫痫大发作的主要药物有__________、__________、__________、__________、__________。
3. 苯妥英钠是治疗__________的首选药。
4. 卡马西平的作用机制与__________相似。

二、名词解释

1. 抗惊厥药
2. 抗癫痫药

三、选择题

1. 癫痫持续状态的首选药物是
   A. 硫喷妥钠
   B. 苯妥英钠
   C. 地西泮
   D. 异戊巴比妥
   E. 水合氯醛
2. 苯妥英钠的不良反应中没有
   A. 胃肠道反应
   B. 齿龈增生
   C. 过敏反应
   D. 共济失调
   E. 肾脏严重损害
3. 对癫痫失神发作疗效最好的药物是
   A. 乙琥胺
   B. 卡马西平
   C. 扑米酮
   D. 氯硝西泮
   E. 苯妥英钠
4. 治疗癫痫大发作及部分性发作最有效的药物是
   A. 地西泮
   B. 苯巴比妥
   C. 苯妥英钠
   D. 乙酰唑胺
   E. 乙琥胺
5. 治疗癫痫复杂部分性发作最有效的药物是
   A. 乙琥胺
   B. 卡马西平
   C. 苯巴比妥
   D. 硝西泮
   E. 戊巴比妥
6. 下列叙述错误的是
   A. 苯妥英钠能诱导它本身的代谢
   B. 扑米酮可代谢为苯巴比妥
   C. 丙戊酸钠对各类型癫痫都有效
   D. 乙琥胺的肝毒性较丙戊酸钠大
   E. 氯硝西泮对肌阵挛性癫痫和小发作疗效较好
7. 苯妥英钠不宜用于
   A. 癫痫大发作
   B. 癫痫小发作
   C. 癫痫持续状态
   D. 精神运动性发作
   E. 单纯部分性发作
8. 对惊厥治疗无效的是
   A. 口服硫酸镁
   B. 注射硫酸镁
   C. 苯巴比妥
   D. 地西泮
   E. 水合氯醛
9. 硫酸镁的肌松作用是因为
   A. 抑制脊髓
   B. 抑制网状结构
   C. 抑制大脑运动区
   D. 竞争 Ca^{2+} 受点，抑制神经化学传递
   E. 阻断 N_2 受体

四、问答题

1. 简述抗癫痫药物的作用机制。
2. 常用的抗癫痫药有哪些？各适用于何种类型的癫痫病？
3. 试述硫酸镁抗惊厥的机制。

参考答案

一、填空题

1. 苯妥英钠　卡马西平　乙琥胺　丙戊酸钠　苯妥英钠　卡马西平　地西泮静脉注射
2. 苯妥英钠　卡马西平　苯巴比妥　扑米酮　丙戊酸钠
3. 癫痫大发作
4. 苯妥英钠

二、名词解释

1. 抗惊厥药:用于缓解由于多种原因引起的惊厥症状的药物。
2. 抗癫痫药:用于各种类型癫痫病治疗,使癫痫症状得到缓解的药物。

三、选择题

1. C　2. E　3. A　4. C　5. B　6. D　7. B　8. A　9. D

四、问答题

1. 抗癫痫药物作用机制是:①抑制病灶神经元过度放电;②作用于病灶周围正常神经组织,以抑制异常放电的扩散。上述效应的基础可能与影响 Na^+、Ca^{2+}、K^+ 等离子通道有关;也可能与增强脑内 GABA 介导的抑制作用有关。

2. 常用的抗癫痫药有:苯妥英钠、卡马西平、苯巴比妥、扑米酮、乙琥胺、丙戊酸钠、地西泮和氯硝西泮等。①大发作常选苯妥英钠和卡马西平,次选苯巴比妥、扑米酮和丙戊酸钠等。②失神发作常用乙琥胺,也可用丙戊酸钠和氯硝西泮。③单纯部分性发作首选苯妥英钠和卡马西平,次选苯巴比妥和扑米酮。④复杂部分性发作首选苯妥英钠和卡马西平,次选扑米酮。⑤癫痫持续状态首选地西泮,也可用苯妥英钠和苯巴比妥。

3. 硫酸镁抗惊厥的机制是由于神经化学传递和骨骼肌收缩均需 Ca^{2+} 参与,Mg^{2+} 与 Ca^{2+} 可相互拮抗,硫酸镁可以特异竞争 Ca^{2+} 受点,拮抗 Ca^{2+} 的作用,抑制神经化学传递和骨骼肌收缩,从而引起肌肉松弛。

（郝希俊）

第十六章　抗震颤麻痹药

内容提要

抗震颤麻痹药分为:①拟DA类药:左旋多巴、卡比多巴、溴隐亭、金刚烷胺和司来吉兰等;②中枢抗胆碱药:苯海索和丙环定等。

左旋多巴

【药理作用】

可通透血脑屏障,在纹状体神经细胞内经多巴脱羧酶作用脱去羧基转变为DA,通过补充纹状体内DA递质、恢复DA能神经元的抑制性功能而起作用。

【临床应用】

1. 治疗帕金森病　对帕金森病及多种原因引起的帕金森综合征均有效,但对抗精神病药引起的锥体外系症状无效。

2. 治疗肝昏迷　对急性肝功能衰竭所致肝昏迷有一定疗效,可与脑内某些胺类拮抗而解除神经传递的障碍。

【不良反应】

1. 胃肠道反应。

2. 心血管反应　约1/3病人治疗初期出现体位性低血压,也可引起心律失常。

3. 精神行为异常　常见激动、不安、焦虑、恶梦等。少数病人发生严重的精神错乱。

4. 不自主运动和“开关现象”。长期应用约有40%患者出现短时面部、口部、肢体等处多动(称“开”),突然转为强直不动状态(称“关”)。可适当减少药量。

卡比多巴

卡比多巴为α-甲基多巴肼的左旋体,本药不易通过血脑屏障,小量应用时可选择性地抑制外周多巴脱羧酶,临床上常与左旋多巴合用,减少左旋多巴在外周脱羧,使其更多地进入黑质和纹状体。

溴隐亭

能选择性兴奋DA受体的D_2受体,可用于帕金森病的治疗,还可用于产后停乳和高催乳素血症。

金刚烷胺

可缓解帕金森病的肌肉僵直、震颤和运动障碍,疗效优于抗胆碱药但不及左旋多巴。作用机制包括:促进纹状体中残存的完整神经元释放多巴胺;可能也影响多巴胺的合成和再摄取。

苯海索

中枢性抗胆碱作用强,对帕金森病和帕金森综合征有治疗作用,与左旋多巴有协同作用;还可用于长期服用抗精神病药物引起的锥体外系反应的治疗。

测试题

一、填空题

1. 左旋多巴通过补充__________内__________的含量而产生抗帕金森病作用。
2. 卡比多巴选择性地抑制外周__________，临床上常与__________合用，治疗帕金森病和帕金森综合征。
3. 抗震颤麻痹药分为__________和__________两类。
4. 溴隐亭对__________受体有较强兴奋作用，故可用于治疗__________。

二、名词解释

1. 抗震颤麻痹药
2. 中枢性抗胆碱药

三、选择题

1. 增加左旋多巴抗帕金森病疗效，减少不良反应的药物是
   A. 卡比多巴
   B. 苯巴比妥
   C. 利舍平
   D. 苯乙肼
   E. 山莨菪碱
2. 关于卡比多巴，下列叙述错误的是
   A. 卡比多巴是α-甲基多巴肼的左旋体
   B. 能抑制外周多巴脱羧酶，减少DA在外周之生成
   C. 与左旋多巴合用，可使后者有效剂量减少75%
   D. 单用也有较强的抗震颤麻痹作用
   E. 与左旋多巴合用，减少不良反应
3. 左旋多巴治疗震颤麻痹，下列哪种说法是错误的？
   A. 产生效果较慢
   B. 对氯丙嗪引起的帕金森综合征无效
   C. 对老年和重症患者效果好
   D. 对轻度患者及年轻患者效果好
   E. 对改善肌僵直及运动困难效果好
4. 有关金刚烷胺，不正确的叙述是
   A. 起效快，维持时间短
   B. 与左旋多巴合用有协同作用
   C. 促进DA释放，抑制DA再摄取
   D. 提高DA受体的敏感性
   E. 有抗病毒作用
5. 溴隐亭能治疗帕金森病是由于
   A. 中枢抗胆碱作用
   B. 激活DA受体
   C. 激活GABA受体
   D. 提高脑内DA浓度
   E. 使DA降解减少
6. 苯海索的作用是
   A. 促进DA神经元释放DA，抑制DA再摄取
   B. 在脑内转变为DA，补充纹状体中DA之不足
   C. 激活DA受体
   D. 阻断中枢胆碱受体
   E. 兴奋中枢胆碱受体

四、问答题

1. 为什么不可用左旋多巴治疗由氯丙嗪引起的帕金森综合征？
2. 简述左旋多巴治疗震颤麻痹的原理、外周主要不良反应及其减少方法。

参考答案

一、填空题

1. 纹状体　DA
2. 多巴脱羧酶　左旋多巴
3. 拟DA药　中枢性抗胆碱药
4. 黑质-纹状体的DA　帕金森病

二、名词解释

1. 抗震颤麻痹药：临床上用于震颤麻痹治疗的药物。
2. 中枢性抗胆碱药：一类通过选择性中枢抗胆碱作用发挥抗震颤麻痹疗效的药物。

三、选择题

1. A　2. D　3. C　4. D　5. B　6. D

四、问答题

1. 左旋多巴不能治疗由氯丙嗪引起的帕金森综合征是因为在正常情况下，黑质-纹状体（属锥体外系）内含有适量ACh和DA等神经递质。ACh产生兴奋性效应，DA产生抑制性效应，两者相互制约，保持相对平衡，维持锥体外系的正常功能。长期应用氯丙嗪后，由于阻断了黑质-纹状体内的DA受体，使ACh的作用相对增强，而出现锥体外系症状。此时可用具有中枢性抗胆碱作用的苯海索等对抗，而不能选用左旋多巴。原因是：左旋多巴虽可透过血脑屏障进入中枢，但由于DA受体被氯丙嗪阻断而失去治疗效应。

2. 左旋多巴透过血脑屏障，在纹状体内脱羧转变为DA，补充了纹状体内DA的含量，恢复DA能神经元抑制功能而起效。外周主要不良反应：胃肠道反应、心血管反应、不自主运动和"开关"现象。除适当减少用量外，可合用卡比多巴，可抑制外周多巴脱羧酶，减少左旋多巴在外周的脱羧作用。

（郝希俊）

第十七章　镇　痛　药

内容提要

镇痛药是一类主要作用于中枢神经系统，在不影响意识和其它感觉的情况下，选择性地消除或缓解疼痛的药物。

（一）镇痛药分类

1. 阿片生物碱类　吗啡、可待因。

2. 人工合成镇痛药　哌替啶（度冷丁）、安那度、美散痛、芬太尼、镇痛新。

3. 吗啡受体拮抗剂　纳络酮等。

（二）常用药物

吗啡

【药理作用】

1. 中枢神经系统

（1）镇痛、镇静作用：吗啡镇痛作用强大，对持续性钝痛作用强，增加剂量对锐痛也有效。镇痛作用同时产生镇静作用。90％～95％的病人有欣快感。吗啡镇痛作用的机制为：吗啡与不同脑区的阿片受体结合，抑制P物质释放，形成突触前抑制而发挥镇痛作用。因为疼痛刺激由脊髓感觉传入纤维传入中枢时，其末梢释放兴奋性递质（P物质），激动突触后膜的相应受体，将疼痛冲动传入脑内而引起疼痛。吗啡与不同脑区的阿片受体结合，模拟内源性阿片肽发挥作用，与丘脑、脑室及导水管周围灰质及脊髓胶质区的阿片受体结合引起镇痛作用；与边缘系统的阿片受体结合可消除由疼痛伴有的情绪变化；与蓝斑中的阿片受体结合则与产生欣快感有关。

（2）呼吸抑制作用：吗啡直接抑制呼吸中枢，使呼吸频率、潮气量和每分钟呼吸量减少，中毒时呼吸极度抑制，与降低呼吸中枢对CO_2的敏感性有关，过大剂量引起呼吸骤停和死亡。

（3）镇咳作用：与吗啡作用于延脑孤束核的阿片受体、抑制咳嗽中枢有关。但因易成瘾，不作镇咳药用。

（4）其它作用：刺激延脑催吐化学感受区引起恶心、呕吐；兴奋动眼神经缩瞳核引起缩瞳作用，中毒时，瞳孔极度缩小呈针尖样。

2. 对消化道和其它平滑肌的作用　吗啡有止泻作用并可引起便秘；可使胆道平滑肌及胆道括约肌痉挛性收缩，易致胆道压力上升，用于胆绞痛治疗时须与阿托品合用；可使膀胱括约肌收缩，引起排尿困难；大剂量收缩支气管平滑肌；可对抗催产素对子宫的兴奋作用。

3. 对心血管系统的作用　吗啡扩张阻力血管和容量血管，引起体位性低血压，治疗量吗啡还可扩张脑血管。

【临床应用】

1. 镇痛　因连续用药易成瘾，主要用于其它镇痛药无效的急性锐痛，对心肌梗死引起的疼痛在病人血压正常时可用吗啡镇痛。

2. 治疗心源性哮喘　除采取吸氧和静注速效强心苷外，静注吗啡效果良好，主要由于：①吗啡抑制呼吸中枢，降低呼吸中枢对 CO_2 的敏感性，减少无代偿的呼吸过度兴奋；②吗啡扩张外周血管，降低心脏前、后负荷，有利于肺水肿的消除；③镇静作用可消除病人由窒息带来的恐惧、不安的情绪。

3. 止泻　用于急、慢性消耗性腹泻。

【不良反应】

1. 一般反应　头晕、嗜睡、恶心、便秘、呼吸抑制、排尿困难等。

2. 成瘾性　连续服用吗啡 1～2 周即可产生耐受性和成瘾性，一旦停药即产生戒断症状。

3. 急性中毒　过量吗啡致急性中毒，主要症状为昏迷、呼吸深度抑制、瞳孔极度缩小、血压下降，最后死于呼吸麻痹。

可待因

亦称甲基吗啡，镇静作用为吗啡的 1/2，镇咳作用为吗啡的 1/4。抑制呼吸、镇静、欣快作用及成瘾性较吗啡弱，主要用于镇咳、镇痛，对中等程度的疼痛疗效好于解热镇痛药，与解热镇痛药合用有协同作用。

哌替啶

又名度冷丁，是应用较广的镇痛药。

【药理作用】

1. 中枢神经系统　能与阿片受体结合。镇痛作用较吗啡弱，中枢神经系统作用类似吗啡。与吗啡不同点在于：哌替啶无明显镇咳作用，不引起缩瞳。久用亦可成瘾。

2. 心血管系统　与吗啡作用相似。

3. 平滑肌　对胆道括约肌作用类似于吗啡，但对胃肠道平滑肌作用弱，不引起便秘，对支气管平滑肌和子宫无明显影响。

【临床应用】

主要用于镇痛、麻醉前给药及人工冬眠，治疗心源性哮喘。

安那度

作用特点：作用出现快，持续时间短。主要用于短时止痛。

美散痛

镇痛效力与吗啡相等或稍强，耐受性与成瘾性发生较慢。用于创伤或手术后疼痛及其它原因引起的剧痛。

芬太尼

作用强，作用出现快，维持时间短，呼吸抑制作用轻。用于术后镇痛及各种剧痛，还可与全麻药或局麻药合用，以减少麻醉药用量。

喷他佐辛

喷他佐辛为吗啡受体部分激动剂，主要激动 κ 受体和 σ 受体，拮抗 μ 受体。镇痛效力为吗啡的 1/3，镇静作用较吗啡弱，呼吸抑制作用约为吗啡的 1/2。主要用于各种慢性剧痛。

纳络酮

纳络酮为吗啡受体拮抗剂。与吗啡受体亲和力强于吗啡，无内在活性，可竞争性地对抗吗啡类药物的作用，小剂量注射可迅速阻断吗啡的作用，对吗啡成瘾者可迅速诱发戒断症状。主要用于抢救吗啡类镇痛药的急性中毒。

测试题

一、填空题

1. 哌替啶用于胆、肾绞痛时应与________合用。
2. 人工冬眠合剂一号是由________、________和________组成。
3. 吗啡对中枢神经系统的作用包括________、________、________及________等作用。
4. 吗啡可用于心源性哮喘的理由是________、________和________。
5. 抢救吗啡急性中毒可用________。
6. 哌替啶在中枢神经系统方面与吗啡不同的是________和________。
7. 吗啡中毒时瞳孔________,哌替啶中毒时瞳孔________。

二、名词解释

1. 镇痛药
2. 阿片生物碱
3. 吗啡受体拮抗剂

三、选择题

1. 吗啡不会产生
   A. 呼吸抑制
   B. 止咳作用
   C. 体位性低血压
   D. 腹泻、稀便症状
   E. 支气管收缩
2. 吗啡镇痛的主要作用部位是
   A. 脊髓胶质区、丘脑内侧、脑室及导水管周围灰质
   B. 脑干网状结构
   C. 边缘系统与蓝斑
   D. 中脑盖前核
   E. 大脑皮层
3. 吗啡的药理作用有
   A. 镇痛、镇静、镇咳
   B. 镇痛、镇静、抗震颤麻痹
   C. 镇痛、呼吸兴奋
   D. 镇痛、欣快、止吐
   E. 镇痛、安定、散瞳
4. 与吗啡作用机制有关的是
   A. 阻断阿片受体
   B. 激动中枢阿片受体
   C. 抑制中枢 PG 合成
   D. 抑制外周 PG 合成
   E. 抑制组胺合成
5. 慢性钝痛时,不宜用吗啡的主要理由是
   A. 对钝痛效果差
   B. 治疗量即抑制呼吸
   C. 可致便秘
   D. 易成瘾
   E. 易引起体位性低血压
6. 阿片受体拮抗剂为
   A. 二氢埃托啡
   B. 哌替啶
   C. 吗啡
   D. 纳络酮
   E. 曲马朵
7. 吗啡的镇痛作用主要用于
   A. 胃肠痉挛
   B. 慢性钝痛
   C. 分娩阵痛
   D. 肾绞痛

E. 急性锐痛

8. 哌替啶的特点是

A. 镇痛作用强

B. 成瘾性比吗啡小

C. 作用持续时间较吗啡长

D. 等效镇痛剂量抑制呼吸作用弱

E. 大量也不引起支气管平滑肌收缩

9. 不属于吗啡禁忌证的是

A. 分娩止痛

B. 支气管哮喘

C. 诊断未明的急腹症

D. 肝功能严重减退

E. 心源性哮喘

10. 吗啡与哌替啶比较，错误的叙述是

A. 吗啡的镇咳作用较哌替啶强

B. 等效量时，吗啡的呼吸抑制作用与哌替啶相似

C. 两药对平滑肌张力的影响基本相似

D. 分娩止痛可用哌替啶，而不能用吗啡

E. 吗啡的成瘾性比哌替啶强

11. 骨折剧痛应选用

A. 安定

B. 消炎痛

C. 颅通定

D. 哌替啶

E. 可待因

12. 对某些阿片受体有激动作用，对另一些又有拮抗作用的是

A. 镇痛新

B. 可待因

C. 哌替啶

D. 美沙酮

E. 纳络酮

13. 心源性哮喘可选用

A. 肾上腺素

B. 去甲肾上腺素

C. 异丙肾上腺素

D. 吗啡

E. 多巴胺

四、问答题

1. 吗啡为什么可用于治疗心源性哮喘而禁用于支气管哮喘？
2. 哌替啶与吗啡在作用、应用上有何异同？
3. 吗啡的主要药理作用及应用是什么？
4. 何谓成瘾性？吗啡等镇痛药产生成瘾性的机制及有何防治措施？
5. 癌性疼痛患者选用镇痛药的原则有哪些？

参考答案

一、填空题

1. 阿托品
2. 氯丙嗪　异丙嗪　哌替啶
3. 镇痛镇静　呼吸抑制作用　镇咳作用　其它包括催吐和缩瞳
4. 抑制呼吸中枢，降低呼吸中枢对CO_2的敏感性，减少无代偿的呼吸过度兴奋　扩张外周血管，降低心脏前、后负荷　镇静作用可消除病人恐惧、不安情绪。
5. 纳络酮
6. 无明显镇咳作用　不引起缩瞳
7. 缩小　散大

二、名词解释

1. 镇痛药:是一类主要作用于中枢神经系统,在不影响意识和其它感觉的情况下选择性地消除或缓解疼痛的药物。
2. 阿片生物碱:阿片(即罂粟的未成熟蒴果被划破后流出的浆汁的干燥物)中含有的数种具有镇痛作用的生物碱。
3. 吗啡受体拮抗剂:与脑内吗啡受体的亲和力大,但无内在活性,可完全阻断吗啡与阿片受体的结合,可竞争性地对抗阿片类药物作用的一类药物。

三、选择题

1. D　2. A　3. A　4. B　5. D　6. D　7. E　8. B
9. E　10. C　11. D　12. A　13. D

四、问答题

1. 吗啡可用于治疗心源性哮喘是因为:①抑制呼吸中枢,减弱过度的不能起代偿作用的反射性呼吸兴奋,使喘息得到缓解;②扩张外周血管,减少回心血量,减少心脏负担,有利于肺水肿的消除;③镇静作用减弱了病人紧张不安的情绪,间接减轻心脏的耗氧量。吗啡禁用于支气管哮喘的原因是:吗啡抑制呼吸中枢并兴奋支气管平滑肌,使呼吸更加困难。

2. 哌替啶与吗啡在作用方面的异同:①哌替啶的中枢作用(镇痛、镇静、欣快及抑制呼吸)与吗啡相似,但镇痛作用弱于吗啡,镇痛持续时间比吗啡短;②吗啡具有镇咳作用,哌替啶无;③吗啡有缩瞳作用,哌替啶无;④吗啡可使胃肠道平滑肌和括约肌张力提高,哌替啶较弱;⑤两者均可引起体位性低血压。

   在应用方面,相同处:两者均可用于锐痛和心源性哮喘;区别处:吗啡可用于止泻,而哌替啶可用于人工冬眠。

3. 吗啡的主要药理作用有:

   (1) 中枢神经系统:①镇痛、镇静作用:能显著减轻或消除疼痛。对各种疼痛均有效,但对慢性钝痛的效力强于间断性锐痛。②抑制呼吸作用:治疗剂量使呼吸频率减慢,潮气量降低,呼吸抑制作用也随之加深。当急性中毒时,呼吸频率可减慢至每分钟 3～4 次,从而导致严重缺氧。③镇咳作用:吗啡抑制咳嗽中枢,使咳嗽反射减轻或消失。

   (2) 心血管系统:吗啡使外周血管扩张,引起体位性低血压。

   (3) 平滑肌:吗啡兴奋胃肠道平滑肌和括约肌,易引起便秘。治疗剂量可致胆道平滑肌痉挛,奥狄括约肌收缩,胆囊内压升高,引起上腹部不适,甚至诱发胆绞痛。对输尿管也有收缩作用。

   吗啡临床上应用于:①镇痛:适用于其它镇痛药无效的急性锐痛,如严重创伤、烧伤、战伤及心肌梗死引起的心绞痛。②心源性哮喘及肺水肿。③止泻:用于急慢性消耗性腹泻。

4. 吗啡等连续应用,个体产生精神与身体依赖性即成瘾性。一旦停药则会出现戒断症状,表现为兴奋、失眠、流泪、流涕、出汗、震颤、呕吐、腹泻,甚至虚脱、意识丧失等,若给以吗啡则症状立即消失。

   吗啡耐受性与成瘾性的产生,主要是由于神经组织对吗啡的适应性。与吗啡成瘾和戒断症状有直接联系的是蓝斑，由 NA 能神经元组成，密集阿片受体。吗啡抑制蓝斑放电，成瘾后，蓝斑放电出现耐受，一旦停用则放电加速，同时出现戒断症状。提示戒断症状与蓝斑 NA 神经元活动增强有关。可乐定抑制蓝斑可缓解吗啡的戒断症状。

防治措施：①吗啡、哌替啶等镇痛药应严加管理。②成瘾者要戒毒，可用药物有纳络酮、可乐定等。③戒断症状严重者可对症处理，如吸氧、人工呼吸、心脏按摩、应用血管紧张素等。

5. 癌性疼痛患者选用镇痛药的原则是：轻度疼痛患者主要选用解热镇痛抗炎类药（如阿司匹林、吲哚美辛等），无成瘾性；中度疼痛患者应选用弱阿片类（如可待因、强痛定、曲马朵等），成瘾性较小；重度疼痛患者主要选用强阿片类（如吗啡、哌替啶、美沙酮）。尽可能口服给药，定时给药，剂量宜个体化，必要时加解痉剂、抗抑郁剂与抗焦虑药辅助治疗。

（李卫东）

第十八章　中枢兴奋药

内容提要

中枢兴奋药是一类能提高中枢神经系统机能活动的药物。本类药物常在以下情况下应用:各种危重疾病所致的呼吸抑制及呼吸衰竭、中枢抑制药过量或中毒所致的昏迷及中枢呼吸衰竭、新生儿窒息等。

(一) 中枢兴奋药分类

1. 主要兴奋大脑皮层的药物,如咖啡因、哌甲酯(利他林)及氯酯醒(遗尿丁)。

2. 直接兴奋延脑呼吸中枢和刺激颈动脉体和主动脉体化学感受器的药物,如尼克刹米、美解眠(贝美格)、回苏灵和洛贝林等。

本章含脑功能改善药,如甲氯芬酯、吡拉西坦(脑复康)、胞二磷胆碱、吡硫醇等。

(二) 常用中枢兴奋药

咖啡因

【药理作用】

1. 小剂量对大脑皮层有选择性兴奋作用,可振奋精神,消除疲劳;中等剂量对延脑呼吸中枢和血管运动中枢有直接兴奋作用,使呼吸加深加快,血压上升;过量则可使整个中枢神经系统兴奋,引起反射亢进,甚至出现惊厥。

2. 作用机制是咖啡因抑制磷酸二酯酶,使组织中的 cAMP 代谢减少,含量增加。

【临床应用】

1. 用于严重传染病所致的中枢性呼吸衰竭及循环衰竭。

2. 对抗药物中毒所致的中枢抑制。

3. 与阿司匹林、对乙酰氨基酚制成 APC 片用于一般性头痛。

哌醋甲酯

作用缓和,兴奋精神作用较强,主要用于巴比妥类等药物中毒引起的昏睡及其它原因引起的呼吸抑制,也可用于抑郁性精神病的治疗。

氯酯醒

促进脑细胞的氧化还原,调节神经细胞的新陈代谢,用于脑外伤性昏迷、新生儿缺氧症、儿童精神迟钝及老年性精神错乱等的治疗,也可用于小儿遗尿症的治疗。

尼克刹米

主要是直接兴奋延脑呼吸中枢,也与刺激颈动脉体化学感受器反射性地兴奋呼吸中枢有关,用于各种原因引起的呼吸抑制。

回苏灵

对呼吸中枢有直接兴奋作用,作用快,效力强,可用于严重感染或药物中毒引起的呼吸抑制。

山梗菜碱

能选择性地刺激颈动脉体和主动脉体化学感受器，反射性兴奋延脑呼吸中枢，治疗量对呼吸中枢无直接刺激作用。用于新生儿窒息、中枢抑制药中毒解救、一氧化碳引起的窒息及肺炎等引起的呼吸衰竭。

胞二磷胆碱

能解除催眠药对网状结构系统的抑制作用及对抗纹状体和边缘系统多巴胺的作用，可提高线粒体呼吸功能，使磷酸化能力和摄氧量都明显提高。主要用于急性颅脑外伤和脑手术后的意识恢复；也可作为抢救催眠药中毒的有效药物。

吡硫醇

为维生素 B_6 的衍生物，能促进脑内葡萄糖及氨基酸代谢，增加颈动脉血流量，改善脑血流量。用于脑外伤后遗症、脑炎及脑膜炎后遗症等的头胀痛、头晕、失眠、记忆力减退、注意力不集中等症状的改善。

测试题

一、填空题

1. 主要兴奋大脑皮层的兴奋药是__________和__________。
2. 中枢兴奋药中能直接兴奋呼吸中枢的药物是__________、__________和__________等。
3. 解救一氧化碳中毒最常选用__________。
4. 解救酒精中毒时呼吸抑制最好选用__________。
5. 治疗小儿遗尿症的有效药物是__________。

二、名词解释

中枢兴奋药

三、选择题

1. 中枢兴奋药主要应用于
   A. 低血压状态
   B. 中枢性呼吸抑制
   C. 惊厥后出现的呼吸抑制
   D. 支气管哮喘所致呼吸困难
   E. 呼吸肌麻痹所致呼吸抑制
2. 咖啡因的中枢兴奋与舒张支气管平滑肌的机制是
   A. 激活β受体
   B. 抑制磷酸二酯酶，升高胞内 cAMP 含量
   C. 阻断α受体
   D. 激活磷酸二酯酶，降低胞内 cAMP 含量
   E. 抑制β受体
3. 吗啡急性中毒引起的呼吸抑制，首选的中枢兴奋药是
   A. 尼克刹米
   B. 氯酯醒
   C. 甲氯芬酯
   D. 哌甲酯
   E. 甲弗林
4. 巴比妥类药物急性中毒时，较佳的对抗药是
   A. 美解眠
   B. 甲弗林
   C. 咖啡因
   D. 山梗菜碱
   E. 尼克刹米

四、问答题

根据主要作用部位对中枢兴奋药进行分类,每类举1～2种药物。

参考答案

一、填空题

1. 咖啡因　哌醋甲酯
2. 咖啡因　尼克刹米　回苏灵
3. 回苏灵
4. 山梗菜碱
5. 氯酯醒

二、名词解释

中枢兴奋药:是一类能提高中枢神经系统机能活动的药物。

三、选择题

1. B　　2. B　　3. A　　4. A

四、问答题

中枢兴奋药按作用部位可分为两类:①主要兴奋大脑皮层的药物,如咖啡因等。②直接兴奋延脑呼吸中枢和刺激颈动脉体和主动脉体化学感受器反射性兴奋延脑呼吸中枢的药物,如尼克刹米、山梗菜碱等。

(李卫东)

第十九章　解热镇痛抗炎药

内容提要

(一) 解热镇痛药

包括:水杨酸类(阿司匹林)、苯胺类(醋氨酚、非那西丁)、吡唑酮类(保泰松、羟基保泰松)和其它抗炎有机酸类(吲哚美辛、布洛芬、甲芬那酸、炎痛喜康等)以及选择性抑制 COX－2 的药物,后者可有效减少对胃和肾的毒性。除苯胺类外,其它各类药物还有抗炎抗风湿作用。

(二) 解热镇痛药抗炎抗风湿作用机制

1. 解热作用　①解热镇痛药可使发热者的体温降低,而对体温正常者几乎无影响。②通过抑制环氧酶,减少 PG 合成,使异常升高的体温调定点恢复至正常水平,散热增加,从而退热。

2. 镇痛作用　①解热镇痛药有中等程度的镇痛作用,对慢性钝痛有较好镇痛作用。②镇痛部位主要在外周,已知 PG 除有镇痛作用外,主要能提高痛觉感受器对缓激肽等致痛物质的敏感性,产生持续性钝痛。解热镇痛药抑制炎症部位 PG 合成,故对慢性钝痛有较好镇痛作用。

3. 抗炎抗风湿作用　PG 是参与炎症反应的重要活性物质,且对缓激肽的致炎作用有增强作用,解热镇痛药通过抑制 PG 合成,使炎症反应得到缓解。

(三) 常用药物

乙酰水杨酸

乙酰水杨酸又名阿司匹林。

【药理作用及应用】

1. 解热镇痛及抗炎抗风湿作用　乙酰水杨酸有较强的解热镇痛作用,常用于感冒发热及头痛、牙痛、神经痛、月经痛等慢性钝痛,较大剂量用于急性风湿热,对类风湿性关节炎可迅速镇痛及缓解关节炎的症状。

2. 抑制血小板聚集　用于防治冠状动脉血栓形成和脑血栓,减少缺血性心脏病发作和复发危险。

【不良反应】

1. 口服对胃粘膜有直接刺激作用,较大剂量或长期应用可诱发胃溃疡。

2. 凝血障碍,久用延长凝血时间,引起低凝血酶原血症。

3. 水杨酸反应　剂量过大出现头痛、眩晕、恶心、呕吐、耳鸣、视力和听力下降。

4. 过敏反应　偶见,有些哮喘患者服药后可诱发支气管哮喘。

5. 瑞夷综合征　对患病毒性感染伴发热者用药后有患瑞夷综合征的可能。表现为:短暂发热、惊厥或频繁呕吐,颅内压增高,一过性肝功能异常。

6. 长期应用可致肝、肾损害。

醋氨酚

又名对乙酰氨基酚、扑热息痛。

醋氨酚抑制中枢神经系统PG合成作用与水杨酸相似，但抑制外周PG合成作用较弱，故解热镇痛作用强而抗炎抗风湿作用弱。常用于感冒发热、神经痛、肌肉痛及对阿司匹林不耐受或过敏者。

保泰松

羟基保泰松的作用与保泰松相似。抗炎抗风湿作用强，解热镇痛作用弱。主要用于风湿性和类风湿性关节炎、强直性脊柱炎。

吲哚美辛

为最强的PG合成酶抑制剂，抗炎抗风湿解热作用较阿司匹林强，抗风湿作用与保泰松相似，但由于本药不良反应较多，故主要用于不适用乙酰水杨酸的强直性关节炎、骨关节炎及风湿性关节炎。

测试题

一、填空题

1. 阿司匹林具有＿＿＿＿＿、＿＿＿＿＿、＿＿＿＿＿等作用，这些作用的机制均与＿＿＿＿＿有关。
2. 内源性PG对胃粘膜具有＿＿＿＿＿，阿司匹林抑制胃粘膜＿＿＿＿＿的合成，故可诱发＿＿＿＿＿与＿＿＿＿＿。
3. 醋氨酚与阿司匹林相比没有＿＿＿＿＿作用。
4. 保泰松属于＿＿＿＿＿类药物。
5. 阿司匹林刺激胃粘膜产生胃肠道不良反应的防治办法有：＿＿＿＿＿、＿＿＿＿＿、＿＿＿＿＿、＿＿＿＿＿。
6. 适当控制阿司匹林的剂量，可选择性抑制血小板内＿＿＿＿＿合成，而不影响血管平滑肌内＿＿＿＿＿的合成。

二、名词解释

1. 阿司匹林哮喘
2. 水杨酸反应

三、选择题

1. 解热镇痛药镇痛作用的作用部位是
   A. 脊髓胶质层
   B. 外周部位
   C. 脑干网状结构
   D. 脑室与导水管周围灰质部
   E. 丘脑内侧核团
2. 解热镇痛药的镇痛原理，目前认为是
   A. 激动中枢阿片受体
   B. 抑制末梢痛觉感受器
   C. 抑制前列腺素(PG)的生物合成
   D. 抑制传入神经的冲动传导
   E. 主要抑制CNS
3. 解热镇痛药的解热作用，主要由于
   A. 抑制缓激肽的生成
   B. 抑制内热原的释放
   C. 作用于中枢，使PG合成减少
   D. 作用于外周，使PG合成减少
   E. 抑制中枢神经系统
4. 阿司匹林**不具有**下列哪项作用？
   A. 解热镇痛

B. 抗风湿
C. 治疗量抗血小板聚集与抗血栓形成
D. 高剂量抑制 PGI_2 合成，反而促进血栓形成
E. 直接抑制体温调节中枢

5. APC的组成是下列哪一项？
A. 阿司匹林＋对乙酰氨基酚＋咖啡因
B. 阿司匹林＋苯巴比妥＋咖啡因
C. 阿司匹林＋氨基比林＋咖啡因
D. 阿司匹林＋非那西丁＋可待因
E. 阿托品＋非那西丁＋可待因

6. 关于阿司匹林的作用与应用，不正确的叙述是
A. 降低正常人体与发热患者的体温，用于各种发热
B. 常与其它解热镇痛药配成复方，用于头痛、牙痛、神经痛
C. 抗炎抗风湿作用较强，使急性风湿热患者迅速退热，关节肿痛缓解
D. 抑制环氧酶，减少血小板中 TXA_2 的生成
E. 治疗缺血性心脏病，降低病死率与再梗死率

7. 阿司匹林预防血栓形成的机制是
A. 激活抗凝血酶
B. 使环氧酶失活，减少血小板中 TXA_2 生成，从而抗血小板聚集及抗血栓形成
C. 加强维生素K的作用
D. 直接对抗血小板聚集
E. 降低凝血酶活性

8. 关于阿司匹林的不良反应，错误的叙述是
A. 胃肠道反应最为常见
B. 凝血障碍，术前1周应停用
C. 过敏反应，哮喘、慢性荨麻疹患者不宜用
D. 水钠潴留，引起局部水肿
E. 水杨酸反应是中毒表现

9. 有关保泰松的不良反应哪项是错误的？
A. 高铁血红蛋白血症
B. 胃肠道反应
C. 水钠潴留
D. 肝、肾损害
E. 甲状腺肿大及粘液性水肿

10. 不用于治疗风湿性关节炎的药物是
A. 阿司匹林
B. 对乙酰氨基酚
C. 保泰松与羟基保泰松
D. 吲哚美辛
E. 布洛芬

11. 胃溃疡病人因感冒发烧引发的头痛首选
A. 阿司匹林
B. 消炎痛
C. 醋氨酚(对乙酰氨基酚)
D. 吡洛昔康
E. 保泰松

四、问答题

1. 简述解热镇痛药的镇痛机制。
2. 与阿司匹林比较，对乙酰氨基酚在作用与应用方面有何特点？
3. 常用解热镇痛抗炎药的分类有哪些？每类举一药名。
4. 简述阿司匹林引起胃肠道反应的机制与防治。
5. 比较阿司匹林与氯丙嗪对体温影响的特点。
6. 吗啡、阿司匹林的镇痛作用与临床应用有何区别？

参考答案

一、填空题

1. 解热　镇痛　抗炎抗风湿　抑制 PG 合成
2. 保护作用　PG　胃溃疡　胃出血
3. 抗炎抗风湿
4. 吡唑酮
5. 嚼碎药片　饭后服　同服抗酸药或用肠溶片　胃溃疡患者禁用
6. TXA_2　PGI_2

二、名词解释

1. 阿司匹林哮喘：有些哮喘患者服用阿司匹林后所诱发的支气管哮喘被称为“阿司匹林哮喘”。
2. 水杨酸反应：阿司匹林用量过大时出现的头痛、眩晕、恶心、呕吐、耳鸣、视力和听力减退等表现，总称为水杨酸反应。

三、选择题

1. B　2. C　3. C　4. E　5. A　6. A　7. B　8. D
9. A　10. B　11. C

四、问答题

1. 解热镇痛药的镇痛作用部位主要在外周。当炎症时，PG 的释放对炎症疼痛起放大作用，PG 本身亦有致痛作用，而本类药物防止炎症时 PG 的合成，起到镇痛效应。

2. 对乙酰氨基酚（醋氨酚、扑热息痛）的特点有：①对外周环氧酶的抑制作用远比阿司匹林弱；②解热镇痛强度类似阿司匹林，但作用缓和持久；③抗炎作用很弱，不用于风湿性及类风湿性关节炎；④过量急性中毒可致肝坏死。

3. 常用解热镇痛抗炎药按化学结构分为：①水杨酸类，如阿司匹林；②苯胺类，如非那西丁；③吡唑酮类，如保泰松；④其它抗炎有机酸类，如吲哚美辛。

4. 阿司匹林引起胃肠道反应的机制：口服直接刺激胃粘膜，可致上腹不适、恶心、呕吐。血浓度高时刺激 CTZ 引起恶心、呕吐。较大量抑制 PG 在胃粘膜合成，致胃溃疡与胃出血。
   防治：将药片嚼碎；饭后服；同服抗酸药或用肠溶片；胃溃疡患者禁用。

5. 阿司匹林与氯丙嗪对体温影响的特点如下：
   氯丙嗪可使正常人体与发热患者体温下降，体温下降与环境温度关系密切；阿司匹林仅使发热患者体温降至正常水平。
   氯丙嗪抑制下丘脑体温调节中枢，使体温调节机能失灵，体温升降随环境温度改变。阿司匹林抑制 CNS 中环氧酶，减少 PG 合成，发挥解热作用，使患者体温下降，而对体温正常者无影响。

氯丙嗪用于低温麻醉、人工冬眠、中毒性高热。阿司匹林用于感冒发热、关节炎症时的发热。

6. (1) 镇痛强度与性质:吗啡具有强大的选择性镇痛作用,对各种疼痛均有效,对持续性慢性钝痛的效力大于间断性锐痛。消除由疼痛引起的焦虑、紧张、恐惧情绪,还显著提高对疼痛的耐受力。阿司匹林仅有中等程度镇痛作用,对严重创伤性剧痛及内脏、平滑肌绞痛无效;对慢性钝痛有良好镇痛作用。

(2) 镇痛机制:吗啡镇痛作用部位在脊髓胶质区、丘脑内侧核团、脑室与导水管周围灰质的阿片受体(μ、κ与δ受体)。阿司匹林镇痛作用部位主要在外周,阻止炎症时PG合成,但也不排除部分地通过CNS而发挥镇痛作用。

(3) 应用:吗啡主要用于急性锐痛与癌性疼痛,因有成瘾性不用于慢性钝痛。阿司匹林主要用于慢性钝痛,因不产生欣快症与成瘾性,应用广泛。

(李卫东)

第二十章　抗高血压药

内容提要

(一) 抗高血压药物的分类

按作用部位分为5类：

1. 利尿药　如氢氯噻嗪。

2. 钙拮抗药　如硝苯地平(心痛定)、尼群地平。

3. 血管紧张素Ⅰ转化酶抑制药及血管紧张素Ⅱ受体(AT_1)拮抗剂　如卡托普利、依那普利及氯沙坦。

4. 交感神经抑制药　又分以下4类：

(1) 改变交感中枢活性药：如可乐定、甲基多巴。

(2) 抗去甲肾上腺素能神经末梢药：如利血平、降压灵。

(3) 神经节阻断药：如美加明。

(4) 肾上腺素受体阻断药：α_1受体阻断药，如哌唑嗪；β受体阻断药，如普萘洛尔；α、β受体阻断药，如拉贝洛尔。

5. 松弛血管平滑肌药　如肼屈嗪、硝普钠、吲达帕胺。

(二) 常用药物

氢氯噻嗪

氢氯噻嗪降压作用温和持久。可单独应用治疗轻度高血压，与其它降压药合用可治疗中、重度高血压。

降压机制：①用药早期通过排钠利尿，使血容量减少而降低血压。②长期用药，使血管平滑肌细胞内缺钠，细胞内的Na^+-Ca^{2+}交换减少，细胞内Ca^{2+}量减少，导致血管壁对去甲肾上腺素的敏感性降低，血管张力减弱而降压。

硝苯地平

硝苯地平又名心痛定。

【作用特点】

1. 本品对高血压者降压作用显著，对血压正常者无降压作用。

2. 外周阻力愈高者，降压作用愈明显。

3. 降压时伴有反射性心率加快和心输出量的增加。

【作用机制】

高血压时血管平滑肌细胞的Ca^{2+}内流增加，钙拮抗药硝苯地平能阻滞Ca^{2+}的内流，使细胞内Ca^{2+}量减少，舒张血管而降压。对冠状血管也有扩张作用。

【临床应用】

可用于各型高血压，舌下含服适用于治疗高血压危象。

久用可引起踝关节水肿。

尼群地平

尼群地平降压作用比硝苯地平温和、持久。适用于各型高血压，尤适用于老年性高血压，与β受体阻断药、利尿药或卡托普利合用降压疗效增加。不良反应较轻。

卡托普利

【作用特点】

1. 降压作用快而强，对收缩压和舒张压皆有降低作用。

2. 降压同时，不增加心率，不产生水、钠潴留。可用于高血压的长期治疗。

【作用机制】

1. 本药能竞争性地抑制血管紧张素Ⅰ转化酶，使血管紧张素Ⅱ和醛固酮的生成减少，血压下降。

2. 本药使缓激肽水解减少，增高血中缓激肽浓度，增强了舒血管作用，使血压下降。

【临床应用】

适用于原发性和肾性高血压，对高肾素型高血压疗效最好。短期应用不良反应较少，长期应用可致皮疹、味觉障碍，亦可引起粒细胞缺乏症、刺激性干咳等。

依那普利

依那普利为不含巯基的血管紧张素转化酶抑制药。作用发生较卡托普利慢但持久，每日用药一次即可。不良反应较卡托普利轻。

可乐定

【作用特点】

1. 降压作用较强，降压同时减慢心率，减少心输出量。

2. 对肾血管有扩张作用，对肾血流量和肾小球滤过率无明显影响。

3. 尚有镇静作用，能抑制胃肠运动和分泌。

4. 适用于兼有溃疡病的高血压患者和肾性高血压。

【作用机制】

降压作用机制：①作用于延髓α_2受体及I_1-咪唑啉受体，降低了外周交感张力而使血压下降。②激动外周交感神经突触前膜的α_2受体，引起负反馈，抑制去甲肾上腺素的释放，使血压下降。

【不良反应】

主要不良反应有口干、嗜睡、心率减慢、水钠潴留，久用突然停药可出现短时交感神经功能亢进的反跳现象。

利血平

【作用特点】

1. 降压作用温和、缓慢、持久，口服治疗量后经1周才开始出现作用，经2～3周达高峰，停药后，降压作用持续3～4周。

2. 利血平具有镇静作用。降压同时伴心率减慢。

【作用机制】

主要是抑制交感神经末梢囊泡膜胺泵对NA的再摄取，阻止DA进入囊泡内，使NA的合成和储存逐渐减少而耗竭，从而阻断交感神经冲动的传导，使血管扩张、血压下降。

【不良反应】

常见的有鼻塞、腹泻、心率减慢、嗜睡乏力、胃酸分泌和胃肠蠕动增多，胃溃疡患者慎用。

此外尚可引起精神抑郁，水、钠潴留等。有抑郁病史者及哺乳期的妇女禁用或慎用。

【临床应用】

临床用于轻、中度高血压，但不宜长期单独应用，也不宜作首选药物。

胍乙啶

降压作用快而强，降压时伴心率减慢、心输出量减少，肾血流量也减少。临床用于中度和重度高血压。主要不良反应是直立性低血压和明显的水、钠潴留。

哌唑嗪

【作用特点】

α_1受体阻断药，降压作用较强，降压时不加快心率，对心输出量、肾血流量和肾小球滤过率无明显影响。大部分经肝脏代谢，首关消除显著。

【临床应用】

适用于轻、中度高血压及伴有肾功能不全的高血压患者。首次给药可致直立性低血压、晕厥、心悸等，称"首剂现象"。

普萘洛尔

【作用特点】

本品降压作用温和、缓慢，不引起直立性低血压和水钠潴留，不易产生耐受性。作用机制与以下环节有关：①阻断心脏β_1受体，使心收缩力减弱、心率减慢、心输出量减少而降低血压；②阻断肾脏β受体，抑制肾素分泌；③阻断中枢β受体，使外周交感张力下降；④阻断突触前膜β受体，减少去甲肾上腺素的释放。

【临床应用】

β受体阻断药已广泛用于治疗高血压。对心输出量及肾素活性偏高的患者，伴有心绞痛、心动过速或脑血管疾病的高血压患者尤为适用。

肼屈嗪

降压作用快、强，由于血压下降快，反射性地增加心率和心输出量及心肌耗氧量，对舒张压的下降作用比收缩压显著。用于中度高血压。高剂量使用时可引起全身性红斑狼疮样综合征。

吲达帕胺

吲达帕胺是一种非噻嗪类氯磺酰胺衍生物，它具有降压效果好、副作用少、可长期使用等优点。可用于轻、中度高血压，伴有浮肿者更适宜。降压作用除与其利尿排钠作用有关外，也能直接舒张血管。不良反应少，对磺胺类和噻嗪类过敏者禁用。

硝普钠

【作用特点】

1. 本品降压作用快而强，静脉滴注给药约1分钟起效，作用短暂，停药后2～10分钟血压回升。

2. 可降低收缩压和舒张压，减低心脏的前、后负荷而改善心脏功能。

3. 本药遇光易破坏，应用前需新鲜配制并避光。

【临床应用】

主要用于治疗高血压危象和急、慢性心功能不全。

测试题

一、填空题

1. 高血压危象可选用________和________治疗。
2. 卡托普利可使血管紧张素Ⅱ形成________及缓激肽水解________，使血管平滑肌________，从而血压________。
3. 拉贝洛尔通过阻断________受体而发挥降压作用。
4. 血管紧张素Ⅱ受体(AT_1)拮抗剂常用的有________。

二、名词解释

1. 首剂现象
2. 高血压危象

三、选择题

1. 高血压兼有溃疡病者宜选用
   A. 卡托普利
   B. 可乐定
   C. 胍乙啶
   D. 氢氯噻嗪
   E. 拉贝洛尔
2. 具有中枢降压作用的药物是
   A. 卡托普利
   B. 胍乙啶
   C. 氢氯噻嗪
   D. 可乐定
   E. 拉贝洛尔
3. 有可能诱发心绞痛的降压药是
   A. 肼屈嗪
   B. 利血平
   C. 可乐定
   D. 心痛定
   E. 普萘洛尔
4. 使用利尿药后期的降压机制是
   A. 排Na^+利尿，降低血容量
   B. 降低血浆肾素活性
   C. 增加血浆肾素活性
   D. 减少血管平滑肌细胞内Na^+
   E. 抑制醛固酮的分泌
5. 利尿药初期的降压机制可能是
   A. 降低动脉壁细胞的Na^+含量
   B. 降低血管对缩血管物质的反应性
   C. 增加血管对扩血管物质的反应性
   D. 排钠利尿、降低血容量
   E. 减少血管平滑肌细胞内Na^+
6. 下列哪种降压药不宜用于治疗伴有冠心病的高血压患者？
   A. 利血平
   B. 肼屈嗪
   C. 氢氯噻嗪
   D. 普萘洛尔
   E. 可乐定
7. 下列哪一药物降压同时有利尿作用？
   A. 吲哒帕胺
   B. 哌唑嗪
   C. 胍乙啶
   D. 普萘洛尔
   E. 可乐定
8. 下述抗高血压药物中，哪一药物易引起踝关节水肿？
   A. 氢氯噻嗪
   B. 硝苯地平(心痛定)
   C. 胍乙啶
   D. 可乐定
   E. 硝普钠

9. 高血压伴有精神抑郁者不宜选用
A. 利血平
B. 氢氯噻嗪
C. 硝普钠
D. 硝苯地平
E. 可乐定
10. 可引起“首剂现象”的抗高血压药物是
A. 肼屈嗪
B. 哌唑嗪
C. 胍乙啶
D. 硝苯地平
E. 硝普钠
11. 伴有潜在性糖尿病的高血压患者，不宜选用下列哪种药物？
A. 利血平
B. 氢氯噻嗪
C. 硝普钠
D. 卡托普利
E. 硝苯地平
12. 高血压危象时可选用哪一种药物静脉滴注？
A. 硝普钠
B. 硝苯地平
C. 胍乙啶
D. 肼屈嗪
E. 利血平
13. 高血压伴脑血管疾病的患者可选用
A. 尼莫地平
B. 硝苯地平
C. 地尔硫䓬
D. 维拉帕米
E. 利血平
14. 高血压伴有肾功能不全者宜选用
A. 美加明
B. 利血平
C. 卡托普利
D. 胍乙啶
E. 氢氯噻嗪
15. 高血压伴有外周血管痉挛性疾病者宜选用
A. 利血平
B. 氢氯噻嗪
C. 钙拮抗药
D. 普萘洛尔
E. 可乐定
16. 可乐定的降压作用
A. 与激动中枢的 α_2 受体有关
B. 与激动中枢的 α_1 受体有关
C. 与阻断中枢的 α_1 受体有关
D. 与阻断中枢的 α_2 受体有关
E. 与中枢的 α_2 受体无关
17. 伴有消化性溃疡的病人不宜使用
A. 普萘洛尔
B. 肼苯哒嗪
C. 利血平
D. 硝苯地平
E. 可乐定
18. 高血压危象伴心功能不全者可选用
A. 硝苯地平
B. 硝普钠
C. 硝酸甘油
D. 普萘洛尔
E. 维拉帕米
19. 高血压伴有痛风及潜在性糖尿病患者不宜选用的药物是
A. 氢氯噻嗪
B. 硝普钠
C. 利血平
D. 可乐定
E. 胍乙啶
20. 下列关于硝普钠药理作用的叙述中哪一项是错误的？
A. 降压作用快、强、短
B. 降压作用缓慢、温和
C. 降低收缩压和舒张压
D. 用于高血压危象和急、慢性心功能不全
E. 使用前需新鲜配制并避光

四、问答题

1. 抗高血压药物分哪几类？列出其主要代表药。
2. 高血压患者长期应用利尿药的降压机制是什么？其主要临床适应证有哪些？
3. 简述可乐定降压作用机制及其主要适应证。
4. 试述普萘洛尔的降压作用机制及其主要适应证。
5. 简述卡托普利降压作用机制及其作用特点。

参考答案

一、填空题

1. 硝普钠　硝苯地平(心痛定)
2. 减少　减少　松弛　下降
3. α、β
4. 氯沙坦

二、名词解释

1. 首剂现象:指首次给予哌唑嗪治疗某些高血压患者时,可出现直立性低血压、心悸、昏厥等现象。若将首次剂量减至0.5mg,并在临睡前服用,便可避免发生。
2. 高血压危象:在高血压病程中,由于脑血管暂时性强烈痉挛,血压突然急剧增高,伴剧烈头痛、恶心、呕吐、视物模糊,甚至昏迷、抽搐、气急、心悸、面色苍白或潮红等现象称高血压危象。

三、选择题

1. B	2. D	3. A	4. D	5. D	6. B	7. A	8. B
9. A	10. B	11. B	12. A	13. A	14. C	15. C	16. A
17. C	18. B	19. A	20. B				

四、问答题

1. 抗高血压药物可分以下几类:①利尿药,代表药物为氢氯噻嗪;②钙拮抗药,如硝苯地平;③血管紧张素转化酶抑制药,如卡托普利、依那普利;④抑制交感神经活性药物,如可乐定、利血平、哌唑嗪;⑤血管扩张药,如硝普钠、肼屈嗪。
2. 高血压患者长期应用利尿药,血容量及心输出量可逐渐恢复至正常,但血压仍可持续降低。可能因排钠使血管平滑肌细胞内缺钠,细胞内的Na^+-Ca^{2+}交换减少,细胞内Ca^{2+}量减少,导致血管壁对去甲肾上腺素的敏感性降低,血管张力减弱而降压。临床上主要应用于:①治疗轻度高血压;②合用其它降压药治疗中、重度高血压。
3. 可乐定是中枢性降压药,其降压机制为:①激动延髓α_2受体及I_1-咪唑啉受体,降低外周交感张力;②激动外周突触前膜α_2受体,抑制去甲肾上腺素的释放。

临床上主要用于兼有溃疡病的高血压患者和肾性高血压者。

4. 普萘洛尔的降压机制：①阻断心脏的$β_1$受体；②阻断肾脏β受体，抑制肾素分泌；③阻断中枢β受体；④阻断突触前膜β受体。

临床上主要用于：①心输出量及肾素活性偏高的高血压患者；②高血压伴有心绞痛、心动过速者；③高血压伴有脑血管疾病者。

5. 卡托普利降压机制：①抑制血管紧张素Ⅰ转化酶，减少血管紧张素Ⅱ及醛固酮的生成；②降低缓激肽降解。

卡托普利的作用特点如下：①降压作用快、强；②降压时不引起水钠潴留及心率加快。

（爱 民）

第二十一章　治疗慢性心功能不全药

内容提要

（一）常用的治疗心功能不全药物分类

现在临床上使用治疗慢性心功能不全的药物主要包括：①正性肌力药，如强心苷；拟交感神经药，如多巴酚丁胺；磷酸二酯酶抑制剂，如氨力农、米力农；②血管扩张药；③β受体阻断药；④ACE 抑制药或 AngⅡ受体阻断药；⑤醛固酮拮抗药；⑥利尿药。

（二）常用药物

强心苷

【药理作用】

主要通过正性肌力、负性频率和负性传导作用而改善心脏功能。

1. 正性肌力　强心苷抑制 Na^+/K^+-ATP 酶，最终使心肌细胞内游离 Ca^{2+} 增加而产生正性肌力作用。

2. 负性频率作用　由于正性肌力作用，心输出量增加，反射性兴奋迷走神经而使心率减慢。

3. 减慢房室传导　此作用与其兴奋迷走神经有关。强心苷也能延长房室结的不应期。

4. 其它　强心苷对心衰患者还有利尿及血管扩张的作用。

强心苷正性肌力作用机制：强心苷抑制了心肌细胞膜上的 Na^+/K^+-ATP 酶活性，使 Na^+ 和 K^+ 转运受阻，心肌细胞内 Na^+ 增多，从而促进了 Na^+/Ca^{2+} 交换，最终使心肌细胞内 Ca^{2+} 含量增加，因而加强了心肌收缩力。

【临床应用】

1. 慢性心功能不全　强心苷治疗慢性心功能不全的疗效可因情况不同而有差异，对伴有心房纤颤和心室率快的心衰疗效最好。

2. 某些心律失常　①心房纤颤、心房扑动；②阵发性室上性心动过速。

【不良反应】

1. 胃肠道反应　厌食、恶心、呕吐、腹痛和腹泻等，是最常见的早期毒性反应。

2. 神经系统反应和视觉异常　黄视、绿视、视物模糊等为中毒先兆，也是停药指征。

3. 心脏反应　主要为各种类型的心律失常。如出现早搏、二联律、三联律、室性心动过速、室颤、窦性心动过缓（心率低于 60 次/分）等均为停药指征。

【中毒防治措施】

首先要积极防止诱发中毒的各种因素，如低钾、高钙、低镁血症、心肌缺血、缺氧等。注意检测血药浓度。出现停药指征时应停药，给予钾盐，应用苯妥英钠、利多卡因（快速型心律失常）、阿托品（缓慢型心律失常或传导阻滞）、地高辛抗体（解救洋地黄类中毒）。

拟交感神经药

这类药物的共同特点是：通过兴奋心脏的 β_1 和 β_2 受体以及血管平滑肌上的 β_2 和 DA 受

体，分别产生正性肌力和血管扩张作用。

本类药物主要制剂有：多巴胺、多巴酚丁胺、异波帕胺等。

应用本类药物必须注意以下几点：

(1)本类药物安全性和有效性尚待观察，较轻的心衰多不使用。

(2)与强心苷不同，此类药物的不同制剂其血流动力学效应有很大差异，故宜在血流动力学监护下用药。

(3)有诱发心律失常和心绞痛的潜在危险。

(4)长时间应用，可因β受体向下调节而产生耐受性，使疗效降低。

磷酸二酯酶Ⅲ抑制剂

本类药的代表药为氨力农和米力农。它们的共同特点是兼具正性肌力和血管扩张的作用，又称正肌扩管药。作用机制是抑制了磷酸二酯酶Ⅲ，使细胞内 cAMP 的浓度增加，增加细胞内游离 Ca^{2+} 的浓度，而加强心肌收缩力。平滑肌细胞则是使 Ca^{2+} 外流增加而内流受到抑制，因而使血管平滑肌松弛，血管扩张。

本类药长期应用，不良反应发生率高，且对病人的生存有不利影响，故不主张长期用药。

血管扩张药

常用的血管扩张药包括：硝酸酯类，以舒张小静脉为主；肼屈嗪和钙拮抗药，以舒张小动脉为主；哌唑嗪和硝普钠，均衡型地舒张小动脉和小静脉。

它们通过不同的作用机制，打断神经内分泌反应引起的恶性循环，扩张小静脉或小动脉而产生疗效。

1. 扩张小动脉，使外周血管阻力即心脏后负荷降低而增加心输出量。

2. 扩张小静脉，使回心血量减少，降低左室舒张末压而减轻心脏前负荷。

3. 改善左室舒张期顺应性。

【用药注意事项】

1. 适用于对正性肌力药物、利尿药无效的顽固性心衰的病人。

2. 需注意经常测量血压，以调整给药剂量。

β肾上腺素受体阻断药

长期应用β受体阻断药有利于心衰病人的治疗。其中卡维地洛最为常用，它可以阻断β_1、β_2和α_1受体。

【药理作用】

1. 抗交感神经作用　减慢心率、抗心律失常；抑制外周血管收缩；抑制 RAAS 系统激活；抑制心衰时高浓度的 NA 对心肌的直接毒性。

2. 久用上调β_1受体。

3. 卡维地洛可以阻断突触前膜的β_2受体，抑制 NA 释放。

4. 卡维地洛亦可阻断α_1受体，扩张血管，抑制心肌重构。

另外，卡维地洛具有强烈的抗氧化作用和抗炎作用，因此比β_1受体选择性阻断药在治疗心衰中更为有益。

【临床应用】

β受体阻断药适用于各种原因导致的心衰，但疗效最好的为扩张性心肌病或缺血性心肌病导致的心衰。应该在患者病情稳定时使用该类药。从小剂量开始逐渐增加剂量至有效剂量。

【不良反应和禁忌证】

β受体阻断药可使血压降低、心率减慢和暂时的心功能恶化。长期用药后不能突然停药，以免出现撤药反应。

急性心衰，伴有哮喘、低血压、心动过缓、Ⅱ度以上房室传导阻滞者，纽约心脏病学会(NYHA)心功能分级为Ⅲ级的不稳定心衰和NYHA为Ⅳ级者应忌用或慎用β受体阻断药。

血管紧张素转化酶抑制药

常用的ACE抑制药为：卡托普利、依那普利、赖诺普利等。

【药理作用】

1. 抑制ACE，减少血液循环中和局部组织中的AngⅡ产生，减轻AngⅡ的不利作用。如血管收缩；促进醛固酮释放，导致水、钠潴留；促进儿茶酚胺的释放，引起血管的增生和心肌的病理性肥厚并刺激心肌细胞的死亡等效应。

2. 增加缓激肽的水平，进而通过刺激NO、cGMP、血管活性前列腺素的产生，而发挥扩张血管、拮抗AngⅡ、抑制血管和心肌生长的作用。

3. 抑制心脏重构。

【不良反应】

主要不良反应是高血钾症、低血压、咳嗽、肾功能不全。双侧肾动脉狭窄者忌用。严重心衰的病人、年老的病人、肾功能障碍或低钠血症的病人、服用了大剂量利尿药的病人容易发生低血压和肾功能障碍。

【临床应用】

治疗心衰时，高剂量比低剂量效果好。ACE抑制药的治疗应以低剂量开始，逐渐增量。达到靶剂量后，应长期维持。

血管紧张素Ⅱ受体拮抗药

现有的血管紧张素Ⅱ受体拮抗药主要拮抗AT_1受体。AT_1拮抗药对心衰病人的射血分数、运动耐力和神经激素影响与ACE抑制药比较没有明显差别。血管紧张素Ⅱ受体拮抗药是否是一个良好的抗心衰药物，目前还不能确定，但它们可以用于不能耐受ACE抑制药的替代治疗。

醛固酮拮抗药

近年来发现，醛固酮受体拮抗药——螺内酯在多项临床实验研究中可使心衰患者的病死率下降。

【药理作用】

醛固酮是RAAS的一部分，它的参与是导致左室肥厚和心衰的重要的病理生理机制之一。它还可以引起水、钠潴留；使Mg^{2+}和K^{+}丢失，诱发心律失常和猝死；加强NA致心律失常和心肌重构；降低压力感受器的敏感性，减弱副交感神经活性，增加猝死的危险；它还可以增加心肌细胞的兴奋性和收缩性。

螺内酯则通过拮抗醛固酮受体，调节上述反应。

【临床应用】

用于各种原因引起的心室收缩功能不良导致的心衰，在用了ACE抑制药、β受体阻断剂和利尿剂后仍有严重症状者，都可给予螺内酯。

利尿药 见第26章。

测试题

一、填空题

1. 现在认为心衰发生发展的基本机制是__________。
2. 目前用于治疗充血性心力衰竭的正性肌力药物有__________、__________和__________三类。
3. 不同的强心苷制剂体内过程不同，主要与其__________或__________有关。
4. 地高辛的口服吸收率存在较大的个体差异，主要与制剂的__________有关，为此用药时应注意__________的制剂。
5. 地高辛主要通过__________消除，其半衰期大约为__________。
6. 洋地黄毒苷主要通过__________消除，其半衰期大约为__________。
7. 强心苷治疗慢性心功能不全时，对__________的心衰疗效最好。
8. 地高辛的消除半衰期为__________，如每日给予维持量，约经__________个半衰期后，即__________天之后，血中可达到稳态浓度。
9. 磷酸二酯酶Ⅲ抑制剂具有加强__________和扩张__________的作用，所以又可称为__________药。
10. β受体阻断药长期应用能够__________调β受体。
11. 卡维地洛可以阻断__________受体、__________受体和__________受体。
12. 血管紧张素转化酶抑制药可以抑制__________酶，降低__________的水平；抑制__________酶，增加__________的水平。

二、名词解释

1. 强心苷
2. 正性肌力药物
3. 心肌重构

三、选择题

1. 强心苷治疗心力衰竭的主要药理作用是
   A. 降低心肌耗氧量
   B. 正性肌力作用
   C. 使已扩大的心室容积缩小
   D. 减慢心率
   E. 减慢房室传导
2. 强心苷治疗心力衰竭疗效最好的适应证是
   A. 甲状腺功能亢进诱发的心衰
   B. 高度二尖瓣狭窄诱发的心衰
   C. 伴有心房纤颤和心室率快的心衰
   D. 肺源性心脏病引起的心衰
   E. 严重贫血诱发的心衰
3. 下列强心苷中口服吸收率最高的药物是
   A. 洋地黄毒苷
   B. 毒毛花苷 K
   C. 西地兰
   D. 地高辛
   E. 铃兰毒苷
4. 强心苷中毒引起的窦性心动过缓可选用
   A. 阿托品
   B. 肾上腺素
   C. 氯化钾
   D. 利多卡因

E. 氨茶碱

5. 用强心苷治疗心衰时与下列哪些药物合用能加重心肌细胞缺 K^+

A. 血管紧张素转化酶抑制药

B. 呋塞米

C. 螺内酯

D. 氨苯喋啶

E. 氨力农

6. 强心苷治疗心房纤颤的机制主要是

A. 延长心房的有效不应期

B. 缩短心房的有效不应期

C. 减慢房室传导

D. 抑制窦房结

E. 降低浦氏纤维的自律性

7. 地高辛的 $t_{1/2}$ 为 36 小时，若每日给予维持量，则达到稳态血药浓度约需

A. 12 天

B. 10 天

C. 9 天

D. 6 天

E. 3 天

8. β受体阻断药治疗心衰的作用机制，下述哪种说法是正确的

A. 拮抗交感神经活性

B. 久用上调 β_1 受体。

C. 激活 RAAS 系统

D. 早期应用可加强心肌收缩力

E. 增加缓激肽水平

9. 卡维地洛有下述哪些作用参与其抗慢性心功能不全的作用机制

A. 阻断 β_1 受体

B. 阻断 β_2 受体

C. 阻断 α_1 受体

D. 具有强烈的抗氧化作用和抗炎作用

E. 以上都是

10. 血管紧张素转化酶抑制药抑制心肌重构的作用与下述哪种作用有关

A. 减少 AngⅡ的产生

B. 减少儿茶酚胺的释放

C. 减少醛固酮的分泌

D. 提高缓激肽水平

E. 以上均有关

11. 血管扩张药治疗心衰的药理依据主要是

A. 减少心肌耗氧量

B. 扩张冠脉、增加心肌供氧量

C. 减轻心脏的前、后负荷

D. 降低血压

E. 降低心输出量

12. 关于强心苷的叙述，下述哪一项是错误的？

A. 地高辛的半衰期约 33～36 小时

B. 老年人易发生地高辛中毒

C. 有肾功能不良的病人不可选用地高辛

D. 强心苷是由苷元和糖组成，其中苷元部分是发挥正性肌力的基本结构

E. 洋地黄毒苷肝脏转化率最高，是因其结构中羟基的数目最多

13. 强心苷中毒引起快速型心律失常，下述哪一项治疗措施是错误的？

A. 停药

B. 给氯化钾

C. 用苯妥英钠

D. 给呋塞米

E. 应用强心苷抗体

14. 醛固酮拮抗药用于心衰治疗的作用机制是

A. 拮抗水、钠潴留

B. 抑制心肌重构和心肌纤维化

C. 减少 Mg^{2+} 和 K^+ 的丢失，减少心律失常和猝死的危险

D. 恢复压力感受器的敏感性，增强副交感神经活性

E. 以上都正确

15. 静脉注射后起效最快的强心苷是

A. 地高辛

B. 西地兰

C. 洋地黄毒苷

D. 毒毛花苷 K

E. 铃兰毒苷

16. 具有Ca^{2+}通道阻滞作用，可用于心力衰竭治疗的药物是
A. 硝苯地平
B. 硝酸甘油
C. 硝普钠
D. 哌唑嗪
E. 肼屈嗪

17. 可用于治疗心衰的磷酸二酯酶 III 抑制剂(PDE III 抑制剂)是
A. 维拉帕米
B. 米力农
C. 卡托普利
D. 酚妥拉明
E. 哌唑嗪

18. 可用于治疗心衰的α受体阻断药是
A. 米力农
B. 卡托普利
C. 维拉帕米
D. 肼屈嗪
E. 哌唑嗪

19. 关于血管紧张素Ⅱ受体拮抗药治疗心衰，下面那种说法是错误的
A. 主要拮抗AT_1受体
B. 咳嗽是其主要不良反应
C. 不抑制激肽酶
D. 可作为血管紧张素转换酶抑制药的替代治疗
E. 代表药为洛沙坦

20. 能扩张动脉血管而用于治疗心衰的药物是
A. 哌唑嗪
B. 肼屈嗪
C. 硝酸甘油
D. 硝普钠
E. 卡托普利

21. 主要扩张静脉而用于治疗心衰的药物是
A. 哌唑嗪
B. 肼苯哒嗪
C. 硝酸甘油
D. 硝普钠
E. 卡托普利

22. 能扩张动、静脉而用于治疗心衰的药物是
A. 硝酸甘油
B. 消心痛
C. 硝普钠
D. 肼苯哒嗪
E. 地高辛

23. 血浆半衰期最长，作用最为持久的强心苷是
A. 洋地黄毒苷
B. 地高辛
C. 毒毛花苷 K
D. 西地兰
E. 铃兰毒苷

24. 下面哪种表现不宜作为强心苷中毒时的停药指征
A. 胃肠道反应
B. 血药浓度异常增高
C. 视觉异常
D. 室性早搏
E. 窦性心动过缓

25. 下列强心苷的适应证中，哪一项是错误的
A. 充血性心力衰竭
B. 室上性心律失常
C. 室性心动过速
D. 心房纤颤
E. 心房扑动

26. 应用地高辛治疗心房纤颤，减慢心室率的主要作用是
A. 抑制房室结传导
B. 加速房室结传导
C. 抑制浦氏纤维传导
D. 加速浦氏纤维传导
E. 抑制窦房结传导

27. 下列哪种强心苷的治疗安全范围最大？
A. 地高辛
B. 洋地黄毒苷
C. 西地兰

D. 毒毛花苷 K

E. 上述药物无差别

28. 治疗心力衰竭使用硝酸甘油的主要理论依据是

A. 降低心输出量

B. 改善冠脉血流

C. 扩张动、静脉，降低心脏前、后负荷

D. 降低前负荷

E. 降低后负荷

29. 强心苷对心力衰竭病人的利尿作用主要由于下列哪种作用？

A. 抑制抗利尿激素的分泌

B. 抑制肾小管膜 ATP 酶

C. 改善肾血流动力学

D. 增加交感神经活力

E. 继发性醛固酮增多症

30. 治疗剂量强心苷增强心肌收缩力的作用原理是

A. 增强心肌收缩力

B. 促进儿茶酚胺的释放

C. 促进 Ca^{2+} 内流

D. 强心苷与膜 Na^{+}/K^{+} - ATP 酶结合从而抑制酶的活性

E. 强心苷在心肌的浓度很高

四、问答题

1. 何谓心肌重构？影响心肌重构的因素有哪些？
2. 治疗慢性心功能不全的药物有哪几类？
3. 简述强心苷用于治疗充血性心力衰竭的药理学基础。
4. 试述强心苷正性肌力作用的机制。
5. 简述强心苷的不良反应及中毒的防治措施。

参考答案

一、填空题

1. 心肌重构
2. 强心苷　拟交感神经药　磷酸二酯酶Ⅲ抑制剂
3. 极性　脂溶性
4. 制备过程　选择同一来源
5. 肾脏　33～36 小时
6. 肝脏　5～7 天
7. 伴有心房纤颤和心室率快
8. 33～36 小时　4～5　6～7 天
9. 心肌收缩力　血管　正肌扩管药
10. 上
11. β_1　β_2　α_1
12. 血管紧张素转化　血管紧张素　激肽酶　缓激肽

二、名词解释

1. 强心苷：是具有正性肌力作用的苷类。
2. 正性肌力药物：指能够加强心肌收缩力，增加心输出量，用于治疗充血性心力衰竭的药物。

3. 心肌重构：是指心脏损伤或在血流动力学的应激反应时，由于分子和基因表达的变化，导致心脏的大小、形状和功能发生变化。

三、选择题

1. B	2. C	3. A	4. A	5. B	6. C	7. D	8. B
9. E	10. E	11. C	12. E	13. D	14. E	15. D	16. A
17. B	18. E	19. B	20. B	21. C	22. C	23. A	24. A
25. C	26. A	27. E	28. D	29. C	30. D		

四、问答题

1. 心脏重构是指心脏损伤或在血流动力学的应激反应时，由于分子和基因表达的变化，导致心脏的大小、形状和功能发生变化。影响心肌重构的因素主要有：交感神经激活、血管紧张素 II 和醛固酮水平增加等。

2. 治疗慢性心功能不全的主要药物有：①正性肌力药，如强心苷；拟交感神经药，如多巴酚丁胺；磷酸二酯酶抑制剂，如氨力农、米力农；②血管扩张药；③β受体阻断药；④ACE 抑制药或 AngⅡ受体阻断药；⑤醛固酮拮抗药；⑥利尿药。

3. 强心苷治疗充血性心力衰竭的药理学基础为：①正性肌力作用：使心肌收缩有力，心肌收缩期缩短，舒张期相对延长，心输出量增加，心肌耗氧量降低。②负性频率作用：进一步延长舒张期，降低心肌耗氧量。③减慢房室结传导。

4. 强心苷正性肌力作用的机制是先抑制了心肌细胞膜上的 Na^+/K^+-ATP 酶；使 Na^+/K^+ 转运受阻，使胞内 Na^+ 增多，促进了 Na^+/Ca^{2+} 交换，最终使心肌细胞内 Ca^{2+} 增多，心肌收缩因而加强。

5. 强心苷的不良反应包括三方面：①胃肠道反应如恶心、呕吐、厌食等。②神经系统反应和视觉异常如头痛、头晕、失眠等及黄视、绿视、视物模糊等。③心脏反应：出现早搏、二联律、三联律、室性心动过速、室颤等类型的心律失常。
中毒的防治措施包括：①防止中毒的诱发因素如低钾、高钙、心肌缺血、缺氧等。②发现停药指征时立即停药。③出现快速型心律失常时可给予钾盐、苯妥英钠和利多卡因。④出现缓慢型心律失常或传导阻滞可用阿托品。

（李学军）

第二十二章　抗心律失常药

内容提要

抗心律失常药包括抗缓慢型心律失常药物如异丙肾上腺素、阿托品等及抗快速型心律失常药物，这类药物主要影响心肌细胞的 Na^+、K^+、Ca^{2+} 转运，纠正心肌电生理的紊乱而发挥抗心律失常作用。

（一）抗心律失常药物的分类

第Ⅰ类　钠通道阻滞药。

$Ⅰ_A$：适度阻滞 Na^+ 通道，如奎尼丁、普鲁卡因酰胺、丙吡胺。

$Ⅰ_B$：轻度阻滞 Na^+ 通道，如利多卡因、苯妥英钠、美西律。

$Ⅰ_C$：明显阻滞 Na^+ 通道，如普罗帕酮、氟卡尼。

第Ⅱ类　β肾上腺素受体阻断药，如普萘洛尔、美托洛尔、阿替洛尔。

第Ⅲ类　延长动作电位时程药，如胺碘酮、索他洛尔。

第Ⅳ类　钙拮抗药，如维拉帕米、地尔硫䓬。

（二）常用药物

利多卡因

【作用特点】

1. 直接抑制 Na^+ 内流，促进 K^+ 外流，仅影响浦氏纤维。降低自律性，缩短不应期，改善传导，消除单向阻滞。

2. 经肝脏代谢首关消除明显，生物利用度低，不宜口服给药，静脉给药维持时间短，一般静脉点滴给药。

【临床应用】

利多卡因是一窄谱抗心律失常药，主要用于室性心律失常，是治疗急性心肌梗死室性心律失常的首选药，亦用于强心苷中毒引起的室性心律失常，对室性早搏及心室纤颤有效。

苯妥英钠

【作用特点】

1. 与利多卡因相似，作用于浦氏纤维。

2. 能与强心苷竞争 Na^+/K^+-ATP 酶。

3. 治疗洋地黄类药物中毒引起的急性心律失常效果较好。

普罗帕酮

又名心律平，作用特点如下：

1. 本品为 $Ⅰ_C$ 类抗心律失常药。

2. 经肝脏代谢首关消除明显。

3. 主要用于室上性和室性心律失常。

4. 可引起心动过缓或室内传导阻滞以及狼疮样综合征。

普萘洛尔、美托洛尔、阿替洛尔

【作用特点】

上述β受体阻断药主要通过阻断心脏上的β受体而发挥抗心律失常作用。

【临床应用】

适用于治疗与交感神经兴奋有关的各种心律失常，如由运动或情绪激动所诱发的室性心律失常；由焦虑或甲状腺功能亢进引发的窦性心动过速；治疗室上性心律失常包括窦性心动过速、心房纤颤、心房扑动及阵发性室上性心动过速。

维拉帕米

又名异搏停，作用特点如下：

1. 维拉帕米通过阻滞慢钙通道、抑制 Ca^{2+} 内流而呈现抗心律失常作用。

2. 经肝脏代谢首关消除明显，生物利用度低。

3. 主要用于室上性心律失常，如阵发性室上性心动过速。

奎尼丁

【作用特点】

1. 奎尼丁为 Na^{+} 通道阻滞药，尚有膜稳定和抗胆碱作用。

2. 是广谱抗心律失常药，对房性、室性、房室结性心律失常均有效，对心房纤颤和心房扑动与强心苷合用以减慢心室频率。

【不良反应】

胃肠道反应，金鸡纳反应，奎尼丁晕厥，低血压。

普鲁卡因酰胺

【作用特点】

1. 本品为广谱抗心律失常药，具有膜稳定作用。

2. 主要用于室性早搏、室性心动过速等室性心律失常。

【不良反应】

消化道反应，低血压，过敏反应，长期应用致全身性红斑狼疮样症状。

胺碘酮

【作用特点】

1. 为第Ⅲ类延长动作电位时程的抗心律失常药。

2. 用于室上性心律失常效果较好，尤其是预激综合征引起的心动过速效果更佳。

【不良反应】

角膜褐色微粒沉着，甲状腺功能亢进或低下，间质性肺炎或肺纤维化，各种心律失常。

测试题

一、填空题

1. 利多卡因主要用于__________性心律失常，经肝脏代谢时__________消除明显，故不宜口服给药，常采用__________方式给药。

2. 利多卡因对心脏的作用是抑制__________内流，促进__________外流。

3. 用于治疗心律失常的β受体阻断药有__________、__________和__________。

4. 胺碘酮心脏以外的不良反应表现为__________、__________和__________。
5. 奎尼丁通过__________，使单向阻滞__________而消除折返。
6. 阵发性室上性心动过速时宜选用__________和__________。
7. 急性心肌梗死室性心律失常首选__________。

二、名词解释

1. 折返激动
2. 膜反应性
3. 广谱抗心律失常药
4. 金鸡纳反应

三、选择题

1. 治疗急性心肌梗死所致心律失常的首选药物是
   A. 奎尼丁
   B. 普萘洛尔
   C. 利多卡因
   D. 胺碘酮
   E. 维拉帕米
2. 治疗洋地黄中毒引起的心律失常最佳药物是
   A. 奎尼丁
   B. 普萘洛尔
   C. 维拉帕米
   D. 胺碘酮
   E. 苯妥英钠
3. 治疗强心苷所致窦性心动过缓和房室传导阻滞最佳药物是
   A. 奎尼丁
   B. 异丙肾上腺素
   C. 肾上腺素
   D. 阿托品
   E. 麻黄碱
4. 治疗室性快速性心律失常首选的药物是
   A. 奎尼丁
   B. 维拉帕米
   C. 普萘洛尔
   D. 利多卡因
   E. 胺碘酮
5. 利多卡因对哪一种心律失常无效？
   A. 室上性心律失常
   B. 心肌梗死的室性心律失常
   C. 强心苷中毒引起的室性心律失常
   D. 心室纤颤
   E. 室性早搏
6. 应用奎尼丁治疗心房纤颤时常合用强心苷，因为后者能
   A. 增加奎尼丁的抗心房纤颤作用
   B. 提高奎尼丁的血药浓度
   C. 对抗奎尼丁引起的心脏抑制
   D. 对抗奎尼丁引起的血管扩张
   E. 减慢心室频率
7. 治疗心室纤颤首选的药物是
   A. 肾上腺素
   B. 西地兰
   C. 毒毛花苷 K
   D. 利多卡因
   E. 普萘洛尔
8. 治疗室性早搏首选的药物是
   A. 利多卡因
   B. 普萘洛尔
   C. 胺碘酮
   D. 维拉帕米
   E. 苯妥英钠
9. 下列哪一项症状**不属于**奎尼丁引起的金鸡纳反应？
   A. 头痛
   B. 恶心、呕吐
   C. 血压升高
   D. 耳鸣
   C. 视力、听力减退
10. 禁用于青光眼患者的抗心律失常药物是

A. 利多卡因
B. 普萘洛尔
C. 丙吡胺
D. 普罗帕酮
E. 维拉帕米

11. 下列对普罗帕酮(心律平)的叙述哪一项是错误的?
A. 口服吸收好,但首关效应明显
B. 具有膜稳定作用
C. 抑制心肌细胞 Na^+ 通道,减少 Na^+ 内流
D. 可引起心动过缓或室内传导阻滞
E. 久用可致金鸡纳反应

12. 治疗阵发性室上性心动过速最佳的药物是
A. 奎尼丁
B. 利多卡因
C. 普萘洛尔
D. 维拉帕米
E. 普鲁卡因酰胺

13. 下列对普萘洛尔抗心律失常的叙述,哪一项是错误的?
A. 阻断心脏上的β受体
B. 大剂量时有膜稳定作用
C. 降低窦房结的自律性
D. 减慢心率
E. 使房室结的传导加快

14. 下列对维拉帕米(异搏停)的叙述,哪一项是错误的?
A. 是窄谱的抗心律失常药
B. 阻断心肌慢通道
C. 抑制慢钙内向电流
D. 对室上性心律失常治疗效果好
E. 治疗室性心律失常效果好

15. 长期用药可引起角膜褐色微粒沉着的药物是
A. 普萘洛尔
B. 心律平
C. 胺碘酮
D. 维拉帕米
E. 普鲁卡因酰胺

16. 长期服用可产生全身性红斑狼疮样症状的药物是
A. 普萘洛尔
B. 普鲁卡因酰胺
C. 普罗帕酮
D. 维拉帕米
E. 胺碘酮

17. 能引起金鸡纳反应的药物是
A. 奎尼丁
B. 普鲁卡因酰胺
C. 胺碘酮
D. 普萘洛尔
E. 普罗帕酮

18. 高血压伴阵发性室上性和室性心动过速宜选用
A. 普鲁卡因酰胺
B. 奎尼丁
C. 维拉帕米
D. 胺碘酮
E. 心律平

19. 可用于治疗室上性和室性心律失常的药物是
A. 奎尼丁
B. 维拉帕米
C. 普萘洛尔
D. 苯妥英钠
E. 普罗帕酮

20. 不能以口服给药方式治疗心律失常的药物是
A. 奎尼丁
B. 普鲁卡因酰胺
C. 苯妥英钠
D. 利多卡因
E. 丙吡胺

21. 普萘洛尔不能用于下列哪一种心律失常?
A. 心房纤颤
B. 心房扑动
C. 阵发性室上性心动过速

D. 由运动或情绪激动所诱发的室性心律失常

E. 房室传导阻滞

22. 下列哪种药物不能用于治疗心房纤颤？

A. 洋地黄毒苷

B. 地高辛

C. 奎尼丁

D. 胺碘酮

E. 利多卡因

四、问答题

1. 简述利多卡因抗心律失常机制及临床应用。
2. 简述心房颤动、心房扑动、室上性心动过速可选用哪些药物治疗？室性心律失常可选用哪些药物治疗？

参考答案

一、填空题

1. 室　首关　静脉点滴
2. Na^+　K^+
3. 普萘洛尔　美托洛尔　阿替洛尔
4. 角膜褐色微粒沉着　甲状腺功能异常　间质性肺炎或肺纤维化
5. 减慢传导　变为双向阻滞
6. 普萘洛尔　维拉帕米
7. 利多卡因

二、名词解释

1. 折返激动：指冲动经传导通路折回原处而反复运行的现象。单个折返引起早搏，连续折返则引起阵发性心动过速、扑动或颤动。
2. 膜反应性：是心肌细胞受刺激后的除极反应，即 0 相上升最大速度（V_{max}）与膜电位水平之间的关系。
3. 广谱抗心律失常药：是指对室上性和室性快速型心律失常均有效的药物。
4. 金鸡纳反应：表现为恶心、呕吐、耳鸣、头痛及视力、听力减退，严重者产生暂时性耳聋。

三、选择题

1. C	2. E	3. D	4. D	5. A	6. E	7. D	8. A
9. C	10. C	11. E	12. D	13. E	14. E	15. C	16. B
17. A	18. C	19. A	20. D	21. E	22. E		

四、问答题

1. 利多卡因抗心律失常机制主要为直接抑制 Na^+ 内流，促进 K^+ 外流；降低自律性，缩短不应期，改善传导，消除单向阻滞。主要用于室性心律失常，首选用于治疗急性心肌梗死性室性心律失常，亦用于强心苷中毒的室性心律失常、室性早搏及心室纤颤。

2. 心房颤动、心房扑动、室上性心动过速可选用强心苷、奎尼丁、维拉帕米、普萘洛尔等药物治疗。室性心律失常可选用利多卡因、苯妥英钠、胺碘酮、普鲁卡因酰胺等药物治疗。

（张　远）

第二十三章　钙拮抗药

内容提要

钙离子通道是一种跨膜蛋白质。钙拮抗药选择性作用于电压依赖性钙通道中的L-亚型的α亚单位，阻碍钙离子经过通道进入细胞内，使细胞内钙离子浓度降低。

(一) 钙拮抗药的分类

根据药物化学结构及对组织选择性的不同分为以下几类：

1. 选择性钙拮抗药

(1) 苯烷胺类：维拉帕米、加洛帕米。

(2) 二氢吡啶类：硝苯地平、尼莫地平、尼群地平、尼索地平、尼伐地平、氨氯地平、拉西地平等。

(3) 地尔硫䓬类：地尔硫䓬。

2. 非选择性钙拮抗药

(1) 氟桂嗪类：氟桂嗪，桂利嗪。

(2) 心可定类：普尼拉明(心可定)。

(3) 其它类：哌克西林、卡罗维林、苄普地尔。

(二) 钙拮抗药对组织的选择性

1. 钙通道的机能状态与药物的理化性质　具有亲水性分子的维拉帕米、地尔硫䓬可降低激活态时通道的开放速率；具有疏水性分子的硝苯地平可延长失活态时通道的关闭时间，发挥阻断作用。

2. 频率依赖性　维拉帕米或地尔硫䓬具有较高的频率依赖性，钙通道开放越频繁，阻滞作用越强，对心脏自律细胞如房室结作用占优势，故对心脏选择性高；硝苯地平为电位依赖性，钙通道除极水平越高，阻滞作用越强，对血管平滑肌作用占优势，故对血管选择性高。

(三) 钙拮抗药的药理作用

1. 对心脏的作用　负性肌力、负性频率和负性传导作用。

(1) 负性肌力：表现为阻滞 Ca^{2+} 内流，降低心肌细胞内 Ca^{2+} 浓度，使心肌的兴奋-收缩脱偶联而减弱心肌收缩力。在整体条件下，以维拉帕米的这种作用最强。

(2) 负性频率：维拉帕米和地尔硫䓬使窦房结、房室结4期除极化速率降低，而减慢心率。硝苯地平的扩张血管作用强于对窦房结的抑制作用，故可反射性引起心率加快。

(3) 负性传导：维拉帕米和地尔硫䓬减慢房室结传导，延长有效不应期。

2. 对平滑肌的作用

(1) 舒张动脉血管平滑肌的作用强于静脉，因此降压作用明显。以硝苯地平作用最强。

(2) 尼莫地平及氟桂嗪类扩张脑血管作用最强。

(3) 舒张其它平滑肌的作用仍以硝苯地平为最强。

3. 抗血小板聚集作用　可抑制由肾上腺素等诱导的血小板聚集和释放，有助于心血管、脑血管疾病的治疗。

4. 抗动脉粥样硬化作用。

(四) 钙拮抗药的临床应用

1. 心律失常　维拉帕米是治疗阵发性室上性心动过速的首选药物。地尔硫䓬也有效。硝苯地平由于扩张外周血管作用强，可反射性引起心率增快，故疗效较差。

2. 心绞痛　硝苯地平对冠状动脉痉挛所致变异性心绞痛疗效最佳，但对劳累性心绞痛应与普萘洛尔合用，以避免反射性交感神经兴奋性增高所致不良反应。维拉帕米和地尔硫䓬因无此不良反应，可用于各型心绞痛。

3. 高血压病　尤其适用于高血压合并冠心病及支气管哮喘者。硝苯地平降压作用最强。尼群地平、尼卡地平等均有效，维拉帕米、地尔硫䓬也可应用。

4. 脑血管病　用尼莫地平、尼卡地平、桂利嗪、氟桂嗪等。尼莫地平舒张脑血管最强。用于治疗脑血管痉挛和脑供血不足。

5. 外周血管痉挛性疾病　桂利嗪、氟桂嗪可治疗间歇性跛行。硝苯地平、地尔硫䓬可治疗雷诺综合征。

(五) 体内过程

1. 口服吸收迅速，以氨氯地平生物利用度最高，其次为硝苯地平＞地尔硫䓬＞维拉帕米。

2. 经肝脏代谢，肾脏排出。肝功能障碍病人应酌情减量。

3. 半衰期较短，约为 4 小时。但缓释制剂和新第二代双氢吡啶类药物如非洛地平、依拉地平、拉西地平和尼伐地平 $t_{1/2}$ 可维持 24 小时，每日给药一次即可。

(六) 不良反应

由负性肌力、负性传导及血管扩张作用所致。

维拉帕米、地尔硫䓬可致心动过缓、房室传导阻滞。

硝苯地平可见低血压反应、头痛和踝关节水肿，个别病人可引起心绞痛。

测试题

一、填空题

1. 钙拮抗药中，维拉帕米或地尔硫䓬具有较高的__________性，对__________选择性高，故__________作用占优势。而硝苯地平具有较高的__________性，对__________选择性高，故__________作用占优势。
2. 可使心率减慢的钙拮抗药是__________，可使心率加快的钙拮抗药是__________。
3. 钙拮抗药中，维拉帕米的__________作用强，临床可用作治疗__________的首选药物，而硝苯地平__________作用强，临床主要用于治疗__________。
4. 钙拮抗药在临床主要用于治疗__________、__________、__________、__________和__________。
5. 钙拮抗药的不良反应主要由__________、__________及__________作用所致。因此维拉帕米、地尔硫䓬可致__________。硝苯地平可见__________，个别病人可引起__________。

二、名词解释

钙拮抗药

三、选择题

1. 关于硝苯地平的作用，下述哪项错误
   A. 减少细胞内钙量，保护缺血时的心肌
   B. 减慢心率，治疗窦性心动过速
   C. 作用于L-亚型钙通道的α亚单位
   D. 降低血液粘滞度
   E. 对外周动脉扩张作用强
2. 下列哪一组药物属于选择性钙通道阻断药？
   A. 维拉帕米、尼莫地平、普尼拉明
   B. 硝苯地平、维拉帕米、氟桂嗪
   C. 维拉帕米、尼莫地平、桂利嗪
   D. 硝苯地平、维拉帕米、地尔硫䓬
   E. 硝苯地平、尼卡地平、苄普地尔
3. 高血压伴支气管哮喘的患者宜选用
   A. 普萘洛尔
   B. 硝苯地平
   C. 氟桂嗪
   D. 维拉帕米
   E. 地高辛
4. 关于维拉帕米的作用特点，下述哪一项是正确的？
   A. 具有较高电位依赖性
   B. 反射性引起心率加快
   C. 可用于变异性心绞痛
   D. 对心脏自律细胞选择性高
   E. 可用于雷诺综合征
5. 对脑血管有选择性扩张作用的药物是
   A. 硝苯地平
   B. 维拉帕米
   C. 尼莫地平
   D. 地尔硫䓬
   E. 普尼拉明
6. 下列关于维拉帕米的叙述哪项是错误的？
   A. 用于治疗阵发性室上性心动过速
   B. 用于治疗心绞痛
   C. 有心房纤颤的患者禁用
   D. 用于治疗高血压
   E. 有房室传导阻滞的患者禁用
7. 治疗阵发性室上性心动过速的钙拮抗药是
   A. 苄普地尔
   B. 普萘洛尔
   C. 尼莫地平
   D. 维拉帕米
   E. 阿托品
8. 可用于治疗间歇性跛行的药物是
   A. 硝苯地平
   B. 氟桂嗪
   C. 普萘洛尔
   D. 维拉帕米
   E. 普尼拉明
9. 维拉帕米不能用于治疗下列哪种疾病？
   A. 高血压
   B. 慢性心功能不全
   C. 室上性心动过速
   D. 心绞痛
   E. 心房纤颤
10. 关于硝苯地平的叙述哪项错误
    A. 口服吸收完全
    B. 不良反应轻
    C. 可引起头痛
    D. 可引起房室传导阻滞
    E. 踝关节水肿
11. 下列关于维拉帕米不良反应的叙述哪项是错误的？
    A. 低血压
    B. 心动过缓
    C. 心动过速
    D. 便秘
    E. 踝关节水肿

四、问答题

1. 简述钙拮抗药的主要药理作用。
2. 简述钙拮抗药的主要临床应用。

参考答案

一、填空题

1. 频率依赖　心脏自律细胞　抗心律失常　电位依赖　血管平滑肌　扩张血管
2. 维拉帕米　硝苯地平
3. 负性频率及负性传导　阵发性室上性心动过速　扩张外周血管　高血压病
4. 心律失常　心绞痛　高血压　脑血管病　外周血管痉挛性疾病
5. 负性肌力　负性传导　血管扩张　心动过缓和房室传导阻滞　低血压反应以及头痛和踝关节水肿　心绞痛

二、名词解释

钙拮抗药:又称钙通道阻滞药。是指选择性地作用于电压依赖性钙通道,抑制钙离子从细胞外液经电压依赖性钙通道进入细胞内的药物。

三、选择题

1. B　2. D　3. B　4. D　5. C　6. C　7. D　8. B
9. B　10. D　11. C

四、问答题

1. 钙拮抗药药理作用表现为:

(1)心脏作用:①负性肌力:减弱心肌收缩力;②负性频率:减慢频率;③负性传导:减慢房室结传导,延长有效不应期。

(2) 舒张血管平滑肌,有明显降压作用。

(3) 抑制血小板聚集和释放,有助于心脑血管病的治疗。

2. 钙拮抗药主要用于:①心律失常;②心绞痛;③高血压;④脑血管病;⑤外周血管痉挛性疾病。

(章国良)

第二十四章　抗心绞痛药

内容提要

（一）抗心绞痛的药物分类及主要药物

抗心绞痛药物可分为三类：

1. 硝酸酯类：硝酸甘油、硝酸异山梨酯（消心痛）、单硝酸异山梨酯、戊四硝酯。

2. β受体阻断药：普萘洛尔、美托洛尔、阿替洛尔等。

3. 钙拮抗药：硝苯地平（心痛定）、维拉帕米（异博定）、地尔硫䓬（硫氮䓬酮）及普尼拉明（心可定）等。

（二）硝酸酯类

硝酸甘油

【药理作用】

硝酸甘油通过松弛血管平滑肌、降低心肌耗氧量，产生抗心绞痛作用。

1. 降低心肌耗氧量

（1）舒张静脉血管（容量血管），降低心脏前负荷：使回心血量减少，心室容积减小，心室壁肌张力降低，心肌耗氧量减少。

（2）舒张动脉血管（阻力血管），降低心脏后负荷：外周血管扩张，心脏做功阻力下降，心室射血时间缩短，心肌耗氧量减少。

2. 改善心肌缺血区供血

（1）选择性扩张冠状动脉较大的输送血管和侧支血管，对小阻力血管舒张作用弱：促使血液从大输送血管经侧支更多地流到已极度扩张的缺血区，改善缺血区的血流供应。

（2）降低左室舒张压，增加心内膜血流量：使回心血量减少，左室舒张末期压力减小，心室壁肌张力减小，心内膜血管阻力减小，有利于血液从心外膜流向心内膜缺血区。

【作用机制】

硝酸酯类进入细胞内还原生成一氧化氮（NO）后，再与细胞内巯基（SH）反应生成硝基硫醇类中间产物，增加环磷酸鸟苷（cGMP）生成，通过未阐明机制降低细胞内游离钙浓度，并激活 cGMP 依赖蛋白激酶，抑制收缩蛋白，最终导致血管扩张。

【临床应用】

1. 防治各类心绞痛发作　舌下含服硝酸酯类的速效类可中止发作，长效类口服可防止发作。

2. 急性心肌梗死　可降低心肌耗氧量，增加缺血区供血，缩小梗死面积。

3. 治疗急、慢性充血性心力衰竭。

【不良反应】

1. 过度扩张血管所致面部潮红、搏动性头痛、眼压升高。青光眼患者禁用。

2. 大剂量可致高铁血红蛋白血症。

3. 连续应用可出现耐受性，其机制是硝酸酯类在细胞内生成 NO 过程中消耗巯基（SH）

所致。宜采用间歇给药法。

(三) β受体阻断药

【药理作用】

1. 阻断β受体,降低心肌收缩力,减慢心率,减少心肌耗氧量。

2. 改善心肌缺血区供血:①降低心肌耗氧量,非缺血区血管阻力增高,血液易流向已失代偿性扩张的缺血区。②减慢心率,心舒张期相对延长,血液易流向缺血的心内膜区。

【临床应用】

1. 用于对硝酸酯类不敏感或疗效差的稳定型心绞痛。

2. 对冠状动脉痉挛诱发的变异性心绞痛不宜应用,因β受体被阻断,α受体相对占优势,易加剧冠状动脉收缩。

(四) 硝酸酯类与β受体阻断药合用的药理学基础

宜选用作用时间相近的药物,如普萘洛尔与硝酸异山梨酯合用。二药合用能协同降低心肌耗氧量,既增强疗效,又可减少各自的不良反应。

1. β受体阻断药可对抗硝酸酯类所引起的反射性心率加快及心肌收缩力增强作用。

2. 硝酸酯类可缩小β受体阻断药所致的心室容积增大和心室射血时间延长。

3. 两药合用时应减少各药剂量,以防过度降压。

【不良反应及禁忌证】

有支气管哮喘病史者禁用。久用骤停可见反跳现象,应逐渐减量。

(五) 钙拮抗药

【抗心绞痛作用】

1. 降低心肌耗氧量。

2. 舒张冠状血管。

3. 保护缺血的心肌细胞。

【临床应用】

对稳定型、变异性心绞痛及心肌梗死都有效。

硝苯地平对变异性心绞痛最有效,但对劳累性心绞痛可因其扩张外周血管作用,引起反射性交感神经兴奋性增高。与β受体阻断药合用,可减少不良反应。

维拉帕米对变异性、稳定型心绞痛均有效。但因负性肌力、负性频率及负性传导作用,与普萘洛尔合用时应慎重。伴有心力衰竭、窦房结或房室结传导障碍的心绞痛患者禁用此药。

测试题

一、填空题

1. 治疗心绞痛的药物可分为__________、__________和__________等三类。
2. 治疗心绞痛的首选药物是__________,但连续应用易产生__________,这是由于细胞内__________所致。当其疗效不佳时,可选用__________治疗稳定型心绞痛、__________治疗变异性心绞痛。
3. 目前主张普萘洛尔与硝酸酯类药物合用,通常选择__________与其合用,因两药__________。

4. 硝酸甘油防治心绞痛的药理学基础是__________，__________。它进入细胞内还原生成__________后，增加__________的生成，最终导致__________。
5. 硝酸甘油可用于治疗__________及__________。
6. 长效硝酸酯类药物有__________及__________，主要用于__________。
7. 连续应用硝酸甘油可出现__________，宜采用__________给药法，开始用药时应采用__________剂量。
8. 变异性心绞痛时不宜选用普萘洛尔是因其阻断__________受体，使__________受体相对占优势，而致冠状动脉收缩。
9. 抗心绞痛药物中硝酸酯类包括__________、__________、__________和__________。

二、名词解释

心绞痛

三、选择题

1. 硝酸甘油不扩张下列哪类血管？
   A. 冠状动脉的输送血管
   B. 冠状动脉的小阻力血管
   C. 冠状动脉的侧支血管
   D. 外周小动脉(阻力血管)
   E. 外周小静脉(容量血管)
2. 硝酸甘油易产生耐受性的原因在于
   A. 久用产生水钠潴留
   B. 消耗细胞内巯基
   C. 诱导肝药酶活性
   D. 肾上腺素能神经末梢受体敏感性增强
   E. 反射性心率加快使心肌耗氧量增多
3. 伴有哮喘的心绞痛患者不宜选用下列哪种药物？
   A. 维拉帕米
   B. 普萘洛尔
   C. 硝酸甘油
   D. 硝酸异山梨酯
   E. 硝苯地平
4. 控制心绞痛发作起效最快的药物是
   A. 硝苯地平
   B. 普萘洛尔
   C. 硝酸甘油
   D. 硝酸异山梨酯
   E. 戊四硝酯
5. 硝酸甘油没有下列哪一种作用？
   A. 心率加快
   B. 心室壁肌张力增高
   C. 扩张静脉
   D. 减少回心血量
   E. 降低前负荷
6. 下述哪种不良反应与硝酸甘油扩张血管的作用无关？
   A. 心率加快
   B. 眼压增高
   C. 高铁血红蛋白血症
   D. 体位性低血压
   E. 搏动性头痛
7. β受体阻断剂禁用于
   A. 稳定型心绞痛
   B. Ⅱ、Ⅲ度房室传导阻滞
   C. 甲状腺功能亢进
   D. 轻、中度高血压
   E. 窦性心动过速
8. 变异性心绞痛不宜选用的药物是
   A. 硝酸异山梨酯
   B. 硝酸甘油
   C. 硝苯地平
   D. 普萘洛尔
   E. 维拉帕米
9. 预防心绞痛发作，常选用哪一药物？
   A. 硝酸甘油

B. 硝苯地平
C. 普萘洛尔
D. 维拉帕米
E. 硝酸异山梨酯

10. 心绞痛伴有心力衰竭的患者不宜选用下述哪种药物？
A. 硝酸甘油片剂
B. 硝酸甘油贴膜剂
C. 戊四硝酯
D. 硝酸异山梨酯
E. 维拉帕米

11. 硝酸甘油、普萘洛尔、维拉帕米治疗心绞痛的共同作用是
A. 减慢心率
B. 缩小心室容积
C. 扩张冠脉
D. 降低心肌耗氧量
E. 抑制心肌收缩力

12. 硝酸甘油抗心绞痛不可采用的给药途径是
A. 舌下含服
B. 软膏涂抹
C. 口服
D. 贴膜剂经皮给药
E. 稀释后静脉滴入

13. 治疗变异性心绞痛最有效的药物是
A. 硝酸甘油
B. 硝酸异山梨酯
C. 硝苯地平
D. 普萘洛尔
E. 噻吗洛尔

14. 久用易产生耐受性的药物是
A. 硝酸甘油
B. 硝苯地平
C. 硝普钠
D. 普萘洛尔
E. 维拉帕米

15. 应用硝酸酯类治疗心绞痛，其具有决定意义的作用是
A. 扩张冠状动脉
B. 改善心内膜供血
C. 扩张外周血管减轻心脏负荷
D. 消除恐惧
E. 中枢镇静

16. 治疗心绞痛长期应用后不能突然停药的药物是
A. 维拉帕米
B. 普萘洛尔
C. 硝酸甘油
D. 硝酸异山梨酯
E. 硝普钠

17. 硝酸甘油不出现的不良反应是
A. 头痛
B. 心动过缓
C. 面颈部皮肤潮红
D. 发绀
E. 体位性低血压

四、问答题

1. 简述硝酸甘油抗心绞痛的药理基础。
2. 简述钙拮抗药抗心绞痛的临床应用。
3. 试述β受体阻断药的临床应用及长期服药者停药时应逐渐减量的原因。
4. 试述硝酸酯类与β受体阻断药联合应用治疗心绞痛的药理基础。

参考答案

一、填空题

1. 硝酸酯类　β受体阻断药　钙拮抗药

2. 硝酸酯类　耐受性　巯基消耗　普萘洛尔(或β受体阻断药)　硝苯地平
3. 硝酸异山梨酯　作用时间相近
4. 松弛血管平滑肌　降低心肌耗氧量　一氧化氮(NO)　环磷酸鸟苷(cGMP)　血管扩张
5. 各型心绞痛　急、慢性心力衰竭
6. 硝酸异山梨酯　戊四硝酯　预防心绞痛发作
7. 耐受性　间歇　最小有效
8. β　α
9. 硝酸甘油　硝酸异山梨酯　单硝酸异山梨酯　戊四硝酯

二、名词解释

心绞痛：是冠状动脉粥样硬化性心脏病(冠心病)的常见症状，是由于冠状动脉供血不足，引起心肌急剧的、暂时的缺血与缺氧所引起的临床综合征。

三、选择题

1. B	2. B	3. B	4. C	5. B	6. C	7. B	8. D
9. E	10. E	11. D	12. C	13. C	14. A	15. C	16. B
17. B							

四、问答题

1. 硝酸甘油抗心绞痛的药理基础包括：①扩张血管降低前、后负荷，减少心肌耗氧量。②扩张冠脉和侧支血管，增加缺血区供血。③促进心肌血液重新分配，改善心内膜下血供。

2. 钙拮抗药用于治疗心绞痛时：①治疗变异性心绞痛，以硝苯地平最有效，与β受体阻断药合用，可减少不良反应。②治疗稳定型心绞痛，可用维拉帕米和硝苯地平。③地尔硫䓬可用于治疗变异性、稳定型和不稳定型心绞痛。

3. β受体阻断药适用于稳定型心绞痛，尤其是伴有心律失常或高血压者更为适宜。
长期服用β受体阻断药者，突然停药可引起反跳性心动过速，使心绞痛发作加剧，发生心律失常，甚至诱发心肌梗死，故必须于停药前2周内逐渐减量。

4. 硝酸酯类与β受体阻断药合用治疗心绞痛的药理基础如下：

心肌耗氧因素	硝酸酯类	β受体阻断药
心肌收缩力	↑	↓
心率	↑	↓
心室壁肌张力	↓	↑
心室容积	↓	↑
射血时间	↓	↑
血压	↓	↓

表中↑为加强或增加；↓为减弱或降低

(章国良)

第二十五章 抗高脂血症药

内容提要

抗高脂血症药物分类：

1. HMG－CoA 还原酶抑制剂　洛伐他汀、普伐他汀、辛伐他汀。新人工合成品有：氟伐他汀及阿伐他汀。

2. 胆汁酸结合树脂类　考来烯胺（消胆胺）、考来替泊（降胆宁）。

3. 苯氧酸类　氯贝特（安妥明）、吉非贝齐、非诺贝特、环丙贝特、苯扎贝特（必降脂）。

4. 烟酸类　烟酸、烟酸肌醇酯。

5. 多烯脂肪酸类　亚油酸、亚麻酸、花生四烯酸、二十碳五烯酸等。

6. 抗脂质氧化剂　普罗布考。

（一）HMG－CoA 还原酶抑制剂

洛伐他汀

【药理作用及应用】

可在肝脏竞争性抑制 HMG－CoA 还原酶活性。使内源性胆固醇合成明显减少，胆汁酸合成也随之减少。促使肝脏合成更多的 LDL 受体，将血浆中 LDL 转运至肝内以合成胆汁酸，使血浆中 LDL－胆固醇（LDL－C）、VLDL－C 水平降低，而 HDL－C 轻度上升。

主要用于各种原发性和继发性高胆固醇血症。

【不良反应】

胃肠道刺激症状、头痛或皮疹。少数患者肝、肾功能损害，骨骼肌溶解，肌痛，肌球蛋白尿，在合用免疫抑制剂环孢菌素或降血脂药烟酸、吉非贝齐时较易发生。

（二）胆汁酸结合树脂

考来烯胺

【药理作用】

为强碱性阴离子交换树脂。口服后不吸收，在肠道与胆汁酸形成络合物，阻断胆汁酸的肝肠循环。促使肝中胆固醇向胆汁酸转化。与胆汁酸形成络合物后，肠道吸收外源性胆固醇亦减少。肝内胆固醇减少，促使血浆中 LDL 向肝中转移。

【临床应用】

用于Ⅱa 型高脂蛋白血症，是目前最安全的降胆固醇药物。可与烟酸或 HMG－CoA 还原酶抑制剂合用。

【不良反应】

可致恶心、腹胀、便秘等。干扰脂溶性维生素的吸收。

【药物相互作用】

可妨碍噻嗪类、巴比妥类、香豆素类及洋地黄类药物在肠内的吸收。

（三）苯氧酸类

氯贝特、吉非贝齐

【药理作用】

可显著降低血浆中 VLDL 和甘油三酯浓度，轻度升高 HDL。通过增加脂蛋白脂酶的活性，抑制脂肪组织中甘油三酯的水解和降低肝脏对游离脂肪酸的摄取，减少肝脏甘油三酯和 VLDL 的合成。该类药还可减少血小板聚集，而具有抗血栓作用。

【临床应用】

主要用于Ⅱa、Ⅱb 和Ⅳ型高脂血症患者。氯贝特对Ⅲ型高脂血症（家族性异常 β-脂蛋白血症）效果好。吉非贝齐等较氯贝特不良反应少。

【不良反应】

氯贝特因不良反应多且重，限制了其应用。新一代苯氧酸类不良反应较轻微，偶见恶心、腹泻等胃肠道反应。

（四）烟酸类

烟酸

【药理作用】

烟酸为水溶性维生素，大剂量时对多种类型高脂血症均有效。

通过降低脂肪组织内 cAMP，使甘油三酯脂肪酶活性降低，减少脂肪动员，使血浆中游离脂肪酸含量下降，甘油三酯和 VLDL 明显减少，VLDL 的转化物 LDL 亦随之减少。烟酸通过抑制 HMG－CoA 还原酶，可使血浆总胆固醇降低。

可轻、中度升高 HDL－胆固醇水平，以及抑制血小板聚集和扩张血管作用，故还有抗动脉粥样硬化及冠心病的作用。

【临床应用】

对Ⅱ、Ⅲ、Ⅳ、Ⅴ型高脂血症均有效，也可用于预防心肌梗死及胰腺炎。

【不良反应】

可见消化道刺激症状、面红、皮肤瘙痒、肝毒性，还可引起高血糖及高尿酸血症。

（五）多烯脂肪酸类

【药理作用及应用】

多烯脂肪酸（PUFA）又称不饱和脂肪酸，可分为 N－6 和 N－3 两大类。前者包括亚油酸和 γ－亚麻油酸，存在于玉米油、葵花子油、红花油和亚麻油等植物油中。后者还有长链 PUFA，二十碳五烯酸（EPA）和二十二碳六烯酸（DHA）等，存在于海藻及海鱼脂肪中。PUFA 可通过与胆固醇结合成酯，使胆固醇易于转运、代谢和排泄，使血中胆固醇、甘油三酯降低。N－3 类还可抑制血小板聚集，降低血液粘滞度。适用于Ⅱ型高脂蛋白血症。

【不良反应】

一般无不良反应。但长期应用可诱发胆结石和自发性出血等。

（六）抗脂质氧化剂

普罗布考

【药理作用及应用】

是合成的亲脂性抗氧化剂，可降低血管内皮细胞摄取 OX－LDL 的能力，抑制 OX－LDL 的形成，延缓动脉粥样硬化的发展。因亲脂性强，一次用药后可在脂肪组织保留数月。可与树脂类合用于各种高胆固醇血症病人。

【不良反应】

可见胃肠道刺激症状，偶见嗜酸性粒细胞增多，血管神经性水肿。还可发生心电图异常，故心律失常病人不用。

测试题

一、填空题

1. 抗高脂血症药可分为① ＿＿＿＿＿，如＿＿＿＿＿；② ＿＿＿＿＿，如＿＿＿＿＿；③ ＿＿＿＿＿，如＿＿＿＿＿；④ ＿＿＿＿＿，如＿＿＿＿＿；⑤ ＿＿＿＿＿，如＿＿＿＿＿；以及⑥ ＿＿＿＿＿，如＿＿＿＿＿。
2. 可降低血中胆固醇、甘油三酯的不饱和脂肪酸有＿＿＿＿＿、＿＿＿＿＿、＿＿＿＿＿、＿＿＿＿＿。
3. 可用于治疗原发性和继发性高胆固醇血症的药物是＿＿＿＿＿。
4. 可中断胆酸肝肠循环的药物是＿＿＿＿＿。

二、名词解释

抗高脂血症药

三、选择题

1. 下列有关洛伐他汀的叙述，哪一项是错误的
   A. 少数人可发生骨骼肌溶解及肝损害
   B. 用于治疗各种高胆固醇血症
   C. 抑制 HMG－CoA 还原酶活性
   D. 激活 HMG－CoA 还原酶活性
   E. 可轻度升高 HDL－C 水平
2. 下列药物中，哪一种属于抗脂质氧化剂
   A. 吉非贝齐
   B. 烟酸
   C. 普罗布考
   D. 洛伐他汀
   E. 考来烯胺
3. 下列药物中，哪一种属于胆汁酸结合树脂
   A. 普罗布考
   B. 考来烯胺
   C. 普伐他汀
   D. 烟酸肌醇酯
   E. 氯贝特
4. 关于考来烯胺的叙述中，哪一项是错误的
   A. 口服与胆汁酸形成络合物
   B. 可干扰洋地黄类药物在肠道的吸收
   C. 激活 HMG－CoA 还原酶活性
   D. 阻断胆汁酸的肝肠循环
   E. 干扰脂溶性维生素的吸收
5. 有关烟酸的叙述，哪一项是错误的
   A. 可致高血糖及高尿酸血症
   B. 抑制脂肪组织中甘油三酯脂肪酶活性
   C. 抑制血管内皮细胞摄取 OX－LDL
   D. 抑制血小板聚集，扩张血管
   E. 属于水溶性维生素
6. 能提高 HDL－胆固醇含量的药物是
   A. 普罗布考
   B. 亚麻油酸
   C. 二十碳五烯酸
   D. 烟酸
   E. 硝酸甘油
7. 下列药物中降低血浆中胆固醇最明显的是
   A. 普伐他汀

B. 普罗布考
C. 氯贝特
D. 花生四烯酸
E. 吉非贝齐

8. HMG－CoA 还原酶抑制剂是
A. 氯贝特
B. 考来烯胺
C. 洛伐他汀
D. 亚麻油酸
E. 烟酸

9. 能中断胆汁酸肝肠循环的药物是
A. 洛伐他汀
B. 普罗布考
C. 考来烯胺
D. 氯贝特
E. 烟酸

四、问答题

抗高脂血症药分哪几类？各举出一代表药。

参考答案

一、填空题

1. ①HMG－CoA 还原酶抑制剂　洛伐他汀　②胆汁酸结合树脂　考来烯胺
③苯氧酸类　氯贝特　④烟酸类　烟酸
⑤多烯脂肪酸类　亚麻油酸　⑥抗脂质氧化剂　普罗布考
2. 亚油酸　亚麻油酸　花生四烯酸　二十碳五烯酸
3. 洛伐他汀
4. 消胆胺(考来烯胺)

二、名词解释

抗高脂血症药：指通过调整血浆脂质和脂蛋白水平、抗脂质氧化及保护动脉内皮细胞等作用，以减少或预防动脉粥样硬化及其并发症的药物，亦称为抗动脉粥样硬化药。

三、选择题

1. D　2. C　3. B　4. C　5. C　6. D　7. A　8. C
9. C

四、问答题

抗高脂血症药可分为 6 类：①HMG－CoA 还原酶抑制剂，如洛伐他汀；②胆汁酸结合树脂类，如考来烯胺；③苯氧酸类，如氯贝特(安妥明)；④烟酸类，如烟酸；⑤多烯脂肪酸类，如亚麻油酸；⑥抗脂质氧化剂，如普罗布考。

（章国良）

第二十六章　利尿药和脱水药

内容提要

一、利尿药的分类

目前依据药物作用部位和排钠作用强弱可将利尿药分为三类：

1. 高效能利尿药　该类药主要作用于肾脏髓袢升支粗段髓质部和皮质部，利尿作用强大，如呋塞米、依他尼酸、布美他尼等。

2. 中效能利尿药　主要作用于髓袢升支粗段皮质部和远曲小管近端，利尿效能中等，如噻嗪类、氯噻酮等。

3. 低效能利尿药　主要作用于远曲小管和集合管，利尿作用弱于上述两类。如螺内酯、氨苯喋啶、阿米洛利等保钾利尿药以及作用于近曲小管的碳酸酐酶抑制药，如乙酰唑胺等。

二、常用利尿药

(一) 高效能利尿药(袢利尿药)

本类药主要包括呋塞米、依他尼酸、布美他尼。

【药理作用】

1. 作用迅速、强大、短暂。作用的机制是抑制髓袢升支上皮细胞管腔侧的 $Na^{+}/K^{+}/2Cl^{-}$ 共同转运子，抑制 NaCl 的重吸收，此段髓质不能维持高渗，从而抑制集合管水的重吸收。也可使 Ca^{2+}、Mg^{2+} 和 K^{+} 的排泄增加。

2. 袢利尿药对血管床有直接扩张作用。增加全身静脉容量，降低左室充盈压。增加肾血流量，改变肾皮质内血流分布。

【临床应用】

1. 急性肺水肿和脑水肿。
2. 其它心、肝、肾等各类水肿，用于其它利尿药无效的严重水肿病人。
3. 急、慢性肾功能衰竭。
4. 高钙血症。
5. 加速某些毒物的排泄等。

【不良反应】

1. 水与电解质紊乱。表现为低血容量、低血钾、低血钠、低钾性碱血症，长期应用还可引起低血镁。

2. 耳毒性，同时使用其它耳毒性药物，如并用氨基糖苷类抗生素时较易发生耳毒性。

3. 高尿酸血症。

4. 其它。

（二）中效能利尿药

代表药为噻嗪类，是临床广泛应用的一类口服利尿药和降压药，作用相似。常用药物有氢氯噻嗪、氯噻嗪。其它如吲哒帕胺、氯噻酮等，它们虽无噻嗪环但有磺胺结构，其利尿作用与噻嗪类相似。

【药理作用与临床应用】

1. 利尿作用温和持久　其作用机制是抑制髓袢升支粗段皮质部和远曲小管近端 Na^+/Cl^- 共转运子，抑制 NaCl 的重吸收。长期服用可引起低血钾。主要用于各种原因引起的水肿，以及高尿钙伴有肾结石者。

2. 抗利尿作用　能明显减少尿崩症患者的尿量及口渴症状，其作用机制不明。用于肾源性尿崩症。

3. 降压作用　用药早期通过利尿、血容量减少而降压，长期用药则通过扩张外周血管而产生降压作用。

【不良反应】

1. 电解质紊乱，如低血钾、低血钠、低血镁、低氯性碱血症等。
2. 高尿酸血症。
3. 代谢变化，可导致高血糖、高脂血症。
4. 过敏反应等。

（三）低效能利尿药

螺内酯（又称安体舒通）

是醛固酮的竞争性拮抗剂。用药后产生排 Na^+、保 K^+ 的作用。利尿作用弱，起效缓慢而持久，其利尿作用与体内醛固酮的浓度有关。用于治疗与醛固酮升高有关的顽固性水肿和充血性心力衰竭。本药不良反应较轻，但久用可引起高血钾，此外，还有性激素样副作用，可引起男子乳房女性化和性功能障碍以及妇女多毛症等。

氨苯喋啶和阿米洛利

氨苯喋啶和阿米洛利虽化学结构不同，却有相同的药理作用。

二者并非竞争性拮抗醛固酮，它们作用于远曲小管末端和集合管，通过阻滞管腔 Na^+ 通道而减少 Na^+ 的重吸收。同时由于管腔的负电位降低，抑制了 K^+ 分泌，产生排 Na^+、利尿、保 K^+ 的作用。它们在临床上常与排钾利尿药合用治疗顽固性水肿。

乙酰唑胺

是现代利尿药发展的先驱，是磺胺的衍生物。

【药理作用】

通过抑制碳酸酐酶的活性而抑制 HCO_3^- 的重吸收，管腔内 Na^+ 可与 HCO_3^- 结合排出，近曲小管 Na^+ 及水的重吸收减少。但集合管 Na^+ 重吸收会大大增加，使 K^+ 的分泌相应增多（Na^+/K^+ 交换增多）。因而乙酰唑胺主要造成尿中 HCO_3^-、K^+ 和水的排出增多。

乙酰唑胺还抑制肾脏以外部位碳酸酐酶依赖的 HCO_3^- 的转运，如眼睫状体、脑脉络丛，并改变液体的生成量和 pH 值。

【临床应用】

本药利尿作用较弱，但有几种特殊的用途。

1. 治疗青光眼，减少房水的生成，降低眼压。
2. 急性高山病。

3. 碱化尿液，促进尿酸、胱氨酸和弱酸性物质(如阿司匹林)的排泄。

4. 其它，如纠正代谢性碱中毒、癫痫的辅助治疗以及用于伴有低血钾症的周期性麻痹等。

【不良反应】

严重不良反应少见。作为磺胺的衍生物，服用本药可能会产生过敏反应。长期用药可导致高氯性酸中毒、肾结石、低血钾。较大剂量常引起嗜睡和感觉异常等。

三、脱水药

脱水药又称渗透性利尿药，包括甘露醇、山梨醇、高渗葡萄糖、尿素等。渗透性利尿药静脉注射给药后，可以提高血浆渗透压，产生组织脱水作用。当这些药物通过肾脏时，增加水和部分离子的排出，产生渗透性利尿作用。该类药具备如下特点：①静脉注射后不易通过毛细血管进入组织；②易经肾小球滤过；③不易被肾小管再吸收。甘露醇和山梨醇用于治疗脑水肿降低颅内压和青光眼以降低眼压。

测试题

一、填空题

1. 高效能利尿药有__________、__________和__________；利尿作用的部位是__________。
2. 具有保钾作用的利尿药是__________、__________和__________。
3. 噻嗪类利尿药作用于__________，抑制该部位__________共转运子而利尿。
4. 噻嗪类利尿药主要用于__________、__________和__________。
5. 临床常用的脱水药是__________、__________和__________。
6. 呋塞米的不良反应有__________、__________和__________。
7. 乙酰唑胺可用于治疗__________、__________和__________。

二、名词解释

1. 醛固酮拮抗药
2. 保钾利尿药

三、选择题

1. 可加速毒物排泄的药物是
   A. 噻嗪类
   B. 呋塞米
   C. 氨苯喋啶
   D. 乙酰唑胺
   E. 甘露醇
2. 伴有糖尿病的水肿患者，不宜选用下列哪种药物？
   A. 氢氯噻嗪
   B. 呋塞米
   C. 螺内酯
   D. 乙酰唑胺
   E. 山梨醇
3. 下列哪种药物易引起高尿酸血症？
   A. 螺内酯
   B. 氨苯喋啶
   C. 阿米洛利
   D. 氢氯噻嗪
   E. 甘露醇
4. 易引起听力减退或暂时耳聋的利尿药是
   A. 呋塞米
   B. 氢氯噻嗪

C. 氨苯喋啶
D. 螺内酯
E. 乙酰唑胺

5. 哪种药物与呋塞米合用可增强耳毒性？
A. 四环素
B. 红霉素
C. 链霉素
D. 青霉素
E. 氯霉素

6. 可用于治疗急性肺水肿的药物是
A. 呋塞米
B. 氢氯噻嗪
C. 氨苯喋啶
D. 螺内酯
E. 乙酰唑胺

7. 可引起高血钾的药物是
A. 呋塞米
B. 氢氯噻嗪
C. 吲哒帕胺
D. 阿米洛利
E. 乙酰唑胺

8. 能降低眼压用于治疗青光眼的利尿药是
A. 呋塞米
B. 氢氯噻嗪
C. 螺内酯
D. 氨苯喋啶
E. 乙酰唑胺

9. 具有拮抗醛固酮而引起利尿作用的药物是
A. 呋塞米
B. 氢氯噻嗪
C. 螺内酯
D. 氨苯喋啶
E. 乙酰唑胺

10. 作用于髓袢升支粗段皮质部的利尿药是
A. 呋塞米
B. 氢氯噻嗪
C. 螺内酯
D. 氨苯喋啶
E. 乙酰唑胺

11. 对切除肾上腺的动物无利尿作用的药物是
A. 呋塞米
B. 氢氯噻嗪
C. 氨苯喋啶
D. 螺内酯
E. 乙酰唑胺

12. 可用于治疗尿崩症的利尿药是
A. 呋塞米
B. 氢氯噻嗪
C. 螺内酯
D. 氨苯喋啶
E. 乙酰唑胺

13. 呋塞米没有下列哪一种不良反应？
A. 水和电解质紊乱
B. 耳毒性
C. 胃肠道反应
D. 高尿酸血症
E. 减少 K^+ 外排

14. 噻嗪类利尿药的利尿作用机制是
A. 增加肾小球滤过
B. 抑制近曲小管碳酸酐酶，减少 H^+/Na^+ 交换
C. 抑制髓袢升支粗段髓质部 $Na^+/K^+/2Cl^-$ 共转运子
D. 抑制远曲小管近端 Na^+/Cl^- 共转运子
E. 抑制远曲小管 K^+/Na^+ 交换

15. 噻嗪类利尿药没有下列哪一项作用？
A. 轻度抑制碳酸酐酶
B. 降低肾小球滤过率
C. 降低血压
D. 升高血糖
E. 提高血浆尿酸浓度

16. 下列哪一组用药是不合理的？
A. 氢氯噻嗪＋螺内酯
B. 呋塞米＋氯化钾
C. 氢氯噻嗪＋氯化钾
D. 呋塞米＋氢氯噻嗪
E. 呋塞米＋氨苯喋啶

四、问答题

1. 简述呋塞米利尿作用特点、作用机制及主要不良反应。
2. 简述噻嗪类利尿作用特点、作用机制及其临床应用。
3. 试比较螺内酯、氨苯喋啶作用的异同。
4. 简述乙酰唑胺的作用机制及临床应用。

参考答案

一、填空题

1. 呋塞米　依他尼酸　布美他尼　髓袢升支粗段皮质部和髓质部
2. 螺内酯　氨苯喋啶　阿米洛利
3. 髓袢升支粗段皮质部和远曲小管近端　Na^+/Cl^-
4. 水肿　高血压　尿崩症
5. 甘露醇　山梨醇　高渗葡萄糖
6. 水和电解质紊乱　耳毒性　高尿酸血症
7. 青光眼　急性高山病　碱化尿液

二、名词解释

1. 醛固酮拮抗药：是指人工合成的化学结构与醛固酮相似，具有拮抗醛固酮作用的药物，如螺内酯。
2. 保钾利尿药：是竞争性拮抗醛固酮（如螺内酯）或直接作用于远曲小管和集合管使 K^+/Na^+ 交换减少（如氨苯喋啶）而产生利尿作用、长期服用可引起高血钾的药物。

三、选择题

1. B　2. A　3. D　4. A　5. C　6. A　7. D　8. E
9. C　10. B　11. D　12. B　13. E　14. D　15. B　16. D

四、问答题

1. 呋塞米利尿作用特点：利尿作用迅速、强大、维持时间短。作用机制是特异抑制分布在髓袢升支肾小管上皮细胞管腔侧 $Na^+/K^+/2Cl^-$ 共转运子，因而抑制 NaCl 的重吸收，使此段髓质不能维持高渗，当尿液流经集合管时，水的重吸收减少，排尿增多。主要不良反应：水和电解质紊乱、耳毒性、高尿酸血症和其它如胃肠道反应等。

2. 噻嗪类利尿作用特点：利尿作用温和、持久。其作用机制是抑制髓袢升支粗段皮质部和远曲小管近端 Na^+/Cl^- 共转运子，抑制 NaCl 的重吸收。由于转运至远曲小管远端 Na^+ 增加，促进了 K^+/Na^+ 交换。尿中 K^+ 的排泄也增多，长期服用可引起低血钾。临床应用为各种原因引起的水肿、高血压和尿崩症。

3. 相同点为：①均作用于远曲小管和集合管，抑制 Na^+/K^+ 交换。②单用利尿作用弱，长期服用可致高血钾症。③临床上常与中效或强效利尿药合用。

不同点为：①螺内酯竞争性对抗醛固酮的作用而呈现保 K^+ 排 Na^+ 作用；氨苯喋啶则直接抑制 K^+/Na^+ 交换。②对切除肾上腺的动物，螺内酯无利尿作用，而氨苯喋啶仍可产生利尿作用。

4. 乙酰唑胺通过抑制碳酸酐酶的活性而抑制 HCO_3^- 的重吸收，由于 Na^+ 在近曲小管可与 HCO_3^- 结合排出，近曲小管 Na^+ 重吸收会减少，水的重吸收减少。乙酰唑胺还抑制肾脏以外部位碳酸酐酶依赖的 HCO_3^- 的转运。如眼睫状体向房水中分泌 HCO_3^- 以及脑脉络丛向脑脊液分泌 HCO_3^-，并改变液体的生成量和 pH 值。

临床上可用于治疗青光眼、急性高山病和碱化尿液及其它如癫痫的辅助治疗等。

（李学军）

第二十七章　作用于呼吸系统的药物

内容提要

咳、痰、喘、炎是呼吸系统疾病的常见症状，常同时存在，相互影响。在合理使用抗生素的基础上，镇咳药、祛痰药、平喘药的正确使用是对症治疗的重要手段。

一、平喘药

（一）平喘药的分类

1. β肾上腺素受体激动药　主要激动β_2肾上腺素受体，使支气管平滑肌松弛。

（1）非选择性受体激动药：肾上腺素、麻黄碱、异丙肾上腺素。

（2）选择性受体激动药：沙丁胺醇、克伦特罗、特布他林、氯丙那林。

2. M胆碱受体阻断药　阻断支气管平滑肌上的M受体，拮抗内源性ACh引起的支气管痉挛。如异丙基阿托品。

3. 茶碱类　通过促内源性儿茶酚胺释放、拮抗腺苷受体等作用松弛支气管平滑肌。如氨茶碱、二羟丙茶碱、胆茶碱。

4. 肾上腺皮质激素　通过降低毛细血管通透性，抑制白细胞释放蛋白溶解酶，抑制炎性介质的形成，提高β_2受体对儿茶酚胺的敏感性等起到强大的平喘作用。如二丙酸氯地米松、布地缩松。

5. 肥大细胞膜稳定药　可稳定肥大细胞膜，阻止其脱颗粒，抑制过敏物质的释放。如色甘酸钠、奈多罗米。

（二）常用平喘药

肾上腺素

【作用特点】

为α和β受体激动剂，主要通过以下机制产生平喘作用。

1. 通过激动β_2受体，松弛支气管平滑肌，抑制过敏物质释放。

2. 激动α受体，使支气管粘膜血管收缩，减轻水肿。

【临床应用】

用于支气管哮喘急性发作，抢救过敏性休克。

麻黄碱

【作用特点】

1. 作用与肾上腺素相似，直接兴奋α和β受体。

2. 还可促进肾上腺素能神经末梢释放递质。

3. 扩张支气管作用较弱，作用缓慢、温和、持久，口服有效。

4. 有中枢兴奋作用，连续应用易产生快速耐受。

【临床应用】

用于控制轻症哮喘、喘息性支气管炎和预防哮喘发作。

异丙肾上腺素

【作用特点】

1. 激动 β_1 和 β_2 受体。

2. 平喘作用强，起效快，维持时间短。

【临床应用】

控制哮喘急性发作。

【不良反应】

心悸、肌震颤、头痛、头晕，增加心肌耗氧。增加剂量可致心律失常，甚至室颤、猝死。反复应用可产生耐受性。冠心病、心肌炎、甲亢患者禁用。

沙丁胺醇

【作用特点】

1. 选择性激动 β_2 受体，平喘作用与异丙肾上腺素相似。

2. 特点是：①作用强而持久；②口服有效；③兴奋心脏作用弱。

【临床应用】

用于治疗支气管哮喘和喘息型支气管炎，口服用于预防发作。

克伦特罗

【作用特点】

为强效选择性 β_2 受体激动剂，松弛支气管平滑肌作用较沙丁胺醇强。

【临床应用】

主要用于防治支气管哮喘、喘息型支气管炎及肺气肿等所致的支气管痉挛。

特布他林

【作用特点】

作用强度较沙丁胺醇为弱，对心脏的作用也较弱。既可口服，又可注射，且作用持久。

【临床应用】

可用于控制哮喘急性发作。

氯丙那林

【作用特点】

1. 对 β_2 受体的选择性低于沙丁胺醇。

2. 对呼吸道平滑肌松弛作用较强，对心脏的兴奋作用较弱。

【临床应用】

用于支气管哮喘、喘息型支气管炎、慢性支气管炎合并肺气肿。

异丙基阿托品

【作用特点】

选择性阻断 M 受体，松弛支气管平滑肌。

【临床应用】

用于防治支气管哮喘和喘息型支气管炎。

氨茶碱

【作用特点】

1. 平喘作用　促内源性儿茶酚胺释放，从而激动支气管平滑肌β_2受体，使cAMP增加，松弛支气管平滑肌。还可抑制肥大细胞组胺、慢反应物质的释放，拮抗腺苷受体等。

2. 强心和利尿作用。

【临床应用】

1. 用于各种急、慢性支气管哮喘。口服用于预防发作，静注或静脉点滴给药用于重症哮喘及哮喘持续状态。

2. 用于心源性哮喘和心源性水肿的辅助治疗。

【不良反应】

1. 局部刺激性大　口服可致恶心、呕吐，应饭后服，肌注可致局部红肿疼痛。

2. 有中枢兴奋作用。

3. 静注过快或浓度过高可致心悸、头晕、心律失常、血压骤降，甚至猝死。

二羟丙茶碱

作用特点如下：

1. 平喘作用和心脏兴奋作用均较氨茶碱弱。

2. 主要用于伴有心动过速或不宜用拟肾上腺素药及氨茶碱治疗的患者。

胆茶碱

作用特点如下：

1. 药理作用与氨茶碱相似。

2. 主要口服给药，作用维持时间长。

二丙酸氯地米松

【作用特点】

平喘作用机制主要是：

1. 有抗炎、免疫抑制作用。

2. 增加机体对儿茶酚胺敏感性。

3. 减轻支气管粘膜炎性渗出等。

【临床应用】

用于依赖皮质激素的慢性哮喘。

布地缩松

作用特点如下：

1. 局部抗炎作用与二丙酸氯地米松相同，对支气管哮喘有良好疗效。

2. 主要用于中度或重度支气管哮喘、喘息型慢性支气管炎，尤其对糖皮质激素依赖型哮喘者疗效好。

色甘酸钠

【作用特点】

抑制肥大细胞内磷酸二酯酶使cAMP浓度增加，阻止Ca^{2+}内流，从而稳定肥大细胞膜，阻止肥大细胞脱颗粒释放过敏介质，从而缓解哮喘。

【临床应用】

1. 预防过敏性支气管哮喘。

2. 用于过敏性鼻炎、溃疡性结肠炎及其它胃肠道过敏性疾病。

奈多罗米

作用比色甘酸钠强，能抑制支气管粘膜各种类型细胞释放炎症介质。用于预防性治疗哮喘、喘息型支气管炎，以及各种刺激引起的支气管痉挛。

二、镇咳药

镇咳药按作用部位可分为两大类：①中枢性镇咳药：主要有可待因、福尔可定、右美沙芬、喷托维林。②外周性镇咳药：苯佐那酯。

可待因

【作用特点】

1. 中枢性镇咳作用强，直接抑制延脑咳嗽中枢而止咳。
2. 中枢性镇痛作用弱于吗啡。
3. 久用可成瘾。

【临床应用】

用于各种原因的剧烈干咳，也用于中等度疼痛。

福尔可定

【作用特点】

1. 与可待因相似具有中枢性镇咳、镇静和镇痛作用。
2. 成瘾性较小。
3. 主要用于剧烈干咳和中等度疼痛。

右美沙芬

【作用特点】

1. 作用与可待因相似。
2. 镇咳作用持续时间长，无成瘾性，治疗量不抑制呼吸，无镇痛作用。
3. 用于干咳，对伴有疼痛的干咳疗效不如可待因。

喷托维林

【作用特点】

1. 选择性抑制咳嗽中枢，镇咳作用较可待因弱，无成瘾性。
2. 对呼吸道粘膜有局部麻醉作用。
3. 有阿托品样作用，青光眼患者禁用。

【临床应用】

适用于上呼吸道炎症引起的急性咳嗽，也可用于小儿百日咳。

二氧丙嗪

【作用特点】

1. 中枢性镇咳作用较强。
2. 具有抗组胺、解除平滑肌痉挛、抗炎和局部麻醉作用。
3. 无成瘾性。

【临床应用】

1. 慢性支气管炎，镇咳疗效显著。
2. 过敏性哮喘、荨麻疹、皮肤瘙痒症等。

苯丙哌林

作用特点如下：

1. 具有中枢性和末梢性双重作用的强效镇咳药。

2. 用于各种原因引起的刺激性干咳。

苯佐那酯

【作用特点】

1. 为外周性镇咳药。

2. 可麻醉呼吸道感受器，抑制肺牵张感受器及感觉神经末梢，阻断咳嗽反射的传入冲动。

【临床应用】

主要用于刺激性干咳；也可用于支气管镜、喉镜等检查或支气管造影前预防咳嗽。

三、祛痰药

常用的祛痰药主要有恶心性祛痰药和粘痰溶解药两类，前者有氯化铵，后者有N－乙酰半胱氨酸、去氧核糖核酸酶、溴己新、羧甲司坦。

氯化铵

【作用特点】

1. 口服后刺激胃粘膜，反射性地增加呼吸道腺体分泌，使痰液稀释。

2. 药物吸收入血后，部分从支气管粘膜排出，由于盐类渗透压作用而带出水分，使痰液稀释易于咳出。

【临床应用】

用于急性呼吸道炎症、痰粘稠而不易咳出的患者。

【不良反应】

恶心、呕吐、胃痛等刺激症状。过量可致酸中毒。严重肝、肾功能障碍者、溃疡病患者忌用。

N－乙酰半胱氨酸

【作用特点】

能与粘蛋白的二硫键结合，使粘痰中连接粘蛋白多肽链的二硫键断裂，从而使粘性痰液化，粘稠度降低，痰液易于咳出。

【临床应用】

1. 粘痰阻塞引起的呼吸困难。

2. 手术时或术后粘痰阻塞气道的紧急情况，使痰变稀，便于吸引排痰。

【不良反应】

有特殊臭味，可引起恶心、呕吐、呛咳、支气管痉挛。支气管哮喘患者忌用。

去氧核糖核酸酶

【作用特点】

吸入给药可使痰液中DNA解聚，并使原来与DNA结合的蛋白质失去保护，而易被白细胞中的蛋白水解酶消化，使痰的粘度降低易于咳出，并使抗生素易于到达感染灶发挥作用。

【临床应用】

主要用于脓痰滞留导致的气道不畅。

溴己新

【作用特点】

主要裂解痰中粘多糖和抑制酸性糖蛋白的合成，使痰中粘性成分减少，痰液变稀而易于咳出。

【临床应用】

主要用于白色粘痰不易咳出的呼吸道疾病。

羧甲司坦

【作用特点】

1. 可减少支气管粘液分泌，溶解痰中多糖蛋白等粘性物质。

2. 改变粘痰的粘蛋白组成，使痰的粘稠度下降，易于咳出。

【临床应用】

主要用于慢性支气管炎、支气管哮喘等疾病引起的痰液粘稠、咳痰困难和痰阻气管等。

测试题

一、填空题

1. 平喘药主要有________、________、________、________和________五大类。
2. 肾上腺素平喘作用的机制有________、________和________。
3. 茶碱类主要药理作用有________、________、________和________。
4. 糖皮质激素平喘作用的机制有________、________、________、________、________和________。
5. 苯丙哌林是通过________和________机制产生镇咳作用。
6. 沙丁胺醇选择性作用于________受体，其作用特点是________、________和________。
7. 异丙基阿托品临床主要用于________。

二、名词解释

1. 平喘药
2. 镇咳药
3. 祛痰药

三、选择题

1. 预防过敏性哮喘宜选用
   A. 异丙肾上腺素
   B. 麻黄碱
   C. 色甘酸钠
   D. 肾上腺素
   E. 氨茶碱
2. 沙丁胺醇是哪种受体选择性激动剂？
   A. α受体
   B. β_1受体
   C. H_1受体
   D. N_1受体
   E. β_2受体
3. 色甘酸钠预防哮喘发作的原理是
   A. 直接扩张支气管
   B. 稳定肥大细胞膜，阻止炎性介质释放
   C. 抑制磷酸二酯酶

D. 激动 β_2受体

E. 阻断 H_1受体

4. 抢救支气管哮喘急性发作宜选用

A. 麻黄碱

B. 色甘酸钠

C. 二丙酸氯地米松

D. 氨茶碱

E. 异丙肾上腺素

5. 裂解痰中粘多糖和抑制酸性糖蛋白合成的药物是

A. N-乙酰半胱氨酸

B. 氯化铵

C. 溴己新

D. 喷托维林

E. 氯哌啶

6. 通过抑制咳嗽中枢、抗组胺缓解支气管痉挛产生镇咳作用的药物是

A. 可待因

B. 喷托维林

C. 苯佐那酯

D. 二氧丙嗪

E. 溴己新

7. 剧烈的刺激性无痰干咳并伴有胸痛患者，止咳时应选用

A. 可待因

B. 奈多罗米

C. 二氧丙嗪

D. 右美沙芬

E. 苯佐那酯

8. 脓性痰滞留气道不畅,应首选的祛痰药是

A. 溴己新

B. 羧甲司坦

C. 去氧核糖核酸酶

D. 克伦特罗

E. 氯丙那林

9. N-乙酰半胱氨酸祛痰作用机制是

A. 抑制碱性糖蛋白合成

B. 反射性增加呼吸道腺体分泌

C. 使痰中粘蛋白多肽链中的-S-S-键断裂,降低痰粘度

D. 裂解痰中粘多糖

E. 抑制局部粘痰分泌

10. 色甘酸钠适用于

A. 哮喘的急性发作

B. 预防过敏性支气管哮喘

C. 支气管扩张症

D. 肺水肿

E. 过敏性休克

11. 氨茶碱的不良反应是

A. 胸部紧迫感

B. 口唇麻木

C. 呼吸困难

D. 精神抑郁

E. 失眠不安,恶心、呕吐

12. 苯佐那酯的镇咳原理是

A. 直接抑制咳嗽中枢

B. 吗啡样作用

C. 阿托品样作用

D. 收缩支气管平滑肌

E. 局麻作用,抑制肺牵张感受器,阻断咳嗽反射

四、问答题

1. 平喘药分哪几类？各举一代表药,简述其平喘作用原理。
2. 简述色甘酸钠的平喘原理和临床应用。
3. 喷托维林和苯佐那酯在镇咳机制上有何异同？各有何临床应用？
4. N-乙酰半胱氨酸是如何产生祛痰作用的？有何临床应用？
5. 简述沙丁胺醇的药理作用、作用特点及临床应用。
6. 阐述异丙肾上腺素的不良反应和禁忌证。

参考答案

一、填空题

1. β肾上腺素受体激动药　M胆碱受体阻断药　茶碱类　肾上腺皮质激素类　肥大细胞膜稳定药
2. 激动支气管平滑肌上的β_2受体　抑制肥大细胞过敏物质释放　激动支气管平滑肌上的α受体
3. 促进内源性儿茶酚胺释放　抑制肥大细胞释放组胺、慢反应物质　拮抗腺苷受体　抑制磷酸二酯酶
4. 降低毛细血管通透性，减少渗出　抑制白细胞释放蛋白溶解酶　抑制前列腺素释放　对多种参与哮喘发病的炎症细胞产生抑制　抑制炎性介质的形成　提高β_2受体对儿茶酚胺的敏感性
5. 抑制咳嗽中枢　阻断肺及胸膜牵张感受器产生的肺-迷走反射
6. β_2　口服给药　作用持久　兴奋心脏作用弱
7. 防治支气管哮喘和喘息型支气管炎

二、名词解释

1. 平喘药：指能作用于喘息发生的不同环节，解除支气管平滑肌痉挛，缓解或预防喘息的药物。
2. 镇咳药：是能作用于咳嗽反射中枢或末梢部位，抑制咳嗽反射的药物。
3. 祛痰药：指能增加呼吸道分泌，稀释痰液或降低其粘稠度，使痰易于咳出的药物。

三、选择题

1. C　2. E　3. B　4. E　5. C　6. D　7. A　8. C
9. C　10. B　11. E　12. E

四、问答题

1. 平喘药可分以下五类：①β肾上腺素受体激动剂：代表药肾上腺素，通过激动支气管平滑肌β_2受体产生支气管平滑肌扩张作用，并可激动α受体，收缩支气管粘膜血管，减轻水肿产生平喘作用。②M胆碱受体阻断药：代表药异丙基阿托品，选择性阻断支气管平滑肌M受体，扩张支气管平滑肌而平喘。③茶碱类：代表药氨茶碱，通过促内源性儿茶酚胺（肾上腺素和去甲肾上腺素）释放，兴奋β_2受体，使细胞内cAMP增加，支气管平滑肌扩张而平喘。④肾上腺皮质激素类：代表药二丙酸氯地米松，通过抗炎、免疫抑制作用，增强机体对儿茶酚胺的敏感性，减轻支气管粘膜渗出、水肿而平喘。⑤肥大细胞膜稳定药：代表药色甘酸钠，通过稳定肺组织肥大细胞膜，阻止Ca^{2+}内流，抑制肥大细胞脱颗粒，抑制过敏介质释放而平喘。

2. 色甘酸钠可稳定肺组织肥大细胞膜，阻止Ca^{2+}内流，从而抑制过敏反应过程中肥大细胞脱颗粒和过敏介质释放，使粘膜局部渗出、水肿减轻而缓解哮喘症状。临床主要用于预防哮

喘发作，对过敏性哮喘疗效最好，亦可用于过敏性鼻炎、溃疡性结肠炎。

3. 两者均有局麻作用。喷托维林主要作用在中枢，对咳嗽中枢有选择性抑制作用，并对呼吸道粘膜有局麻作用。苯佐那酯主要作用在外周，局麻作用较强，能抑制肺牵张感受器，阻断咳嗽反射的传入冲动，无中枢镇咳作用。喷托维林用于上呼吸道感染引起的无痰干咳；苯佐那酯用于干咳、阵咳，亦用于支气管镜、喉镜检查前的预防咳嗽。

4. N-乙酰半胱氨酸分子中-SH能使痰中粘蛋白多肽链中的-S-S断裂，降低痰粘度使其易于咳出。临床用于粘痰阻塞引起的呼吸困难，亦常用于手术时或术后粘痰阻塞气道，使痰变稀，便于吸引排痰。

5. 沙丁胺醇通过选择性激动β_2受体，使支气管平滑肌扩张，产生平喘作用。平喘作用特点是作用强而持久，口服有效，兴奋心脏作用弱。临床用于支气管哮喘和喘息型支气管炎，口服用于预防发作，气雾吸入用于制止发作。

6. 异丙肾上腺素的不良反应有心悸、肌震颤、头痛、头晕，反复用药可产生耐受性；大剂量可致心律失常，严重者可造成心室纤颤。冠心病、心肌炎、甲亢患者禁用。

（张　力）

第二十八章　作用于消化系统的药物

内容提要

常用的消化系统药包括助消化药、抗消化性溃疡药、止吐药、泻药、止泻药、利胆药等。

一、助消化药

稀盐酸

饭前或饭时服增加胃内酸度，用于各种胃酸缺乏症及发酵性消化不良。常与胃蛋白酶同服。

胃蛋白酶

是一种能分解蛋白质的消化酶，其消化能力在 pH 值为 2 时最强，故常与稀盐酸合用。用于因食用蛋白性食物过多所致的消化不良及病后恢复期消化功能减退等。

胰酶

含有胰蛋白酶、胰淀粉酶和胰脂肪酶，能消化蛋白质、淀粉、脂肪。在中性和微碱性时效力最好，故多与碳酸氢钠合用。

乳酶生

分解糖类生成乳酸，增加肠内酸度，抑制腐败菌的生长繁殖及防止蛋白质发酵。不宜与抗菌药、抗酸药及吸附剂配伍。

酵母

含有多种 B 族维生素及酶类，用于食欲不振、消化不良及维生素 B 缺乏症的辅助治疗。

二、抗消化性溃疡药物

常用药物可分为：抗酸药；胃酸分泌抑制药，包括：①H_2受体阻断药，常用药物有西咪替丁、雷尼替丁、法莫替丁。②M_1受体阻断药，常用药物派仑西平。③胃泌素受体阻断药，常用药物丙谷胺。④壁细胞 H^+ 泵抑制药，常用药物奥美拉唑；胃粘膜保护药，常用药物硫糖铝，米索前列醇，枸橼酸铋钾；抗幽门螺杆菌药，抗生素阿莫西林、克拉霉素，人工合成抗菌药呋喃唑酮、甲硝唑。

(一) 抗酸药

抗酸药是弱碱性化合物，能中和胃酸，降低胃内容物的酸度和胃蛋白酶的活性。临床主要用于胃及十二指肠溃疡和胃酸过多症的治疗。理想的抗酸药应该是作用强、快、持久，不产气(CO_2)，不吸收，不引起腹泻或便秘，对粘膜及溃疡面有收敛和保护作用。

氢氧化铝

抗酸作用较强，缓慢，持久。作用后产生的氧化铝有收敛、止血及便秘作用。

氢氧化镁

抗酸作用较强，较快。镁离子有导泻作用。

三硅酸镁

抗酸作用较弱而慢，但持久。生成的二氧化硅能保护溃疡面。大剂量时有轻泻作用。

碳酸钙

抗酸作用较强，快而持久。抗溃疡效果不如其它抗酸药，另外，还可引起便秘。

碳酸氢钠

抗酸作用弱，快而短暂。中和胃酸可产生大量二氧化碳。

(二) 胃酸分泌抑制药

1. H_2受体阻断药

西咪替丁

临床最早应用的H_2受体阻断药，其作用较其它阻断药弱。临床主要用于十二指肠溃疡及胃酸分泌过多疾病的治疗。

雷尼替丁

作用与西咪替丁基本相同，但其抑制胃酸分泌的作用比西咪替丁强5～10倍，故用药剂量小，不良反应少。

法莫替丁

抑制胃酸分泌作用强而持久，安全范围大。

2. M_1受体阻断药

哌仑西平

选择性的阻断胃壁细胞的M_1胆碱受体的新型抗胆碱药，用于治疗消化性溃疡、预防溃疡病出血。对唾液腺、眼、心脏等部位M受体的阻断作用较阿托品弱，不易透过血脑屏障，故几乎无中枢神经副作用。

3. 胃泌素受体阻断药

丙谷胺

能竞争性阻断胃壁细胞上的胃泌素受体，特异性地减少胃泌素分泌，但临床疗效比H_2受体阻断药差，现已少用于治疗溃疡病。

4. 壁细胞质子泵抑制药

奥美拉唑

抑制基础胃酸以及由组胺、促胃液素、乙酰胆碱、食物等引发的胃酸分泌。大剂量可导致无酸状态，是目前最强的抑酸药。奥美拉唑若与一、二种抗生素联合应用，可抑制幽门螺杆菌的生长，用于顽固性消化性溃疡，疗效优于雷尼替丁。临床首选治疗卓-艾综合征。

(三) 胃、十二指肠粘膜保护药

硫糖铝

有局部抗溃疡和细胞保护作用，但无抗酸作用。临床用于治疗消化性溃疡、慢性浅表性胃炎和反流性食管炎。由于硫糖铝需要胃酸活化，故不宜与抗酸药、H_2受体阻断药等同时用。

前列腺素衍生物

临床应用的米索前列醇是前列腺素E_1衍生物，本品属抗消化性溃疡二线药，但对非甾体抗炎药引起的消化性溃疡及胃出血有特效。不良反应为腹泻，也能引起子宫收缩，孕妇禁用。

(四) 抗幽门螺杆菌药

目前临床应用的抗幽门螺杆菌药可分为抗生素(阿莫西林、克拉霉素)、人工合成抗菌药(呋喃唑酮、甲硝唑)、铋制剂和质子泵抑制药四类。但无论哪一类单独应用，幽门螺杆菌的根除率都很低。为了增强疗效，减少不良反应，临床多采用联合用药，以不同的类别组方，配伍成二联疗法、三联疗法或四联疗法。

三、止吐药

胃肠道疾病、晕动病、妊娠反应、放射线治疗及某些药物中毒等产生的呕吐都可服用止吐药，以减轻痛苦并防止因呕吐引起的水和电解质紊乱。

（一）止吐药分类及特点

1. M胆碱受体阻断药　东莨菪碱、阿托品等，止吐作用强，主要用于晕动病。不良反应多，很少单用。

2. H_1受体阻断药　苯海拉明、茶海拉明、异丙嗪等，对晕动病和内耳眩晕症止吐作用良好，也用于妊娠呕吐和放射病呕吐。用药较安全。

3. D_2受体阻断药 吩噻嗪类的氯丙嗪、奋乃静、硫乙哌丙嗪，甲氧氯普胺，多潘立酮，可用于各种原因引起的呕吐。

4. 5－HT_3受体阻断药　昂丹司琼、格拉司琼、多拉司琼等，对肿瘤化疗、放疗引起的呕吐有很好的止吐效果。不良反应轻微。

（二）常用药物

甲氧氯普胺

阻断延髓催吐化学感受区的D_2受体，并能增进胃运动功能，松弛幽门，加速胃内容物的排空。适用于各种原因引起的呕吐，特别是胃肠功能失调所致的呕吐。尚可治疗食道反流症。孕妇慎用。

多潘立酮

选择性阻断外周多巴胺受体而具有胃肠促动和高效止吐作用，适用于功能性、器质性、感染性、放射治疗及药物引起的呕吐，首关消除作用强，又不易透过血脑屏障，中枢神经及心血管系统的不良反应较少。

昂丹司琼

通过阻断外周及中枢神经元5－HT_3受体，发挥强大的止吐作用，其镇吐效应较甲氧氯普胺强，且无锥体外系反应。主要用于恶性肿瘤化学治疗和放射治疗引起的呕吐，也可防治手术后恶心呕吐。但对晕动症及多巴胺受体激动剂阿朴吗啡所致呕吐无效。

四、泻药

泻药是一类能促进肠蠕动，加速粪便排出的药物。临床主要用于功能性便秘；也可用于肠手术前或腹部X线诊断前清洁肠道、加速肠道毒物排出以及难以承受排便时腹压过高的患者。

（一）泻药分类

1. 容积性泻药　以硫酸镁、硫酸钠为代表的盐类容积泻药和以甲基纤维素和羧甲基纤维素、半合成的多糖如乳果糖等为代表的膨胀性容积泻药。

2. 接触性泻药　酚酞、蓖麻油和大黄。

3. 润滑性泻药　液体石蜡、开塞露。

（二）常用药物

硫酸镁、硫酸钠

泻下作用强而快，临床用于便秘、排出肠内毒物、清洁肠道或与某些驱肠虫药合用以促进虫体排出。肾功能不良者宜用硫酸钠。心功能不全禁用硫酸钠导泻。

酚酞

作用温和，适用于慢性或习惯性便秘。不良反应轻微，偶有皮疹及出血倾向等。经肾排泄时在碱性尿液中呈红色，应事先告诉患者。

大黄

含有的蒽醌苷类是导泻的有效成分。大黄泻下作用强，久煎则由于蒽醌苷水解而失效。

液体石蜡

适用于年老、体弱、腹部或肛门手术后及高血压患者的便秘。久服可妨碍脂溶性维生素及钙、磷吸收。

开塞露

山梨醇、硫酸镁或甘油的高渗溶液的合剂，导泻迅速、方便、安全。用于偶发的急性便秘，效果较好。

五、止泻药

复方樟脑酊

含阿片生物碱的复方制剂，适用于较严重的非细菌性腹泻。久用可成瘾。

地芬诺酯

本品是哌替啶的衍生物，止泻作用较强、快且持久，可用于急、慢性腹泻。大量久服可成瘾。

鞣酸蛋白、次碳酸铋

肠内分解释放出鞣酸，与肠粘膜表面蛋白质形成保护膜，发挥收敛止泻作用。

六、利胆药

分为以去氢胆酸为代表的促进胆汁分泌药物和以熊去氧胆酸为代表的溶胆石药物。

测试题

一、填空题

1. 治疗消化性溃疡药可分为__________、__________、__________、__________四类。
2. 奥美拉唑抑制胃酸分泌作用强，它通过抑制__________产生作用，主要用于__________。
3. 碳酸氢钠中和胃酸作用特点是__________、__________而__________，大量服用因易于吸收可引起__________。
4. 硫酸镁口服给药用于__________，注射给药用于__________。
5. 止泻药可分为__________、__________、__________三类。

二、选择题

1. 硫糖铝治疗消化性溃疡的机制是
   A. 中和胃酸
   B. 抑制胃酸分泌
   C. 抑制胃蛋白酶活性
   D. 保护溃疡粘膜
   E. 抑制 H^+/K^+-ATP 酶
2. 硫酸镁没有下列哪项作用
   A. 导泻作用
   B. 利胆作用
   C. 抗惊厥作用
   D. 抗癫痫作用
   E. 降压作用
3. 下列关于碳酸氢钠叙述不正确的是
   A. 促进苯巴比妥钠从尿中的排泄
   B. 增强碱性药物的作用
   C. 较少用于中和胃酸
   D. 促进阿司匹林在胃内的吸收
   E. 碱化尿液防止磺胺药析出结晶
4. 习惯性便秘可选用
   A. 硫酸镁
   B. 乳果糖
   C. 酚酞
   D. 大黄
   E. 硫酸钠
5. 下列那一药物无抗幽门螺杆菌作用
   A. 甲硝唑
   B. 丙谷胺
   C. 四环素
   D. 阿莫西林
   E. 氨苄青霉素
6. 乳酶生是属于哪一种类型的药物
   A. 酶制剂
   B. 活的乳酸菌制剂
   C. 抗酸药
   D. 胃肠解痉药
   E. 营养剂
7. 大量口服可能引起碱血症的药物是
   A. 氢氧化铝
   B. 碳酸钙
   C. 三硅酸镁
   D. 氧化镁
   E. 碳酸氢钠
8. 下列苯海拉明的作用哪个不正确
   A. 镇静
   B. 止吐
   C. 抗过敏
   D. 减少胃酸分泌
   E. 催眠

三、问答题

1. 胃酸分泌抑制药可分为几类？列举每一类代表药。
2. 简述硫酸镁的药理作用及应用。

参考答案

一、填空题

1. 抗酸药　胃酸分泌抑制药　胃粘膜保护药　抗幽门螺杆菌药
2. H^+/K^+-ATP 酶　消化性溃疡
3. 快　强　短暂　碱血症
4. 导泻　抗惊厥
5. 容积性泻药　接触性泻药　润滑性泻药

二、选择题

1. D　　2. D　　3. D　　4. C　　5. B　　6. B　　7. E　　8. D

三、问答题

1. 胃酸分泌抑制药可分为四类：H_2受体阻断药如西咪替丁、雷尼替丁、法莫替丁等；M_1受体阻断药如哌仑西平；胃泌素受体阻断药如丙谷胺；壁细胞 H^+泵抑制药如奥美拉唑。

2. (1) 导泻作用：临床用于便秘、排出肠内毒物、清洁肠道或与某些驱肠虫药合用以促进虫体排出。

   (2) 利胆作用：口服硫酸镁溶液或用导管直接注入十二指肠，通过刺激十二指肠粘膜，反射性引起胆总管括约肌松弛，使胆囊排空，发生利胆作用。用于阻塞性黄疸和慢性胆囊炎。

   (3) 硫酸镁注射给药有抗惊厥和降压作用。

（沈丽霞　张力）

第二十九章　作用于血液及造血系统的药物

内容提要

此类药物包括：止血药，抗凝血药，抗血栓药，抗贫血药，扩充血容量药。

一、止血药

主要包括：促进凝血因子生成药、抗纤维蛋白溶解药和促血小板生成药。

（一）促进凝血因子生成药

维生素K

【作用特点】

维生素K作为羧化酶的辅酶参与凝血因子Ⅱ、Ⅶ、Ⅸ、Ⅹ的生物合成。

【临床应用】

1. 维生素K缺乏引起的出血

(1) 维生素K吸收障碍：如梗阻性黄疸、胆瘘及慢性腹泻等。

(2) 维生素K合成障碍：如早产儿、新生儿、长期应用广谱抗生素等。

2. 低凝血酶原所致的出血　如长期应用香豆素类、水杨酸类等药物。

3. 抗凝血灭鼠药中毒的解救　如敌鼠钠、大隆、溴敌隆等中毒。

【不良反应】

1. 维生素K_1静注太快可发生面部潮红、出汗、胸闷甚至虚脱。

2. 大剂量维生素K_3、K_4诱发新生儿和早产儿溶血性贫血、高胆红素血症及黄疸。

（二）抗纤维蛋白溶解药

氨甲苯酸

【作用特点】

1. 能竞争性抑制纤溶酶原激活因子，使纤溶酶原不能转化为纤溶酶。

2. 高浓度则直接抑制纤溶酶的活性，从而抑制纤维蛋白的溶解，产生止血作用。

【临床应用】

1. 主要用于治疗纤维蛋白溶解亢进所致出血，如肺、肝、脾、前列腺、甲状腺、肾上腺等手术时的异常出血，以及人工流产、胎盘早剥等所致出血。

2. 用于链激酶和尿激酶过量引起的出血。

【不良反应】

过量可致血栓形成、诱发心肌梗死，心、脑供血不足者应慎用。

（三）促血小板生成药

酚磺乙胺

【作用特点】

1. 促使血小板增生，并增强其粘附性和聚集性。

2. 促使血小板释放凝血活性物质，缩短凝血时间，加速血块收缩，有利于血管破损处的血液凝固。

3. 增强毛细血管抵抗力，降低其通透性，减少血浆渗出。

【临床应用】

1. 防止手术前后出血过多，以及各种内脏和皮肤出血。

2. 治疗血小板减少性紫癜、过敏性紫癜。

二、抗凝血药

肝素

【作用特点】

1. 在体内外均有强大、迅速的抗凝血作用。

2. 可加强抗凝血酶Ⅲ的作用，抑制凝血因子$Ⅻ_a$、$Ⅺ_a$、$Ⅸ_a$、$Ⅹ_a$及$Ⅱ_a$的活性而产生抗凝血作用。

3. 抑制血小板功能和降血脂。

【临床应用】

用于急性血栓栓塞性疾病，DIC早期，体外抗凝。

【不良反应】

1. 过量可发生粘膜、伤口及内脏出血，用鱼精蛋白解救。

2. 有出血倾向、肝肾功能不良、溃疡病、恶性高血压、脑出血者禁用或慎用，孕妇及产妇分娩后禁用。

华法林、醋硝香豆素

【作用特点】

1. 属香豆素类，口服抗凝血药，体内有效，起效缓慢，作用维持时间长。

2. 化学结构与维生素K相似，竞争性拮抗维生素K作用，干扰凝血因子Ⅱ、Ⅶ、Ⅸ、Ⅹ的化学合成产生抗凝血作用。对已经合成的上述凝血因子无对抗作用。

3. 华法林和醋硝香豆素作用较快、强，以华法林不良反应最小。

【临床应用】

预防和治疗血栓栓塞性疾病，人工置换心脏瓣膜等手术后防止静脉血栓发生。

【不良反应】

过量引起自发性出血，用维生素K解救。

枸橼酸钠

【作用特点】

1. 枸橼酸钠中的枸橼酸离子可与血浆中的钙离子形成难解离的可溶性络合物，使血中游离钙离子减少，凝血过程受阻。

2. 仅适用于体外抗凝血。

三、抗血栓药

(一) 抗血小板药

阿司匹林

【作用特点】

可抑制血小板中的前列腺素合成酶，使血栓素 A_2(TXA$_2$)合成减少，从而抑制血小板的功能，防止血栓形成。

【临床应用】

1. 主要治疗血小板功能亢进而引起的血栓栓塞性疾病。
2. 也可用于急性心肌梗死或不稳定型心绞痛等。

双嘧达莫

【作用特点】

通过抑制血小板的磷酸二酯酶和抑制红细胞摄取腺苷，使血小板内 cAMP 增加，从而抑制血小板功能，防止血栓形成和发展。

【临床应用】

1. 主要用于血栓栓塞性疾病和缺血性心脏病。
2. 也可与华法林合用可防止心脏瓣膜置换术后血栓形成。

噻氯匹啶

【作用特点】

1. 为强效血小板抑制剂。
2. 抑制 ADP、花生四烯酸、胶原、凝血酶和血小板活化因子所引起的血小板聚集和释放。

【临床应用】

主要用于预防急性心肌梗死、脑血管和冠状动脉栓塞性疾病。

前列环素

【作用特点】

可激活腺苷酸环化酶而使 cAMP 浓度增高，抑制血小板聚集与释放。

【临床应用】

用于急性心肌梗死、外周闭塞性血管疾病等。

(二) 纤维蛋白溶解药

链激酶

【作用特点】

可与纤溶酶原结合形成稳定的 SK-纤溶酶原复合物，进而形成具有活性的 SK-纤溶酶，溶解纤维蛋白。

【临床应用】

主要用于治疗急性血栓栓塞性疾病，也可用于急性心肌梗死的治疗。

【不良反应】

1. 可引起自发性出血，静脉注射抗纤维蛋白溶解药氨甲苯酸等可解救。
2. 易引起过敏反应。
3. 有出血或近期手术史者禁用，有出血倾向、消化道溃疡者禁用。

尿激酶

作用特点如下：

1. 能直接激活纤溶酶原，使之成为纤溶酶而溶解纤维蛋白。

2. 临床应用同链激酶，对脑栓塞疗效好。

阿尼普酶

作用特点如下：

1. 进入体内缓慢脱去酰基，使纤溶酶原的活性部位暴露，发挥纤溶作用。

2. 溶栓作用强，维持时间长，不需反复注射。

3. 用于急性心肌梗死的治疗。

四、抗贫血药

铁剂

【作用特点】

吸收入血的 Fe^{2+} 被氧化成 Fe^{3+}，再与转铁蛋白结合成血浆铁，转运至肝、脾、骨髓等组织器官，在骨髓中供造血用。

【临床应用】

用于慢性失血、营养不良、妊娠、儿童发育期等引起的缺铁性贫血。

【不良反应】

1. 恶心、呕吐、上腹疼痛及腹泻等胃肠道刺激症状。

2. 用量超过 1g 可致急性中毒，引起胃肠道出血、坏死，严重者引起休克。

叶酸

作用特点如下：

1. 在体内还原成四氢叶酸，以辅酶的形式参与一碳单位的传递过程。

2. 主要用于巨幼红细胞性贫血的治疗。

甲酰四氢叶酸钙

作用特点如下：

1. 作用与叶酸相似。

2. 主要用于巨幼红细胞性贫血及白细胞减少症。

3. 也可用于甲氨蝶呤等过量的解救。

维生素 B_{12}

【作用特点】

1. 参与 N^5-甲基四氢叶酸转变为四氢叶酸过程，传递一碳单位，参与核酸及蛋白质合成。

2. 促使脂肪酸中间代谢产物甲基丙二酸变成琥珀酸，保持神经髓鞘功能的完整性。

【临床应用】

用于恶性贫血和其它巨幼红细胞性贫血，以及神经炎、神经萎缩等神经系统疾病。

阿法依泊汀

【作用特点】

可与红系干细胞表面的红细胞生成素受体结合，刺激红系干细胞生成。

【临床应用】

用于慢性肾病引起的贫血，以及炎症、肿瘤化疗及获得性免疫缺陷综合征等引起的贫血。

非格司亭

【作用特点】

1. 主要刺激粒细胞系的增殖和分裂，也可使造血干细胞由静止期进入增殖期。

2. 对中性粒细胞系有特异性促生长作用，能促进中性粒细胞成熟并从骨髓释放入血。

【临床应用】

主要用于多种血液病及肿瘤放疗引起的中性粒细胞减少症。

沙格司亭

【作用特点】

1. 刺激粒细胞、单核细胞和T淋巴细胞的生长，使其成熟。

2. 对B淋巴细胞生长无影响。

【临床应用】

用于多种原因引起的白细胞或粒细胞减少症、再生障碍性贫血等，也可用于血小板减少症。

五、扩充血容量药

右旋糖酐

作用特点如下：

1. 中分子右旋糖酐　扩充血容量作用强，主要用于防治低血容量性休克。

2. 低分子右旋糖酐　扩充血容量、改善微循环，并有渗透性利尿作用。可用于各种休克，对失血性休克的疗效优于中分子右旋糖酐。

3. 小分子右旋糖酐　改善微循环、利尿作用强于低分子右旋糖酐，但扩容作用短暂。主要用于抗休克和各种血栓性疾病的治疗。

测试题

一、填空题

1. 肝素过量所致出血可用__________解救。
2. 香豆素类过量所致出血可选用__________解救，其原理是__________。
3. 华法林在临床上可用于__________、__________和__________。
4. 香豆素类通过竞争性拮抗__________的作用，而干扰__________合成，产生抗凝血作用。
5. 氨甲苯酸主要通过__________产生止血作用，临床上主要用于__________。
6. 在体内有效，而体外无效的抗凝血药是__________类，其起效慢是由于__________。
7. 缺铁性贫血可选用__________治疗；恶性贫血可选用__________治疗；巨幼红细胞性贫血可选用__________和__________治疗；其中可用于神经炎的药物是__________，用于治疗神经炎的原理是__________。
8. 抗贫血药中常用的铁剂有__________和__________，铁剂是以__________形式吸收入血，然后被氧化成__________再与__________结合进行转运。
9. 酚磺乙胺止血作用的主要机制是__________、__________和__________。

二、名词解释

1. 扩充血容量药
2. 止血药
3. 抗贫血药

三、选择题

1. 治疗纤维蛋白溶解亢进所致出血宜选用
   A. 鱼精蛋白
   B. 维生素 K
   C. 氨甲苯酸
   D. 酚磺乙胺
   E. 维生素 C
2. 肝素过量引起的自发性出血宜选用的解救药物是
   A. 右旋糖酐
   B. 鱼精蛋白
   C. 垂体后叶素
   D. 维生素 K
   E. 维生素 C
3. 治疗链激酶过量所致的出血宜选用
   A. 右旋糖酐
   B. 垂体后叶素
   C. 维生素 K
   D. 氨甲苯酸
   E. 鱼精蛋白
4. 氨甲苯酸促进凝血作用的原理是
   A. 抑制凝血酶原激活酶
   B. 增加血小板聚集、粘附功能
   C. 增加毛细血管抵抗性
   D. 抑制纤溶酶原的激活过程
   E. 抑制纤溶酶原激活酶前体合成
5. 华法林过量引起的自发性出血宜选用的解救药物是
   A. 维生素 K
   B. 氨甲苯酸
   C. 酚磺乙胺
   D. 阿尼普酶
   E. 维生素 C
6. 尿激酶抗凝血作用原理是
   A. 与纤溶酶原形成复合物
   B. 直接降解纤维蛋白
   C. 促进纤溶酶原激活因子前体转变为激活因子
   D. 激活纤溶酶
   E. 直接激活纤溶酶原
7. 血液透析患者宜采用的抗凝血药是
   A. 枸橼酸钠
   B. 华法林
   C. 双香豆素乙酯
   D. 肝素
   E. 双嘧达莫
8. 慢性肾病引起的贫血，首选药物是
   A. 维生素 B_{12}
   B. 叶酸
   C. 硫酸亚铁
   D. 红细胞生成素
   E. 甲酰四氢叶酸钙
9. 只用于体外抗凝的抗凝血药是
   A. 肝素
   B. 华法林
   C. 新抗凝
   D. 枸橼酸钠
   E. 尿激酶
10. 可与红系干细胞表面的红细胞生成素受体结合，刺激红系干细胞生成的是
   A. 维生素 B_{12}
   B. 沙格司亭
   C. 非格司亭
   D. 甲酰四氢叶酸钙
   E. 阿法依泊汀

四、问答题

1. 简述肝素的抗凝血作用原理和临床应用。
2. 指出两种脂溶性维生素 K，并叙述其止血作用原理。
3. 常用香豆素类药物有哪几种？简述其抗凝血作用原理及起效慢的原因。
4. 简述维生素 K 的临床应用。
5. 肝素和香豆素类药过量所致出血各应用何药解救？为什么？

参考答案

一、填空题

1. 鱼精蛋白
2. 维生素 K　两者化学结构相似，相互有竞争性拮抗作用
3. 血栓栓塞性疾病　心肌梗死辅助用药　人工置换心脏瓣膜术后防止静脉血栓形成
4. 维生素 K　凝血因子Ⅱ、Ⅶ、Ⅸ、Ⅹ
5. 竞争性抑制纤溶酶原激活因子，使纤溶酶原不能转化为纤溶酶　纤维蛋白溶解亢进所致出血
6. 香豆素　待已合成的凝血因子耗竭才能发挥抗凝作用
7. 铁剂　维生素 B_{12}　叶酸　维生素 B_{12}　维生素 B_{12}　促使脂肪酸中间代谢产物甲基丙二酰辅酶 A 转变成琥珀酰辅酶 A，保持神经髓鞘功能完整性
8. 硫酸亚铁　枸橼酸铁铵　Fe^{2+}　Fe^{3+}　转铁蛋白
9. 促血小板增生　促血小板释放凝血活性物质　增强毛细血管抵抗力，降低通透性

二、名词解释

1. 扩充血容量药：可提高血液胶体渗透压，增加血容量的药物。
2. 止血药：是一类能加速血液凝固，抑制纤维蛋白溶解或加强血小板功能，降低毛细血管通透性，而使出血停止的药物。
3. 抗贫血药：是指能够防治缺铁性贫血、巨幼红细胞性贫血及恶性贫血的一类药物。

三、选择题

1. C　2. B　3. D　4. D　5. A　6. E　7. D　8. D
9. D　10. E

四、问答题

1. 肝素通过与血液内抗凝血酶Ⅲ结合，使凝血因子$Ⅻ_a$、$Ⅺ_a$、$Ⅸ_a$、$Ⅹ_a$及$Ⅱ_a$失活，并通过对血小板粘附和聚集功能的抑制作用产生抗凝血作用。临床主要用于急性血栓栓塞性疾病、播散性血管内凝血以及体外抗凝。
2. 脂溶性维生素 K 有 K_1 和 K_2。维生素 K 在还原型辅酶 I(NADH)存在的条件下被还原成

氢醌型维生素 K，继而作为 γ-谷氨酰羧化酶的辅助因子，使凝血因子Ⅱ、Ⅶ、Ⅸ、Ⅹ前体蛋白氨基末端的谷氨酸残基羧化，从而使这些因子具有结合 Ca^{2+} 的活性，使血液凝固。

3. 香豆素类药物有双香豆素、华法林和醋硝香豆素。香豆素类的化学结构与维生素 K 相似，通过对维生素 K 的竞争性拮抗作用，阻碍了凝血因子Ⅱ、Ⅶ、Ⅸ、Ⅹ的合成而产生抗凝血作用。其起效慢的原因是由于对体内已合成的凝血因子无对抗作用，要待其耗竭才能发挥抗凝作用。

4. 维生素 K 用于：①维生素 K 缺乏引起的出血：如梗阻性黄疸、胆瘘及慢性腹泻所致维生素 K 吸收障碍而引起的出血，新生儿出血，长期应用广谱抗生素所致肠道细菌合成维生素 K 减少而引起的出血。②低凝血酶原所致出血，如长期大剂量服用香豆素类或水杨酸类药物所致出血。③抗凝血灭鼠药中毒解救。

5. 肝素过量所致出血用鱼精蛋白解救，鱼精蛋白分子结构具有强碱性基团，而肝素是一种粘多糖的硫酸酯，强酸性肝素可以和鱼精蛋白结合成稳定的复合物，使肝素失去活性。香豆素类过量所致出血用维生素 K 解救，因为两者化学结构相似，有竞争性拮抗作用。

（张　力）

第三十章　子宫兴奋药

内容提要

子宫兴奋药是一类选择性兴奋子宫平滑肌、引起子宫收缩的药物。分娩时，子宫产生节律性收缩，使胎儿及其附属物娩出，同时可压迫肌层血管而止血，并使子宫复原。子宫兴奋药的作用强度因子宫生理状态及用药剂量的不同而表现为节律性收缩或强直性收缩。前者可用于催产或引产，后者可用于产后子宫出血和子宫复原。临床常用脑垂体后叶制剂、麦角制剂和前列腺素类。

垂体后叶素

【作用特点】

1. 含有缩宫素和加压素，故对子宫的选择性不高，在催产和引产方面的应用已被缩宫素取代。

2. 加压素直接收缩内脏小动脉及小静脉以及作用于肾脏远曲小管和集合管，增加水分的重吸收，发挥抗利尿作用。垂体后叶素主要用于肺出血和尿崩症。

缩宫素

【作用特点】

对子宫平滑肌的兴奋作用与用药剂量、生理状态有关。

1. 小剂量缩宫素加强子宫的节律性收缩，以对子宫底部产生节律性收缩为主，对子宫颈作用极弱。

2. 雌激素可提高子宫对缩宫素的敏感性，孕激素则降低其敏感性。妊娠末期雌激素水平提高，子宫对缩宫素反应增强。

3. 小剂量缩宫素多用于催产、引产，大剂量使子宫产生强直性收缩，可用于产后止血，但作用不持久。

麦角生物碱

按结构可分为两类：以麦角新碱和甲基麦角新碱为代表的氨基麦角碱类，以麦角胺和麦角毒为代表的氨基酸麦角碱类。

【作用特点】

1. 氨基麦角碱类对子宫平滑肌的作用强大、迅速而短暂，且以临产前后最敏感。与缩宫素比较，其作用强而持久，易形成强直性收缩，且对子宫体和子宫颈无明显差别，故只用于产后止血和子宫复原。

2. 氨基酸麦角碱类对血管作用显著，对动静脉均有收缩作用，作用慢而持久。麦角胺还能收缩脑血管，减少动脉搏动幅度，常用于治疗偏头痛。

前列腺素 E_2、前列腺素 $F_{2\alpha}$

【作用特点】

1. 对妊娠各期子宫均有兴奋作用，妊娠末期子宫更为敏感，引起与正常分娩非常相似的子宫收缩。

2. 主要用于足月引产，也可用于妊娠早期和中期需要中止妊娠时的引产，给药方法为静脉滴注，阴道内、子宫腔或羊膜腔内给药。

测试题

一、填空题

1. 缩宫素的药理作用取决于药物的__________和子宫的__________，小剂量可使子宫产生__________收缩，用于__________，大剂量产生__________收缩，用于__________。
2. 缩宫素可用于__________、__________、__________。
3. 雌激素使子宫对缩宫素的敏感性__________，孕激素使子宫对缩宫素的敏感性__________，妊娠早期子宫对缩宫素的敏感性__________，妊娠晚期子宫对缩宫素的敏感性__________。
4. 麦角生物碱类分为__________和__________，前者包括__________、__________，主要用于__________、__________；后者包括__________、__________，主要作用于__________。
5. 由于麦角新碱易引起子宫强直性收缩，故不能用于__________和__________，只适用于__________和__________。
6. 垂体后叶素含有__________和__________，目前主要用于__________、__________。
7. 前列腺素对妊娠__________期子宫有兴奋作用，能增强子宫平滑肌的__________，同时还能__________子宫颈平滑肌，主要用于__________。
8. 前列腺素类引产药的给药方法有__________、__________、__________和__________给药。

二、选择题

1. 对血管平滑肌有明显舒张作用的药物为
   A. 麦角胺
   B. 垂体后叶素
   C. 缩宫素
   D. 麦角新碱
   E. 加压素
2. 缩宫素对子宫平滑肌的作用特点是
   A. 大剂量引起子宫体节律性收缩，子宫颈松弛
   B. 小剂量即可引起子宫体和子宫颈收缩
   C. 妊娠早期对药物敏感性最强
   D. 子宫对药物的敏感性与妊娠阶段无关
   E. 小剂量加强子宫底部节律性收缩为主
3. 垂体后叶素的止血机制
   A. 诱导血小板聚集
   B. 促进凝血因子合成
   C. 抑制纤溶过程
   D. 直接收缩血管
   E. 降低毛细血管通透性
4. 能使子宫产生节律性收缩，并可有效松弛子宫颈的药物为
   A. 缩宫素
   B. 麦角生物碱
   C. 地诺前列酮
   D. 麦角胺
   E. 垂体后叶素
5. 麦角胺治疗偏头痛的机制是
   A. 阻断血管平滑肌 α 受体
   B. 扩张血管，提高氧供
   C. 抑制前列腺素合成
   D. 收缩脑血管
   E. 阻断 β 受体，使血管收缩
6. 下列哪种药物不能用于青光眼患者
   A. 麦角胺

B. 麦角新碱　　　　　　　　　　D. 地诺前列酮
C. 缩宫素　　　　　　　　　　　E. 硝苯地平

三、问答题

1. 试述缩宫素的药理作用和临床应用。
2. 比较缩宫素与麦角新碱对子宫作用的异同,分别有哪些临床应用。

参考答案

一、填空题

1. 剂量　生理状态　节律性　催产引产　强直性　产后止血和子宫复原
2. 催产　引产　产后止血
3. 提高　降低　低　高
4. 氨基麦角碱　氨基酸麦角碱　麦角新碱　甲基麦角新碱　产后止血　子宫复原　麦角胺　麦角毒　血管
5. 催产　引产　产后止血　子宫复原
6. 缩宫素　加压素　肺出血　尿崩症
7. 各 节律性收缩　松弛　足月引产
8. 静脉滴注　阴道内　子宫腔　羊膜腔内

二、选择题

1. C　2. E　3. D　4. C　5. D　6. D

三、问答题

1. 药理作用:选择性兴奋子宫平滑肌,加强其收缩。①小剂量缩宫素加强子宫的节律性收缩,以对子宫底部产生节律性收缩为主,对子宫颈作用极弱,这与正常分娩近似,大剂量使子宫产生强直性收缩,直至舒张不全,可致胎死宫内、胎盘早期剥离或子宫破裂。②子宫对缩宫素的敏感性与体内雌激素及孕激素水平有密切关系。雌激素提高子宫对缩宫素的敏感性,而孕激素则降低其敏感性。妊娠早期体内孕激素水平高,子宫对缩宫素不敏感,妊娠后期雌激素水平高,子宫对缩宫素的敏感性大大增加,临产时达到高峰,分娩后逐渐降低。缩宫素可使乳腺腺泡周围的肌上皮收缩,促进排乳。
   临床应用:对产道和胎位正常而宫缩无力的产妇,可用小剂量的缩宫素催产。对于死胎、过期妊娠或因患严重的疾病需终止妊娠者,可用其引产。皮下或肌注较大剂量的缩宫素(5~10U),使子宫肌强直收缩,压迫肌层内血管而用于产后止血。
2. 缩宫素可选择性兴奋子宫,小剂量即可引起子宫体节律性收缩,同时子宫颈松弛;麦角新碱也可兴奋子宫平滑肌,但作用强而持久,剂量稍大即可引起子宫体和子宫颈强直性收缩。缩宫素可用于催产、引产和产后止血;麦角新碱不能用于催产和引产,只用于产后止血和子宫复原。

(沈丽霞　张力)

第三十一章　组胺与抗组胺药

内容提要

(一) 组胺受体分布及主要效应

组胺通过激动血管平滑肌上的 H_1 和 H_2 受体，引起血管扩张，使毛细血管通透性增加，血压下降，以致休克。组胺亦可激动内脏平滑肌 H_1 受体，使支气管平滑肌痉挛，引起呼吸困难，使胃肠和子宫平滑肌兴奋，产生痉挛性收缩。组胺激动胃壁细胞 H_2 受体，促进胃酸、胃蛋白酶分泌。

(二) 组胺受体激动药

倍他司汀

【作用特点】

1. 激动 H_1 受体。

2. 扩张内耳等处的动脉，纠正内耳血管痉挛，减轻膜迷路积水。

【临床应用】

主要用于治疗内耳眩晕症等。

(三) 常用的 H_1 受体阻断药

常用 H_1 受体阻断药有**苯海拉明、异丙嗪、氯苯那敏、特非那定、阿司咪唑、苯茚胺**等。

【作用特点】

1. 外周作用　能阻断外周组织 H_1 受体，对抗由组胺引起的呼吸道、消化道及子宫平滑肌收缩，部分对抗由组胺引起的毛细血管扩张及通透性增加，缓解并消除因内源性组胺释放引起的过敏症状。

2. 中枢抑制作用　能阻断中枢 H_1 受体，产生镇静等中枢作用。苯海拉明、异丙嗪中枢抑制作用较强；氯苯那敏、布可利嗪等较弱；特非那定、阿司咪唑不易透过血脑屏障，无中枢抑制作用；而苯茚胺有弱的中枢兴奋作用。

3. 阿托品样作用　苯海拉明、异丙嗪较强；氯苯那敏较弱；特非那定、阿司咪唑无阿托品样作用。

4. 止吐作用　苯海拉明、异丙嗪较强。

【临床应用】

1. 皮肤粘膜变态反应性疾病　主要用于荨麻疹、枯草热、过敏性鼻炎、血管神经性水肿。对支气管哮喘几乎无效。阿司咪唑、特非那定在治疗慢性过敏性鼻炎和慢性荨麻疹方面疗效较好。

2. 防晕止吐　苯海拉明、异丙嗪、布可利嗪、美可洛嗪可用于晕动症、妊娠呕吐和放射病呕吐。

3. 失眠　异丙嗪、苯海拉明可用于烦躁失眠。

【不良反应】

嗜睡、乏力、头痛、头晕、口干等。

测试题

一、填空题

1. 无中枢抑制和抗胆碱不良反应的 H_1受体阻断药是__________、__________。
2. 苯海拉明除有 H_1受体阻断作用外，还有__________作用，并引起__________、__________和__________等不良反应，故禁用于青光眼患者。
3. __________和__________抗组胺药可拮抗五肽胃泌素所引起的胃酸分泌，临床用于__________和__________。
4. 止吐作用较强的 H_1受体阻断剂是__________和__________。

二、选择题

1. 下列哪一药物无口干、视物模糊不良反应？
   A. 苯海拉明
   B. 后马托品
   C. 异丙嗪
   D. 阿司咪唑
   E. 氯苯那敏
2. 略有中枢兴奋作用的 H_1受体阻断药是
   A. 苯海拉明
   B. 氯苯那敏
   C. 赛庚啶
   D. 异丙嗪
   E. 苯茚胺
3. 驾驶员或高空作业者不宜使用的药物是
   A. 阿司咪唑
   B. 苯海拉明
   C. 苯茚胺
   D. 西咪替丁
   E. 阿托品
4. 对荨麻疹疗效较好的药物是
   A. 色甘酸钠
   B. 肾上腺素
   C. 西咪替丁
   D. 阿司咪唑
   E. 倍他司汀
5. 西咪替丁治疗十二指肠溃疡的机制是
   A. 中和胃酸
   B. 促进胃粘液分泌
   C. 提高五肽胃泌素活性
   D. 阻断胃壁细胞 H_2受体
   E. 阻断胃粘膜细胞 H_1受体
6. 下列哪一药物不是组胺受体拮抗剂？
   A. 阿司咪唑
   B. 雷尼替丁
   C. 氯苯那敏
   D. 倍他司汀
   E. 异丙嗪

三、问答题

1. 简述 H_1受体拮抗药的药理作用及临床应用。
2. 组胺受体分哪几类？简述其分布和效应及各类代表药。

参考答案

一、填空题

1. 阿司咪唑　特非那定
2. 阿托品样　口干　视物模糊　心动过速
3. 西咪替丁　雷尼替丁　胃溃疡　十二指肠溃疡
4. 苯海拉明　异丙嗪

二、选择题

1. D　　2. E　　3. B　　4. D　　5. D　　6. D

三、问答题

1. H_1受体拮抗药能对抗由组胺引起的呼吸道、消化道及子宫平滑肌收缩，对抗组胺引起的毛细血管舒张及毛细血管通透性增加，可缓解或消除因组胺释放引起的过敏症状。多数药物有中枢抑制作用和阿托品样作用。可用于皮肤粘膜变态反应性疾病及防晕动症止吐。

2. 组胺受体分三类：H_1受体、H_2受体、H_3受体。

   H_1受体激动：支气管、胃肠道、子宫平滑肌收缩；皮肤血管收缩；心房肌收缩加强；房室传导减慢；冠脉血管扩张。代表药苯海拉明。

   H_2受体激动：胃壁细胞分泌增多；血管扩张；心室肌收缩加强；窦房结频率增加。代表药西咪替丁。

   H_3受体激动：在中枢与外周神经末梢，参与神经功能的负反馈性调节。代表药硫丙咪胺。

（张　力）

第三十二章 肾上腺皮质激素类药物

内容提要

肾上腺皮质激素是肾上腺皮质分泌的所有激素的总称，可分为糖皮质激素、盐皮质激素和性激素。

（一）糖皮质激素

常用药物短效类有氢化可的松、可的松；中效类有泼尼松、泼尼松龙、甲泼尼龙；长效类有地塞米松、倍他米松。氢化可的松、可的松可由肾上腺皮质束状带细胞合成与分泌，它们与盐皮质激素比较在 C_{17} 位上有羟基，C_{11} 位上有氧或羟基；可的松与泼尼松在体内分别转化为氢化可的松和泼尼松龙才能发挥作用。

【药理作用】

1. 抗炎作用 ①抑制炎症介质的产生及释放。②抑制细胞因子产生，降低炎症的细胞反应与血管反应；③抑制巨噬细胞内一氧化氮合酶（NOS）的活性，使 NO 生成下降，从而抑制由 NO 引起的炎症反应。④诱导血管紧张素转化酶（ACE）加速缓激肽降解产生抗炎作用。

2. 免疫抑制作用 ①抑制巨噬细胞对抗原的吞噬和处理；②干扰淋巴细胞的识别及阻断免疫母细胞的增殖；③促进致敏淋巴细胞解体；④干扰体液免疫；⑤消除免疫反应所致的炎症反应。

3. 抗毒作用 能提高机体对内毒素的耐受力。

4. 抗休克作用 ①降低血管对某些缩血管活性物质的敏感性，解除血管痉挛，改善微循环；②加强心肌收缩力，使心输出量增多；③稳定溶酶体膜，减少心肌抑制因子的生成。

5. 对血液成分的影响 使中性粒细胞增多，使红细胞、血红蛋白含量增加，大剂量使血小板增多并提高纤维蛋白原浓度，还能减少淋巴细胞、嗜酸性粒细胞及嗜碱性粒细胞。

6. 提高中枢神经系统的兴奋性。

【临床应用】

1. 替代疗法。

2. 严重感染或炎症。

3. 过敏反应及自身免疫性疾病。

4. 抗休克。

5. 血液病 可用于急性淋巴细胞性白血病、再生障碍性贫血、粒细胞减少症、血小板减少症等。

6. 局部用药 如接触性皮炎、湿疹等。

【不良反应】

1. 类肾上腺皮质功能亢进症。

2. 诱发或加重感染。

3. 抑制或延缓儿童生长发育。

4. 医源性肾上腺皮质功能不全。

5. 反跳现象与停药症状。

6. 诱发或加重溃疡。

7. 眼部晶体后部包囊下白内障,影响房水回流造成青光眼。

8. 欣快、易激动、失眠等。

(二) 盐皮质激素

主要有醛固酮和去氧皮质酮,对维持机体正常的水、盐代谢起着重要作用,能促进肾脏远曲小管 Na^+、Cl^- 的重吸收和 K^+、H^+ 的分泌,具有保钠排钾作用,主要用于慢性肾上腺皮质功能减退症,纠正失水、失钠和钾潴留,以维持水和电解质的平衡。

测试题

一、填空题

1. 糖皮质激素短效制剂有__________,中效制剂有__________,长效制剂有__________,外用制剂有__________。
2. 糖皮质激素的疗程及用法有__________、__________、__________、__________和__________。
3. 可的松和泼尼松在体内分别转化为__________和__________而产生药效,故__________患者不宜直接应用可的松和泼尼松。
4. 长期应用糖皮质激素停药过快可致__________和__________。
5. 糖皮质激素诱发加重溃疡的机制为__________、__________、__________和__________。
6. 糖皮质激素隔日疗法的给药依据是__________,早晨一次给药应与__________一致,对__________抑制作用较小。
7. 对于长期应用糖皮质激素的患者,为防止停药反应,在停药和用药上应注意__________和__________,在停药数月或更长时间内如遇应激情况应__________。
8. 长期应用糖皮质激素的停药反应主要有__________和__________。

二、名词解释

1. 医源性肾上腺皮质功能不全
2. 反跳现象
3. 停药症状
4. 类肾上腺皮质功能亢进症
5. 替代疗法

三、选择题

1. 抗炎作用最强的糖皮质激素是
   A. 可的松
   B. 氢化可的松
   C. 地塞米松
   D. 氟轻松(肤轻松)
   E. 强的松

2. 糖皮质激素诱发和加重感染的主要原因是
   A. 病人对激素不敏感
   B. 激素用量不足
   C. 激素能直接促进病原微生物繁殖
   D. 激素抑制免疫反应,降低机体抵抗力
   E. 使用激素时未能应用有效抗菌药物

3. 经体内转化后才有效的糖皮质激素是
A. 强的松
B. 可的松
C. 地塞米松
D. 倍他米松
E. 去炎松

4. 糖皮质激素用于严重感染的目的是
A. 加强抗生素的抗菌作用
B. 提高机体抗病能力
C. 抗炎、抗毒素、抗过敏、抗休克
D. 加强心肌收缩力，改善微循环
E. 抑制内毒素生成

5. 治疗剂量时几乎无保钠排钾作用的糖皮质激素是
A. 氢化可的松
B. 强的松
C. 可的松
D. 地塞米松
E. 强的松龙

6. 长疗程应用糖皮质激素采用隔日清晨一次给药可避免
A. 诱发溃疡
B. 停药症状
C. 反馈性抑制垂体—肾上腺皮质功能
D. 诱发感染
E. 反跳现象

7. 下列患者中禁用糖皮质激素的是
A. 严重哮喘兼有轻度高血压
B. 轻度糖尿病兼有眼部炎症
C. 水痘发高烧
D. 结核性胸膜炎兼有慢性支气管炎
E. 过敏性皮炎兼有局部感染

8. 糖皮质激素对血液成分的影响正确的描述是
A. 减少血中中性粒细胞数
B. 减少血中红细胞数
C. 抑制红细胞在骨髓中生成
D. 减少血中淋巴细胞数
E. 血小板数减少

9. 长期应用糖皮质激素，突然停药产生反跳现象，其原因是
A. 病人对激素产生依赖性或病情未充分控制
B. ACTH 突然分泌增高
C. 肾上腺皮质功能亢进
D. 甲状腺功能亢进
E. 甲状腺功能低下

10. 糖皮质激素治疗过敏性支气管哮喘的主要作用机制是
A. 直接扩张支气管平滑肌
B. 兴奋 β_2 受体
C. 稳定肥大细胞膜，抑制炎性介质释放
D. 使细胞内 cAMP 增加
E. 抑制补体参与免疫反应

11. 糖皮质激素用于慢性炎症的目的在于
A. 抑制花生四烯酸释放，使 PG 合成减少
B. 具有强大抗炎作用，促进炎症消散
C. 使炎症部位血管收缩，通透性下降
D. 抑制肉芽组织生长，防止粘连和疤痕
E. 稳定溶酶体膜，减少蛋白水解酶的释放

12. 长期应用糖皮质激素可引起
A. 高血钙
B. 低血钾
C. 高血钾
D. 高血磷
E. 低血糖

13. 糖皮质激素诱发加重胃溃疡的错误论点是
A. 促进胃酸分泌
B. 促进胃蛋白酶分泌
C. 减少胃粘液生成
D. 直接损伤胃粘膜
E. 减弱 PG 的胃粘膜保护作用

14. 糖皮质激素和抗生素合用治疗严重感染的目的是
A. 增强机体的对疾病的防御能力
B. 增强抗生素的抗菌活性
C. 增强机体应激性
D. 抗毒、抗休克、缓解毒血症状
E. 拮抗抗生素的副作用

15. 感染中毒性休克用糖皮质激素治疗应采用
A. 大剂量肌内注射
B. 小剂量反复静脉点滴给药
C. 大剂量突击静脉给药
D. 一次负荷量肌内注射给药，然后静脉点滴维持给药
E. 小剂量快速静脉注射

四、问答题

1. 糖皮质激素通过哪些环节产生免疫抑制作用？
2. 糖皮质激素的主要药理作用有哪些？
3. 简述糖皮质激素抗休克作用机制。
4. 长期应用糖皮质激素主要引起哪些代谢紊乱？主要的临床表现有哪些？
5. 阐述糖皮质激素的抗炎作用机制。
6. 糖皮质激素有哪些主要不良反应？

参考答案

一、填空题

1. 可的松　泼尼松龙　地塞米松　氟轻松(肤轻松)
2. 大剂量突击疗法　一般剂量长程疗法　隔日疗法　小剂量替代或补充疗法　局部用药
3. 氢化可的松　泼尼松龙　严重肝病
4. 反跳现象　停药症状
5. 增加胃酸与胃蛋白酶分泌　减少胃粘液产生　阻碍组织修复　减弱 PGs 对胃粘膜保护作用
6. 肾上腺皮质分泌氢化可的松有昼夜节律性　生理负反馈时间　肾上腺皮质分泌
7. 不可骤然停药　尽量减低每日维持量或采用隔日疗法　给予足量糖皮质激素
8. 医源性肾上腺皮质功能不全　反跳现象与停药症状

二、名词解释

1. 医源性肾上腺皮质功能不全：长期应用糖皮质激素后，由于体内糖皮质激素超过正常水平，通过负反馈作用，使丘脑—垂体—肾上腺皮质系统抑制，垂体前叶 ACTH 分泌减少，因而内源性肾上腺皮质激素分泌功能减退，甚至肾上腺皮质萎缩。这时一旦停药，外源性糖皮质激素减少，而内源性肾上腺皮质激素又不能立即分泌补充，可出现肾上腺皮质功能不全，称为医源性肾上腺皮质功能不全。
2. 反跳现象：长期用药因减量太快或突然停药所致原发病复发或加重的现象，称为反跳现象。
3. 停药症状：长期用药因减量太快或突然停药时有些病人出现一些原来疾病没有的症状。
4. 类肾上腺皮质功能亢进症：长期应用超生理剂量的糖皮质激素所致的肾上腺皮质功能亢进症状。
5. 替代疗法：外源性补给某种激素，以弥补机体原有内分泌腺由于病理改变或手术所致分泌功能减退，此疗法称之为替代疗法。

三、选择题

1. D　2. D　3. B　4. C　5. D　6. C　7. C　8. D

9. A　　10. C　　11. D　　12. B　　13. D　　14. D　　15. C

四、问答题

1. 糖皮质激素产生免疫抑制作用主要通过以下几方面：①抑制巨噬细胞对抗原的吞噬和处理；②干扰淋巴细胞识别及阻断淋巴母细胞增殖；③加速淋巴细胞的破坏和解体，使血中淋巴细胞迅速减少；④干扰体液免疫，使抗体生成减少；⑤消除免疫反应所致的炎症反应。

2. 糖皮质激素的主要药理作用包括：①抗炎作用：能对抗各种原因引起的早期渗出性炎症，抑制炎症后期毛细血管和纤维母细胞增生，延缓肉芽组织生成，防止粘连和瘢痕形成，减轻后遗症；②免疫抑制作用；③抗毒作用：提高机体对细菌内毒素的耐受力，迅速退热并缓解毒血症状；④抗休克作用；⑤刺激骨髓造血机能：糖皮质激素能使红细胞和血红蛋白含量增加，中性粒细胞增多。

3. 糖皮质激素抗休克机制：①加强心肌收缩力，使心输出量增多；②降低血管对某些缩血管活性物质的敏感性，舒张痉挛血管，改善微循环；③稳定溶酶体膜，减少心肌抑制因子（MDF）的释放，防止蛋白水解酶的释放以及由 MDF 所致的心肌收缩无力及内脏血管收缩；④提高机体对细菌内毒素的耐受力，缓解由内毒素所致的高热等全身毒血症状。

4. 长期应用糖皮质激素所引起的代谢紊乱及其临床表现如下：

(1) 糖代谢障碍：促进糖原异生，减慢葡萄糖分解为二氧化碳的氧化过程，减少组织细胞的葡萄糖摄取和利用，加重或诱发糖尿病。

(2) 蛋白质代谢障碍：促进蛋白质分解，抑制合成，造成负氮平衡，可使儿童生长减慢、肌肉萎缩无力，皮肤变薄、骨质疏松、淋巴组织萎缩及伤口愈合不良。

(3) 脂肪代谢障碍：促进脂肪分解，抑制脂肪合成，使血中甘油与游离脂肪酸增高，脂肪分布异常，形成向心性肥胖。

(4) 水盐代谢障碍：使肾小管 Na^+ 重吸收增加，K^+、H^+ 分泌增加，造成钠潴留、低血钾，进而导致高血压、水肿；促进肾脏钙磷排泄，减少肠内钙吸收，造成骨质脱钙。

5. 糖皮质激素抗炎机制为：①抑制炎症介质的产生及释放：炎症介质有白三烯（LTs）、前列腺素（PGs）等，前者有较强的白细胞趋化作用和增加血管通透性的作用，后者可引起红、肿、热、痛等炎症反应。糖皮质激素可通过增加脂皮素的合成及释放而抑制炎症介质白三烯（LTs）、前列腺素（PGs）及血小板活化因子（PAF）的生成，从而抑制白细胞趋化及炎症反应。②抑制细胞因子产生，降低炎症的细胞反应与血管反应；③抑制巨噬细胞内一氧化氮合酶（NOS）的活性，使 NO 生成下降，从而抑制由 NO 引起的炎症反应。④诱导血管紧张素转化酶（ACE），加速缓激肽降解产生抗炎作用。

6. 糖皮质激素主要不良反应包括：①类肾上腺皮质功能亢进症；②诱发加重溃疡；③诱发加重感染；④抑制或延缓儿童生长发育；⑤白内障、青光眼；⑥欣快、失眠，诱发癫痫或精神失常；⑦延缓伤口愈合。

（马俊江）

第三十三章　性激素类药及避孕药

内容提要

(一) 雌激素类药

常用雌激素类药有雌二醇、戊酸雌二醇、己烯雌酚、炔雌醇、炔雌醚等，现均可人工合成。

【药理作用】

1. 促进未成年女性第二性征和性器官发育成熟。
2. 维持成年女性性征，参与月经周期的形成，提高子宫平滑肌对缩宫素的敏感性。
3. 较大剂量时，抑制下丘脑 G_nRH 的分泌，抗排卵，抑制乳汁分泌，抗雄激素作用。
4. 对代谢影响有水钠潴留、增加骨钙沉积等作用。

【临床应用】

1. 绝经期综合征　雌激素可抑制垂体促性腺激素的分泌。
2. 卵巢功能不全与闭经。
3. 功能性子宫出血。
4. 乳房胀痛。
5. 晚期乳腺癌　用于绝经期后乳癌不宜手术者，绝经期前乳癌患者禁用。
6. 前列腺癌。
7. 其它　治疗痤疮，用于避孕等。

(二) 抗雌激素类药

常用的药为氯米芬。氯米芬有较强的抗雌激素作用和弱的雌激素活性。可用于不孕症、闭经和晚期乳癌等。

(三) 孕激素类药

天然的为黄体酮。人工合成品分为两类：①17-羟孕酮类：甲孕酮、甲地孕酮、氯地孕酮和己酸孕酮等；②19-去甲基睾丸酮类：炔诺酮、双醋炔诺酮、甲基炔诺酮等。

黄体酮

天然品在肝脏易被破坏，口服无效，人工合成品较稳定，可口服用药或经其它途径给药。

【药理作用】

1. 在月经后期，促使子宫内膜由增殖期转为分泌期。
2. 抑制子宫收缩，降低子宫肌对缩宫素的敏感性而产生安胎作用。
3. 与雌激素一起使乳腺腺泡发育，为哺乳作准备。
4. 可抑制黄体生成素的分泌，抑制排卵，产生避孕作用。
5. 对抗醛固酮的作用，产生排钠利尿作用。

【临床应用】

用于功能性子宫出血、痛经和子宫内膜异位症、先兆流产和习惯性流产、子宫内膜癌、避孕。

(四) 雄激素类药

天然雄激素主要为睾丸酮，人工合成品有甲基睾丸素、丙酸睾丸素及苯乙酸睾丸素等。

同化激素是指同化作用强、男性化作用较弱的睾丸素衍生物，常用的有苯丙酸诺龙、去氢甲基睾丸素、康力龙等。

【药理作用】

1. 促进男性性征和生殖器官发育，保持男性性征。抗雌激素作用。
2. 同化作用，促进蛋白质合成，抑制蛋白质分解，促进肌肉生长。
3. 促进骨髓造血功能，刺激红细胞的生成。

【临床应用】

1. 睾丸功能不全用睾丸素作替代治疗。
2. 绝经期综合征、功能性子宫出血、晚期乳腺癌及卵巢癌。
3. 再生障碍性贫血及其它贫血，可用同化激素来缓解症状。
4. 用于消耗性疾病、骨折和促进伤口愈合(用同化激素)。

【不良反应】

女性病人长期应用此药可引起女性男性化。

(五) 抑制排卵的避孕药

【药理作用】

雌激素通过负反馈抑制卵泡刺激素(FSH)的释放，使卵子发育成熟受阻。孕激素抑制黄体生成素(LH)的释放，抑制排卵过程，两药合用可产生避孕作用。

【不良反应】

有类早孕反应、子宫不规则出血、闭经、乳汁减少、凝血功能亢进等不良反应。

(六) 抗着床避孕药

我国多选用大剂量的孕激素类药，其服用时间不受月经周期的限制，故亦称探亲避孕药，常用的有甲地孕酮片、炔诺酮片、双炔失碳酯片等。长效的口服复方避孕药有复方甲基炔诺酮乙片、复方氯地孕酮片、复方次甲氯地孕酮片等。

(七) 男性避孕药

棉酚：服药 4 个月后可使精子明显减少或无精子，或精子无活力。停药后 3～5 个月可逐渐恢复生精能力。

(八) 外用避孕药

是一些具有较强杀精作用的药物，可制成膜片或栓剂，放入阴道，发挥杀精作用，从而达到避孕目的。

测试题

一、填空题

1. 临床常用的雌激素有________、________、________、________和________等。其中在人体卵巢合成分泌的雌激素是________。
2. 临床常用的抗雌激素药是________，它治疗的主要疾病是________、________和________。

3. 临床常用的同化激素类药有__________、__________和__________。
4. 主要抑制排卵的避孕药，可能发生的不良反应有__________、__________、__________、__________和__________。
5. 探亲避孕药有__________、__________和__________。
6. 长效的口服复方避孕药有__________、__________和__________。

二、名词解释

1. 同化激素
2. 同化作用

三、选择题

1. 关于同化激素下列哪一项描述是错误的
   A. 同化作用强，男性化作用弱
   B. 雄激素样作用较弱
   C. 无水钠潴留作用
   D. 可引起钙、磷、钾和水的潴留
   E. 促进蛋白质合成
2. 回乳宜选用
   A. 炔诺酮
   B. 黄体酮
   C. 己烯雌酚
   D. 甲基睾酮
   E. 苯丙酸诺龙
3. 卵巢功能不全和闭经宜选用
   A. 黄体酮
   B. 甲基睾丸酮
   C. 氯米芬
   D. 己烯雌酚
   E. 双醋炔诺醇
4. 治疗前列腺癌宜选用
   A. 苯丙酸诺龙
   B. 丙酸睾丸素
   C. 双醋炔诺醇
   D. 炔雌醇
   E. 氯米芬
5. 苯丙酸诺龙禁用于
   A. 老年性骨质疏松
   B. 术后恢复期
   C. 前列腺癌
   D. 骨折长期不愈合
   E. 严重烧伤
6. 主要抑制排卵的避孕药是
   A. 甲基睾丸酮
   B. 雌激素与孕激素复方制剂
   C. 大剂量炔诺酮
   D. 己烯雌酚
   E. 前列腺素
7. 抗着床避孕药是
   A. 复方氯地孕酮
   B. 大剂量雌激素
   C. 炔雌醇
   D. 大剂量甲地孕酮
   E. 雌二醇
8. 老年性骨质疏松选用
   A. 黄体酮
   B. 炔诺酮
   C. 前列腺素
   D. 糖皮质激素
   E. 苯丙酸诺龙
9. 有关孕激素的作用错误的描述是
   A. 可降低子宫对缩宫素的敏感性
   B. 与雌激素一起促使乳腺腺泡发育
   C. 抑制 LH 分泌
   D. 有抗利尿作用
   E. 有抗醛固酮作用
10. 雌激素禁用于
   A. 有出血倾向的子宫肿瘤
   B. 绝经后乳腺癌
   C. 前列腺癌
   D. 功能性子宫出血
   E. 青春期痤疮

11. 有关雌激素作用的错误描述是

A. 增加骨骼钙盐沉积

B. 有水钠潴留作用

C. 增加肾小管对抗利尿激素的敏感性

D. 提高血液低密度脂蛋白和胆固醇

E. 增加子宫平滑肌对缩宫素的敏感性

12. 属于17α-羟孕酮类的药物是

A. 炔诺酮

B. 炔孕酮

C. 甲地孕酮

D. 去氧孕烯

E. 双醋炔诺酮

13. 由卵巢成熟滤泡分泌的雌激素是

A. 雌三醇

B. 己烯雌酚

C. 炔雌醇

D. 雌二醇

E. 戊酸雌二醇

14. 长效口服避孕药是

A. 复方炔诺酮

B. 甲地孕酮

C. 复方甲基炔诺酮甲片

D. 复方氯地孕酮

E. 炔诺酮

15. 天然孕激素是

A. 甲孕酮

B. 黄体酮

C. 甲地孕酮

D. 炔诺酮

E. 甲基炔诺酮

16. 天然的雄激素是

A. 甲基睾丸素

B. 丙酸睾丸素

C. 苯乙酸睾丸素

D. 睾丸酮

E. 甲基睾丸酮

17. 治疗再生障碍性贫血的药物是

A. 雌二醇

B. 炔雌醚

C. 苯丙酸诺龙

D. 甲基炔诺酮

E. 甲基睾丸素

四、问答题

1. 雌激素在临床上的主要用途是什么?
2. 试述孕激素的临床应用。
3. 目前临床应用的避孕药有哪几类?

参考答案

一、填空题

1. 雌二醇　炔雌醇　炔雌醚　戊酸雌二醇　己烯雌酚　雌二醇
2. 氯米芬　不孕症　闭经　晚期乳腺癌
3. 苯丙酸诺龙　去氢甲基睾丸素　康力龙
4. 类早孕反应　子宫不规则出血　闭经　乳汁减少　凝血功能亢进
5. 甲地孕酮片　炔诺酮片　双炔失碳酯片
6. 复方甲基炔诺酮乙片　复方氯地孕酮片　复方次甲氯地孕酮片

二、名词解释

1. 同化激素:是指同化作用强、男性化作用较弱的睾丸素衍生物。

2. 同化作用：能明显促进蛋白质合成，减少蛋白质分解，使肌肉生长、体重增加的作用。

三、选择题

1. C	2. C	3. D	4. D	5. C	6. B	7. D	8. E
9. D	10. A	11. D	12. C	13. D	14. D	15. B	16. D
17. C							

四、问答题

1. 雌激素主要用于：绝经期综合征，卵巢功能不全与闭经，功能性子宫出血，乳房胀痛，晚期乳腺癌，前列腺癌，痤疮，避孕。

2. 孕激素用于：功能性子宫出血，痛经和子宫内膜异位症，先兆流产和习惯性流产，子宫内膜癌，避孕。

3. 目前临床应用的避孕药可分为以下几类：①主要抑制排卵的药物，如复方炔诺酮片；②抗着床避孕药，如双炔失碳酯片；③男性避孕药，如棉酚；④外用避孕药（杀灭精子的避孕药）。

（马俊江）

第三十四章　甲状腺激素及抗甲状腺药

内容提要

甲状腺激素包括甲状腺素(T_4)和三碘甲状腺原氨酸(T_3)。常用的抗甲状腺药可分为四类:①硫脲类:有甲硫氧嘧啶、丙硫氧嘧啶;甲巯咪唑(他巴唑)和卡比马唑(甲亢平);②碘和碘化物;③放射性碘;④β受体阻断剂。

甲状腺激素

【生物合成、贮存和释放】

1. 碘的摄取　血液中 I^- 经腺细胞膜碘泵主动摄入细胞内。

2. 碘的活化　进入腺细胞的碘离子在过氧化物酶的作用下被氧化成活化碘。

3. 酪氨酸碘化　活化碘与甲状腺球蛋白(TG)中的酪氨酸结合,形成单碘酪氨酸(MIT)和双碘酪氨酸(DIT)。

4. 缩合　两分子 DIT 缩合成 T_4,一分子 DIT 和一分子 MIT 缩合成 T_3,缩合需过氧化物酶参与。

5. 贮存　生成的 T_4、T_3仍结合在 TG 上,贮存在腺泡腔中。

6. 释放　腺细胞顶端微绒毛以胞饮方式将 TG 摄入胞内,再经蛋白水解酶水解释出 T_4、T_3释放入血。

【生理作用】

1. 促进生长发育、促进蛋白质合成。

2. 促进代谢、增加产热。

3. 增加交感-肾上腺素系统的敏感性。

【临床应用】

用于呆小病、粘液性水肿、不典型或亚临床型甲状腺功能减退症、单纯性甲状腺肿及 T_3抑制试验。

【不良反应】

过量可致心悸、手震颤、多汗、失眠,严重者伴有呕吐、腹泻、发热、体重减轻。诱发心绞痛、心功能不全或心律失常。

硫脲类

【药理作用】

抑制甲状腺激素合成,对已合成的甲状腺素无影响,不影响其释放,亦无拮抗作用,待贮存的激素消耗到一定程度才能显效,故起效慢。

【临床应用】

1. 甲状腺功能亢进症的内科治疗。

2. 甲状腺手术前准备　术前先用硫脲类将甲状腺功能控制近正常,以减少麻醉和术后并发症，特别是减少甲亢危象产生。

3. 甲亢危象的辅助治疗。

【不良反应】

皮疹、药热等过敏反应。厌食、呕吐、腹痛、腹泻等消化道反应。白细胞减少、粒细胞缺乏。

碘和碘化物

【药理作用】

1. 对正常人小剂量碘可促使甲状腺素合成增加。

2. 大剂量碘具有抗甲状腺作用，抑制甲状腺激素的释放，拮抗 TSH 的作用，抑制过氧化物酶，影响酪氨酸碘化及 MIT 和 DIT 的缩合，从而影响甲状腺素的合成。大剂量碘剂使甲状腺腺体增生减少、腺体缩小，血管增生减轻，质地变韧，便于手术。

【临床应用】

用于防治单纯性甲状腺肿、甲状腺危象、甲状腺术前准备。

【不良反应】

咽喉部不适、呼吸道刺激、鼻窦和眼结膜炎症状及涎腺肿大等。引起发热、皮疹、皮炎、血管神经性水肿、喉头水肿等过敏反应。诱发甲状腺功能紊乱。

放射性碘

【药理作用】

^{131}I 的 β 射线对甲状腺有辐射损伤作用，增生组织对辐射作用更敏感，^{131}I 起到类似手术部分切除甲状腺的作用。γ 射线可在体外测得，用作甲状腺摄碘功能测定。

【临床应用】

用于测定甲状腺的摄碘功能，治疗甲状腺功能亢进。

测试题

一、填空题

1. 硫脲类抗甲状腺药可分为________和________两大类，前者包括有________和________，后者包括有________和________。
2. 硫脲类抗甲状腺药物可抑制周围组织内 T_4 脱碘生成 T_3 的药物是________。
3. 硫脲类抗甲状腺药的主要药理作用机制是________。
4. 硫脲类抗甲状腺药适用于________、________和________。
5. 硫脲类抗甲状腺药最常见的不良反应是________，最严重的不良反应是________。
6. 碘和碘化物临床用于________、________和________。
7. 放射性碘临床应用为________和________。
8. 单纯性甲状腺肿可选用________和________治疗。
9. 甲状腺素的临床应用是________、________、________、________和________。
10. 甲状腺手术前两周常规给予________，其目的是________。

二、名词解释

1. T_3　　　　2. T_4

三、选择题

1. 用于甲状腺手术前准备，可使腺体缩小变韧、血管减少而有利于手术进行的药物是
   A. 甲巯咪唑
   B. 甲硫氧嘧啶
   C. ^{131}I
   D. 卡比马唑
   E. 碘化物
2. 甲亢术前准备正确给药应是
   A. 先给碘化物，术前2周再给硫脲类
   B. 只给硫脲类
   C. 只给碘化物
   D. 先给硫脲类，术前2周再给碘化物
   E. 两者都不给
3. 下列哪一种情况慎用碘剂？
   A. 粒细胞缺乏
   B. 甲亢术前准备
   C. 甲状腺机能亢进危象
   D. 单纯性甲状腺肿
   E. 妊娠
4. 丙硫氧嘧啶的作用机制是
   A. 抑制甲状腺激素的生物合成
   B. 抑制甲状腺摄取碘
   C. 抑制甲状腺素的释放
   D. 抑制 TSH 分泌
   E. 抑制 TG 水解
5. 宜选用大剂量碘剂治疗的疾病是
   A. 结节性甲状腺肿
   B. 粘液性水肿
   C. 甲状腺功能亢进症
   D. 甲状腺危象
   E. 弥漫性甲状腺肿
6. 治疗粘液性水肿的药物是
   A. 丙硫氧嘧啶
   B. 碘剂
   C. 甲巯咪唑
   D. ^{131}I
   E. 甲状腺片
7. 能造成涎腺肿大不良反应的药物是
   A. 丙硫氧嘧啶
   B. 甲状腺素钠
   C. 甲巯咪唑
   D. 碘剂
   E. 普萘洛尔
8. 诱发甲状腺功能紊乱的药物是
   A. 甲硫氧嘧啶
   B. 碘化物
   C. 三碘甲状腺原氨酸
   D. 卡比马唑
   E. 普萘洛尔
9. 不能单独用于甲状腺功能亢进症内科治疗的药物是
   A. 甲硫氧嘧啶
   B. 卡比马唑
   C. 甲巯咪唑
   D. ^{131}I
   E. 碘化物

四、问答题

1. 抗甲状腺药有哪几类？各有何临床应用？
2. 简述甲状腺激素的生物合成过程。
3. 甲状腺危象可用何药处治？简述其理论依据。
4. 常用的硫脲类药物有哪些？简述本类药物的作用原理、临床应用。

参考答案

一、填空题

1. 硫氧嘧啶类　咪唑类　甲硫氧嘧啶　丙硫氧嘧啶　甲巯咪唑　卡比马唑

2. 丙硫氧嘧啶
3. 抑制甲状腺素的合成
4. 甲状腺功能亢进症的内科治疗　甲亢术前准备　甲状腺危象的辅助治疗
5. 过敏反应　粒细胞缺乏
6. 防治单纯性甲状腺肿　治疗甲状腺危象　甲亢术前准备
7. 甲状腺摄碘功能测定　治疗甲状腺机能亢进
8. 甲状腺素　碘剂
9. 呆小病　粘液性水肿　甲状腺机能减退　单纯性甲状腺肿　T_3抑制试验
10. 大剂量碘剂　使腺体、血管增生减少、质地变韧便于手术进行

二、名词解释

1. T_3：三碘甲状腺原氨酸。
2. T_4：甲状腺素。

三、选择题

1. E　2. D　3. E　4. A　5. D　6. E　7. D　8. B
9. E

四、问答题

1. 抗甲状腺药有以下4类：①硫脲类：用于甲状腺功能亢进症的内科治疗、甲状腺手术前准备、甲亢危象的辅助治疗；②碘和碘化物：用于防治单纯性甲状腺肿、甲状腺危象、甲状腺手术前准备；③放射性碘：用于测定甲状腺的摄碘功能，治疗甲状腺功能亢进症；④β受体阻断剂：用于控制甲亢病人心动过速、出汗、震颤、焦虑等症状，甲亢术前准备。

2. 甲状腺激素的生物合成过程包括以下步骤：血液中的碘经甲状腺腺泡细胞膜上的碘泵主动摄入细胞内，进入腺泡上皮细胞的碘离子在过氧化物酶的作用下，氧化成活化碘，活化碘与甲状腺球蛋白中的酪氨酸结合形成MIT和DIT，MIT和DIT或DIT自身在过氧化物酶参与下分别缩合成T_3及T_4，T_3、T_4与TG以结合形式贮存于腺泡腔中。

3. 甲状腺危象可用碘化物治疗，大剂量碘具有抗甲状腺作用，抑制甲状腺素的释放，拮抗TSH的作用，抑制过氧化物酶，影响酪氨酸碘化及MIT和DIT的缩合，从而影响甲状腺激素的合成。用硫脲类进行辅助治疗，主要药理依据是硫脲类可抑制甲状腺素的合成，丙硫氧嘧啶尚可抑制5′脱碘酶，使T_4向T_3转变减少。

4. 常用的硫脲类药物有：丙硫氧嘧啶、甲巯咪唑（他巴唑）。作用原理为抑制甲状腺激素合成。临床上常用于：①甲状腺机能亢进症的内科治疗；②甲状腺手术前准备；③甲亢危象的辅助治疗。

（马俊江）

第三十五章　胰岛素及口服降血糖药

内容提要

(一) 胰岛素及其制剂

胰岛素是由胰岛β细胞分泌,由51个氨基酸组成的多肽。药用胰岛素多为从牛或猪等胰腺中提取。短效类胰岛素有正规胰岛素;中效胰岛素有低精蛋白锌胰岛素和珠蛋白锌胰岛素;长效胰岛素有精蛋白锌胰岛素。

胰岛素

【作用特点】

1. 口服无效,短效类注射给药吸收快,作用维持时间短。

2. 结晶胰岛素与碱性蛋白结合,使其成为中效或长效制剂,吸收延缓,作用维持时间延长。

3. 加入碱性蛋白制剂抗原性增加。

【药理作用】

1. 加速葡萄糖的无氧酵解和氧化,促进糖原合成。抑制糖原分解和糖异生,增加葡萄糖的利用,降低血糖。

2. 促进脂肪合成,抑制脂肪分解,使游离脂肪酸和酮体生成减少。

3. 促进 K^+ 从细胞外流向细胞内。

4. 促生长作用。

【临床应用】

1. 胰岛素依赖型(I 型)糖尿病。

2. 非胰岛素依赖型(II 型)糖尿病,经饮食控制或口服降血糖药无效者。

3. 酮症酸中毒及非酮症高血糖高渗性昏迷。

4. 轻、中度糖尿病的应激情况。

【不良反应】

常见血糖过低、过敏反应、反应性高血糖、胰岛素抵抗性以及注射部位脂肪萎缩。

(二) 口服降血糖药

磺酰脲类

包括有甲磺丁脲、氯磺丙脲、格列本脲、格列吡嗪、格列喹酮和格列齐特。

【药理作用】

1. 促进胰岛β细胞释放胰岛素。

2. 抑制胰岛α细胞释放胰高血糖素。

3. 增强胰岛素受体的敏感性。

4. 氯磺丙脲有抗利尿作用。

5. 格列齐特有抑制血小板粘附、刺激纤溶酶原合成、恢复纤维蛋白溶解能力的作用。

【临床应用】

1. 用于胰岛功能尚未丧失的轻、中度病人　与胰岛素、二甲双胍有相加作用，对甲磺丁脲耐药者用氯磺丙脲、格列苯脲有效，肾功不良者宜选用格列喹酮。

2. 胰岛素抵抗患者　胰岛素与磺酰脲类合用。

3. 氯磺丙脲用于尿崩症　因可促进抗利尿激素(ADH)分泌。

【不良反应】

1. 胃肠道反应、过敏反应。

2. 氯磺丙脲易发生肝损害、白细胞及血小板减少。

3. 突发严重低血糖，而且持续时间长。

4. 长期应用可致甲状腺功能减退。

5. 致畸，孕妇忌用。

二甲双胍

【药理作用】

1. 促进组织对葡萄糖的吸收。

2. 增加葡萄糖在肌肉组织的无氧酵解。

3. 阻碍葡萄糖及其它营养物质在胃肠道的吸收。

4. 拮抗胰高血糖素及其它升血糖物质的作用。

【临床应用】

1. 轻症糖尿病患者，特别是肥胖糖尿病患者。

2. 和磺酰脲类或胰岛素合用，以减少磺酰脲类和胰岛素用量。

【不良反应】

腹痛、腹泻等胃肠道反应，低血糖反应，乳酸性酸血症。

测试题

一、填空题

1. 氯磺丙脲与磺胺合用可能产生严重的低血糖反应，其原因是__________。
2. 应用胰岛素的病人大量饮酒，可造成严重低血糖反应，其原因是__________。
3. 胰岛素与β受体阻断剂合用有引起严重低血糖危险，其原因是后者可__________。
4. 磺酰脲类降血糖药物中口服半衰期和作用维持时间最长的药物是__________，其主要的临床应用是__________和__________。
5. 具有严重肝功能不良的中度糖尿病患者宜选用的降血糖药是__________。
6. 胰岛素产生耐受性的主要原因有__________、__________、__________、__________、__________。
7. 严重肝、肾功能不良的轻型糖尿病患者不宜选用双胍类降血糖药，其原因主要是该药可__________，该药的临床适应证是__________。
8. 能抑制内源性胰岛素分泌的利尿药有__________和__________。
9. 胰岛素的主要不良反应有__________、__________、__________、__________和__________。

10. 胰岛素促进细胞 K^+ 内流的主要原因是__________，胰岛素常与__________和__________合用，以纠正细胞内低钾。

二、名词解释

1. 极化液
2. 胰岛素休克
3. 胰岛素抵抗性
4. 反应性高血糖

三、选择题

1. 下列有关胰岛素制剂的描述哪项是不正确的？
   A. 正规胰岛素是短效的
   B. 精蛋白锌胰岛素是长效的
   C. 低精蛋白锌胰岛素是中效的
   D. 结晶锌胰岛素是短效的
   E. 珠蛋白锌胰岛素是长效的
2. 可造成乳酸血症的降血糖药是
   A. 氯磺丙脲
   B. 胰岛素
   C. 甲磺丁脲
   D. 二甲双胍
   E. 格列齐特
3. 磺酰脲类降血糖药的作用机制是
   A. 提高胰岛β细胞功能
   B. 刺激胰岛β细胞释放胰岛素
   C. 加速胰岛素合成
   D. 抑制胰岛素降解
   E. 加速胰岛素降解
4. 有严重肝病的糖尿病人禁用的降血糖药是
   A. 结晶锌胰岛素
   B. 氯磺丙脲
   C. 甲磺丁脲
   D. 格列齐特
   E. 低精蛋白锌胰岛素
5. 可用于尿崩症的降血糖药是
   A. 格列本脲
   B. 格列齐特
   C. 氯磺丙脲
   D. 甲磺丁脲
   E. 二甲双胍
6. 引起胰岛素抵抗性的诱因哪一项是错误的？
   A. 酮症酸中毒
   B. 并发感染
   C. 手术
   D. 严重创伤
   E. 未按时进餐
7. 下述哪一种糖尿病不需首选胰岛素治疗？
   A. 合并严重感染的中型糖尿病
   B. 酮症
   C. 轻或中型糖尿病
   D. 妊娠期糖尿病
   E. 幼年重型糖尿病
8. 甲状腺功能亢进伴有中度糖尿病的患者宜选用
   A. 二甲双胍
   B. 氯磺丙脲
   C. 低精蛋白锌胰岛素
   D. 格列齐特
   E. 甲磺丁脲
9. 能显著增强胰岛素降血糖作用的药物是
   A. 呋喃苯胺酸
   B. 氢化可的松
   C. 双氢克尿噻
   D. 普萘洛尔
   E. 氯苯甲噻嗪

四、问答题

1. 胰岛素的主要生物学作用是什么？有何临床用途？

2. 胰岛素抵抗性的主要原因是什么？有何防治措施？
3. 简述磺酰脲类降血糖药的临床应用及其药理依据。
4. 简述胰岛素的主要不良反应。

参考答案

一、填空题

1. 竞争蛋白结合
2. 乙醇能抑制糖异生，减少肝脏的葡萄糖输出
3. 阻断低血糖时的代偿性升血糖反应，掩盖心率加快等早期低血糖症状
4. 氯磺丙脲　糖尿病　尿崩症
5. 胰岛素
6. 体内产生了胰岛素抗体　体内拮抗胰岛素物质增多　胰岛素受体基因异常及受体数目和亲和力下降　某些应激情况　酮症酸中毒
7. 造成乳酸血症　肥胖伴有轻症糖尿病患者
8. 呋塞米　噻嗪类利尿药
9. 血糖过低　反应性高血糖　过敏反应　胰岛素抵抗性　局部脂肪萎缩
10. 激活细胞膜上 Na^+/K^+-ATP 酶　葡萄糖　氯化钾

二、名词解释

1. 极化液：将葡萄糖、胰岛素和氯化钾三者合用，一般称之为 GIK 或极化液。
2. 胰岛素休克：一般为胰岛素过量、未按时按量进餐或运动过多造成血糖过低，初时出现饥饿感、精神不安、脉搏加快、瞳孔散大、面部表情异常，而后出现焦虑、头晕、流汗、共济失调等症状。当血糖水平降至 40mg/dl 以下时，出现精神错乱、震颤、昏迷、惊厥等症状，称之为胰岛素休克。
3. 胰岛素抵抗性：又称胰岛素耐受性，是指机体对胰岛素的生物反应性低于正常。糖尿病患者在并发感染、创伤、手术、情绪激动、酮症酸中毒或吸烟等，体内生成抗胰岛素物质如糖皮质激素、胰高血糖素、儿茶酚胺、酮体等增多可产生急性耐受。有些病人体内产生了抗胰岛素抗体，或因胰岛素受体基因异常、受体数目下降、受体功能缺陷、抗胰岛素受体抗体生成等可产生慢性胰岛素耐受性。
4. 反应性高血糖：当胰岛素用量不当而发生轻度低血糖时虽无明显低血糖症状，却能引起调节机制的代偿反应，使血糖水平升高，称为反应性高血糖。

三、选择题

1. E　2. D　3. B　4. B　5. C　6. E　7. C　8. C
9. D

四. 问答题

1. 胰岛素的生物学作用：①加速葡萄糖的无氧酵解和有氧氧化，促进糖原合成，抑制糖原分解

和糖异生；②增加脂肪合成，抑制脂肪分解；③促进蛋白质合成，抑制蛋白质分解；④促进K^+内流，增高细胞内K^+浓度；⑤促进生长作用。

临床主要用于治疗重度糖尿病及其严重并发症，如酮症酸中毒或高渗性糖尿病昏迷，或口服降血糖药无效的糖尿病患者，与葡萄糖、氯化钾联合用于纠正细胞内缺钾。

2. 急性胰岛素抵抗性多因并发感染、创伤或有其它应激状态时血中拮抗胰岛素的物质增多，或因酮症酸中毒时血中酮体和脂肪酸增多及pH值降低妨碍胰岛素作用，需针对诱因进行处理，并短时间内增加胰岛素的用量。慢性胰岛素抵抗性的主要原因是体内生成了抗胰岛素抗体、体内拮抗胰岛素物质增多、胰岛素受体数目减少和亲和力下降、胰岛素受体基因异常。

防治胰岛素抵抗性的措施是：选用抗原性小的胰岛素制剂，尽量避免间断使用胰岛素，避免高胰岛素血症和血糖波动，换用不同种属动物提取的胰岛素或胰岛素制剂，加服磺酰脲类口服降血糖药。

3. 磺酰脲类用于胰岛功能未完全丧失的轻、中度糖尿病患者，其理论依据是刺激部分尚完好的胰岛β细胞释放胰岛素；用于胰岛素抵抗性患者，刺激内源性胰岛素释放，并增强其作用；氯磺丙脲可用于尿崩症，因其能促进抗利尿激素分泌并增强抗利尿激素的作用。

4. 胰岛素主要不良反应是血糖过低、过敏反应、反应性高血糖、胰岛素抵抗性以及注射部位脂肪萎缩。

（马俊江）

第三十六章　抗菌药物概论及抗菌药物的合理应用

内容提要

抗菌药物是一类对体内外病原微生物具有抑制或杀灭作用的药物，包括抗生素、化学合成药及抗菌中草药三类。在临床上，它与抗寄生虫药、抗肿瘤药一起统称为化学治疗药。理想的化疗药物应对病原体具有高度选择性，而对机体无毒或毒性很低。

（一）抗菌药物概论

1. 抗菌药物基本概念

(1) 抑菌药：仅有抑制病原微生物生长繁殖而无杀灭作用的药物。

(2) 杀菌药：不仅能抑制病原微生物的生长繁殖且具有杀灭作用的药物。

(3) 抗菌谱：抗菌药的抗菌范围。仅作用于某一菌种或某一菌属的药物称为窄谱抗菌药；抗菌范围广泛，对多种病原体均有抑制作用的药物，称为广谱抗菌药。

(4) 抗菌活性：抗菌药物抑制或杀灭病原微生物的能力。临床上常用最低抑菌浓度或最低杀菌浓度来表示。在体外实验中，抑制培养基内细菌生长的最低浓度称为最低抑菌浓度(MIC)；杀灭培养基内细菌的最低浓度称为最低杀菌浓度(MBC)。

(5) 化疗指数：动物半数致死量(LD_{50})与治疗感染动物的半数有效量(ED_{50})的比值。化疗指数愈大，表明该药物疗效愈高，毒性愈低。

(6) 抗生素：抗生素是某些微生物产生的具有抑制或杀灭其它病原微生物的代谢产物，也包括半合成的衍生物及少数合成品。临床上抗生素有两种分类方法：按照药物的化学结构或按抗菌谱分类。

2. 抗菌药物作用机制　抗菌药抑菌或杀菌的机制，主要是以不同方式干扰病原微生物的生化代谢过程。作用机制有五方面：

(1) 抑制细菌细胞壁的合成：如青霉素类。

(2) 影响胞浆膜通透性：如多粘菌素类。

(3) 抑制蛋白质合成：如氨基糖苷类。

(4) 抑制核酸合成：如喹诺酮类。

(5) 影响叶酸代谢：如磺胺类。

3. 细菌的耐药性　耐药性又称抗药性，分为天然耐药性和获得耐药性两类。通常所指的耐药性系指获得性耐药性，即病原体与化学治疗药长期或反复接触后，对药物的敏感性降低或丧失。有些细菌对某种药物产生耐药性后，对同类其它药物也具有耐药性，称为交叉耐药性。耐药性产生机制主要有以下几种方式。

(1) 产生灭活酶：如青霉素类。

(2) 改变细菌胞浆膜通透性：如头孢菌素类。

(3) 细菌体内靶位结构改变：如利福霉素类。

(4) 改变代谢途径：如磺胺类。

（二）抗菌药物的合理应用

在抗菌药物广泛应用的今天，由于药物滥用给感染性疾病的治疗带来日益严重的问题，如二重感染、耐药性等，因此，临床必须合理使用抗菌药物，并要充分考虑机体、病原微生物和药物三者之间的关系，注重调动机体的防御机能，减少或避免药物的不良反应，有效控制病原微生物的耐药性。应用中要注意以下几方面：

1. 严格根据适应证选药。
2. 治疗方案个体化。
3. 选用适当的剂量和疗程。
4. 避免局部用药。
5. 防止二重感染。
6. 注意联合用药的指征。
7. 严格控制预防用药。
8. 树立综合治疗观念。

测试题

一、填空题

1. 抗菌药物是一类对体内外病原微生物具有__________或__________作用的药物，包括__________、__________及__________三类。
2. 理想的化疗药物应对病原体具有高度__________，而对机体__________或__________。
3. 抗菌谱是指__________。仅作用于某一菌种或某一菌属的药物称为__________抗菌药；抗菌范围广泛，对多种病原体均有抑制作用的药物，称为__________抗菌药。
4. 在体外实验中，抑制培养基内细菌生长的最低浓度称为__________；杀灭培养基内细菌的最低浓度称为__________。
5. 化疗指数愈大，表明该药物疗效__________，毒性__________，是衡量化学药物__________的指标。
6. 临床上抗生素有两种分类方法：按__________和按__________分类。
7. 耐药性又称__________，可分为__________和__________两类。
8. 有些细菌对某种药物产生耐药性后，对同类其它药物也具有耐药性，称为__________。
9. 在应用抗菌药物治疗感染性疾病时，要充分考虑__________、__________和__________三者之间的关系。

二、名词解释

1. 化学治疗药
2. 抑菌药
3. 杀菌药
4. 抗菌活性
5. 化疗指数
6. 抗生素
7. 耐药性

三、选择题

1. 化疗指数是指
   A. ED_{50}/LD_{50}
   B. LD_{50}/ED_{50}
   C. LD_{90}/ED_{10}
   D. LD_{95}/ED_{5}
   E. ED_{90}/LD_{10}
2. 化疗药物是指
   A. 人工合成的化学药物
   B. 抗菌药物
   C. 抗肿瘤药物
   D. 防治细菌感染、寄生虫病和恶性肿瘤的化学药物
   E. 治疗各种疾病的化学药物
3. 化疗药物的 LD_{50}/ED_{50} 比值的意义为
   A. 比值越大，临床用药越安全
   B. 比值越小，临床用药越安全
   C. 反映抗菌谱的大小
   D. 反映抗菌活性的大小
   E. 反映血药浓度的高低
4. 评价抗菌药物抗菌活性的指标是
   A. 化疗指数
   B. 药物剂量
   C. 抗菌谱
   D. 血药浓度
   E. 最低抑菌浓度

四、问答题

1. 抗菌药抑菌或杀菌的机制有哪几方面？
2. 耐药性产生机制主要有哪几种方式？
3. 临床合理使用抗菌药物要注意哪几方面？

参考答案

一、填空题

1. 抑制　杀灭　抗生素　化学合成药　抗菌中草药
2. 选择性　无毒　毒性很低
3. 抗菌药的抗菌范围　窄谱　广谱
4. 最低抑菌浓度(MIC)　最低杀菌浓度(MBC)
5. 愈高　愈低　安全度
6. 药物的化学结构　抗菌谱
7. 抗药性　天然耐药性　获得耐药性
8. 交叉耐药性
9. 机体　病原微生物　药物

二、名词解释

1. 化学治疗药：抗菌药、抗寄生虫药和抗肿瘤药称为化学治疗药。
2. 抑菌药：仅有抑制病原微生物生长繁殖而无杀灭作用的药物。
3. 杀菌药：不仅能抑制病原微生物的生长繁殖且具有杀灭作用的药物。
4. 抗菌活性：抗菌药物抑制或杀灭病原微生物的能力，在临床上常用最低抑菌浓度或最低杀

菌浓度来表示。

5. 化疗指数:动物半数致死量(LD_{50})与治疗感染动物的半数有效量(ED_{50})的比值。
6. 抗生素:是某些微生物产生的具有抑制或杀灭其它病原微生物的代谢产物,也包括半合成的衍生物及少数合成品。
7. 耐药性:通常所指的耐药性系指获得性耐药性,即病原体与化学治疗药长期或反复接触后,对药物的敏感性降低或丧失。

三、选择题

1. B 2. D 3. A 4. E

四、问答题

1. 抗菌药抑菌或杀菌的机制主要有:抑制细菌细胞壁的合成;影响胞浆膜通透性;抑制蛋白质合成;抑制核酸合成;影响叶酸代谢。

2. 耐药性产生机制主要有以下几种方式:产生灭活酶;改变细菌胞浆膜通透性;细菌体内靶位结构改变;改变代谢途径。

3. 临床合理使用抗菌药物要注意以下几方面:严格根据适应证选药;治疗方案个体化;选用适当的剂量和疗程;避免局部用药;防止二重感染;注意联合用药的指征;严格控制预防用药;树立综合治疗观念。

(李建恒)

第三十七章　人工合成抗菌药

内容提要

（一）喹诺酮类药物

第一代药物为萘啶酸，第二代的药物为吡哌酸，目前临床应用的多为第三代喹诺酮类，即氟喹诺酮类，其主要特点为：①抗菌谱广：对革兰阳性菌和革兰阴性菌均有耐药作用，对绿脓杆菌也有作用，部分品种对厌氧菌、衣原体、支原体、军团菌及结核分枝杆菌也有较强的抗菌作用。②细菌对本品耐药性发生率低，与其它抗菌药物无交叉耐药性。③在体内分布广，治疗泌尿系统感染、肠道感染疗效好，对前列腺炎及全身感染均有效。④大多数制剂可口服，使用方便。

常用药有诺氟沙星（氟哌酸）、环丙沙星（环丙氟哌酸）和氧氟沙星（氟嗪酸）、司帕沙星等。

喹诺酮类的作用机制是通过抑制细菌的 DNA 回旋酶，阻断 DNA 的复制而产生杀菌作用。

不良反应有：①胃肠道反应；②中枢神经系统反应如头痛、失眠等；③过敏反应如皮疹、粒细胞减少等；④大剂量或长期应用易致肝损害；⑤影响软骨发育，亦易引起关节病。孕妇和儿童慎用。

（二）磺胺类药物

1. 磺胺类药物的抗菌谱　磺胺类药物的抗菌范围较广，对大多数革兰阳性菌和革兰阴性菌均有抑制作用，对衣原体、伤寒杆菌、绿脓杆菌等也有效。

2. 磺胺类药物的作用机制　磺胺类药物的基本结构与对氨苯甲酸（PABA）相似，能与细菌体内 PABA 竞争二氢叶酸合成酶，阻碍细菌体内二氢叶酸的合成，最终使核酸合成受阻，达到抑菌作用。

3. 磺胺类药物应用　磺胺类药物可用于治疗各种敏感细菌的全身感染，SD 与血浆蛋白结合率低，易透过血脑屏障，为流脑首选药；SMZco（复方新诺明）用于呼吸系统感染、泌尿系统感染疗效好。

4. 磺胺类药物分类　根据药物被肠道吸收的程度和用途，将磺胺类药物分为三类：①肠道易吸收类：多用于全身感染。肠道易吸收的磺胺药根据其血浆半衰期的长短，又可分为短效类（$t_{1/2}<10$ 小时），如磺胺异恶唑（SIZ）；中效类（$t_{1/2}$ 10～24 小时），如磺胺嘧啶（SD）和磺胺甲恶唑（SMZ）；长效类（$t_{1/2}>24$ 小时），如磺胺间甲氧嘧啶（SMM）。②肠道难吸收类：如柳氮磺胺吡啶（SASP）用于肠道感染。③外用磺胺药：如磺胺米隆（SML）、磺胺嘧啶银（SD－Ag）和磺胺醋酰钠（SA－Na）。

5. 不良反应：①泌尿系统损害：由于磺胺类药物通过肝脏代谢，形成乙酰化磺胺，溶解度低而易产生尿结晶所致，若服药同时多饮水和使尿碱化，则可增加乙酰化磺胺溶解度，减少损害。②过敏反应。③造血系统反应：服药期间应定期查血象。④其它有消化道反应和中枢神经系统反应等。

（三）甲氧苄啶(TMP)

抗菌谱与磺胺相似，作用较强，单用易产生耐药性。抗菌机制通过抑制细菌二氢叶酸还原酶，阻碍四氢叶酸的合成，达到抑菌作用。

SMZ常与甲氧苄啶(TMP)组成复方新诺明片(SMZco)，以提高疗效，延缓耐药性产生。TMP和SMZ合用可使细菌的叶酸代谢遭到双重阻断，因此抗菌作用大大增强，甚至达到杀菌效果。TMP的血浆半衰期与SMZ相近，故两药组成复方效果更佳。TMP不良反应有胃肠道反应，少数患者可出现白细胞和血小板减少，本品可能引起畸胎，故孕妇禁用，肝肾功能不良者慎用。

（四）硝基呋喃类药物

1. 呋喃妥因　又名呋喃坦啶。口服吸收迅速，尿内药物浓度高，适用于泌尿道感染。主要不良反应有胃肠道反应、皮疹、药热及周围神经炎等。

2. 呋喃唑酮　又名痢特灵。口服很少吸收，在肠道内浓度高，主要用于肠炎、菌痢。近年来治疗幽门螺杆菌所致胃窦炎和溃疡病疗效较好。

测试题

一、填空题

1. 复方新诺明(SMZco)由__________和__________组成。
2. 磺胺药的基本结构是__________，与细菌体内__________结构相似，能与__________竞争__________酶，阻碍细菌的__________代谢。从而影响核酸合成，产生抑菌作用。
3. 为避免磺胺类药物引起泌尿系统损害，可采用__________和__________等措施加以预防。
4. 甲氧苄啶通过抑制__________酶，从而阻碍细菌__________的合成，与磺胺合用，可使细菌的叶酸代谢受到__________，增强抗菌作用。
5. 能用于流脑的磺胺类药物是__________，其药理作用基础是__________。
6. 喹诺酮类通过抑制细菌__________酶，从而阻碍细菌__________而产生杀菌作用。
7. 氟喹诺酮类药物为第__________代喹诺酮类。
8. 磺胺类药物分三类：__________多用于__________；__________多用于__________；__________。
9. 普鲁卡因在体内水解生成__________使__________类药物的抗菌疗效__________。

二、名词解释

氟喹诺酮类

三、选择题

1. 磺胺类药物对以下哪类病原体不敏感？
   A. 大肠杆菌
   B. 溶血性链球菌
   C. 梅毒螺旋体
   D. 脑膜炎双球菌
   E. 沙眼衣原体
2. 磺胺类药物作用机制是与细菌竞争
   A. 二氢叶酸还原酶
   B. 二氢叶酸合成酶
   C. 四氢叶酸还原酶

D. 一碳单位转移酶

E. 叶酸还原酶

3. 脓液及坏死组织中的PABA含量高,因此使磺胺的抗菌作用

A. 增强

B. 降低

C. 无影响

D. 消失

E. 协同

4. 治疗流脑首选磺胺嘧啶(SD)是因为

A. 对脑膜炎双球菌敏感

B. 血浆蛋白结合率低

C. 细菌产生耐药性较慢

D. 血浆蛋白结合率高

E. 以上都不是

5. 甲氧苄啶长期大量服用会引起人体叶酸缺乏症,原因是人体的哪种酶被抑制?

A. 二氢叶酸还原酶

B. 四氢叶酸还原酶

C. 二氢叶酸合成酶

D. 一碳单位转移酶

E. 葡萄糖-6-磷酸脱氢酶

6. 普鲁卡因可竞争性抑制、干扰下述哪一药物的抗菌作用

A. 链霉素

B. 四环素

C. 头孢菌素

D. 磺胺类

E. 红霉素

7. 磺胺嘧啶(SD)不能用于治疗下列哪种疾病?

A. 溶血性链球菌引起的丹毒

B. 肺炎球菌引起的大叶性肺炎

C. 脑膜炎双球菌引起的流脑

D. 立克次体引起的斑疹伤寒

E. 大肠杆菌引起的泌尿道感染

8. 口服呋喃妥因(呋喃坦啶)可用于治疗

A. 肠道感染

B. 泌尿道感染,从体内消除快

C. 泌尿道感染,从体内消除慢

D. 全身感染

E. 呼吸道感染

9. 氟喹诺酮类作用机制是

A. 抑制细菌的转肽酶而影响细菌粘肽合成产生抗菌作用

B. 抑制细菌二氢叶酸合成酶

C. 抑制细菌DNA回旋酶,阻碍DNA复制产生抗菌作用

D. 抑制细菌蛋白合成

E. 影响细菌细胞壁的合成

10. 喹诺酮类药物不宜用于

A. 老年人

B. 婴幼儿

C. 溃疡病患者

D. 妇女

E. 肝病患者

四、问答题

1. 简述磺胺类药物的基本结构及其作用机制。
2. 简述磺胺类药物的不良反应和防治措施。
3. 选择SMZ和TMP合用的药理依据是什么?
4. 试述氟喹诺酮类药理作用的主要特点有哪些?

参考答案

一、填空题

1. 磺胺甲噁唑(SMZ)　甲氧苄啶(TMP)

2. 对氨基苯磺酰胺(氨苯磺胺)　对氨苯甲酸(PABA)　PABA　二氢叶酸合成　叶酸

3. 多饮水　碱化尿液(同服 $NaHCO_3$)

4. 二氢叶酸还原　四氢叶酸　双重阻断

5. 磺胺嘧啶(SD)　血浆蛋白结合率低,易通过血脑屏障

6. DNA 回旋　DNA 复制

7. 三

8. 肠道易吸收类　治疗全身性感染　肠道难吸收类　治疗肠道感染　外用磺胺药

9. PABA(对氨基苯甲酸)　磺胺　降低

二、名词解释

氟喹诺酮类:是第三代喹诺酮类药物。

三、选择题

1. C　2. B　3. B　4. B　5. A　6. D　7. D　8. B
9. C　10. B

四、问答题

1. 磺胺类的基本结构是对氨基苯磺酰胺(氨苯磺胺)。它与对氨基苯甲酸(PABA)结构相似,能与细菌体内 PABA 竞争二氢叶酸合成酶,阻碍细菌叶酸的合成,最终使核酸合成受阻而达到抑菌作用。

2. 磺胺类药物的不良反应及其防治如下:①泌尿系统损害:多饮水和碱化尿液(同时服用 $NaHCO_3$)。②过敏反应:服药前询问过敏史,出现反应及时停药。③造血系统抑制:服药时应定期查血象。④消化系统反应:饭后服药。⑤中枢神经系统反应:高空或驾驶作业者慎用。

3. SMZ 和 TMP 合用可使细菌叶酸代谢受到双重阻断,增强抗菌作用,可达杀菌作用。两药的半衰期($t_{1/2}$)相近,故合用使血药浓度同步增高,可增强抗菌效果。

4. 氟喹诺酮类的特点如下:①抗菌谱广:对革兰阳性菌、革兰阴性菌、绿脓杆菌都有效。②细菌对本品耐药性发生率低,与其它抗菌药无交叉耐药性。③在体内分布广,治疗泌尿系统感染、肠道感染、前列腺炎等效果好。④大多数制剂可口服,使用方便。

(马丽杰)

第三十八章　β-内酰胺类抗生素

内容提要

β-内酰胺类抗生素化学结构中含有β-内酰胺环，包括青霉素类、头孢菌素类和新型的β-内酰胺类。

一、青霉素类

青霉素类的基本结构是由母核6-APA和侧链组成，临床上按其来源不同分为天然青霉素和半合成青霉素两类。

(一) 天然青霉素

青霉素G

结构中侧链R为苄基，故又称苄青霉素。临床常用其钠盐和钾盐，易溶于水，但水溶液极不稳定，久置室温大部分失效，并产生引起过敏反应的降解物。遇酸、碱、醇、重金属离子及氧化剂易被破坏，应避免配伍使用。

【抗菌作用】

1. 抗菌谱　青霉素G抗菌作用强，但抗菌谱较窄。敏感菌有：革兰阳性球菌如肺炎球菌、金黄色葡萄球菌、溶血性链球菌；革兰阴性球菌如淋球菌、脑膜炎双球菌；革兰阳性杆菌如白喉杆菌、炭疽杆菌、破伤风杆菌、产气荚膜杆菌；其它如放线菌、螺旋体也敏感，但对病毒、真菌、立克次体、阿米巴原虫无效。

2. 抗菌机制　抑制细菌细胞壁的合成。

【临床用途】

1. 革兰阳性球菌感染。
2. 革兰阴性球菌感染。
3. 革兰阳性杆菌感染。
4. 其它感染　放线菌病；螺旋体感染、钩端螺旋体病等。

【不良反应】

青霉素G毒性很低，最主要的是过敏反应。

1. 过敏反应。
2. 青霉素脑病。
3. 赫氏反应。
4. 其它　高钾、高钠血症，局部刺激症状。

(二) 半合成青霉素

以人工合成方法在母核6-APA上引入不同侧链，得到了耐酸、耐酶、广谱、抗绿脓杆菌、抗革兰阴性菌等不同药理特性的半合成青霉素。抗菌机制、不良反应与青霉素相同，并存在交叉过敏反应。

1. 耐酸青霉素　耐酸，可口服，但不耐酶，仅用于非严重感染。

2. 耐酶青霉素　耐酸，可口服。主要用于耐药金黄色葡萄球菌引起的感染，也可作为术后预防葡萄球菌感染或长期用药治疗某些敏感菌引起的慢性感染。

3. 广谱青霉素　耐酸，可口服，不耐酶，对耐药金黄色葡萄球菌感染无效，对革兰阳性和革兰阴性菌均有杀灭作用。

氨苄青霉素

本品虽耐酸，可口服，但吸收不完全，严重感染仍需注射给药。主要用于敏感菌如百日咳杆菌、流感杆菌、布氏杆菌、变形杆菌、大肠杆菌、伤寒杆菌等引起的呼吸道、消化道、泌尿道、胆道感染及伤寒、副伤寒。

羟氨苄青霉素

【抗菌作用】

为广谱抗生素，对溶血性链球菌、草绿色链球菌、肺炎球菌、金黄色葡萄球菌、流感嗜血杆菌、肠球菌、沙门菌、伤寒杆菌、变形杆菌等均有抗菌活性。抗菌机制同青霉素，对产酶金黄色葡萄球菌无效，与氨苄青霉素有完全交叉耐药性。

【临床用途】

用于敏感菌引起的上呼吸道感染、咽炎、扁桃体炎、急慢性支气管炎、肺炎、尿路感染、皮肤及软组织感染等。

【不良反应】

偶有腹泻、恶心、呕吐等胃肠道反应及皮疹，长期应用或儿童患者应注意二重感染的发生。

4. 抗绿脓杆菌青霉素　本类药物不耐酸，需注射给药。临床上主要用于绿脓杆菌、变形杆菌、大肠杆菌以及其它肠杆菌所致的各种感染，如腹腔感染、肺部感染、尿路感染、妇科感染及败血症等。

5. 主要作用于革兰阴性菌的青霉素　对革兰阴性菌产生的β-内酰胺酶稳定，主要用于革兰阴性菌感染的治疗，对某些肠杆菌科细菌有较强的活性，对革兰阳性菌作用差，对绿脓杆菌无效。临床用于敏感菌引起的尿路感染和软组织感染。

二、头孢菌素类

以头孢菌素C裂解而获得的7-ACA为母核，用化学方法接上不同的侧链而成的一族β-内酰胺类的广谱半合成抗生素。抗菌机制、耐药机制均与青霉素类相同。目前临床应用的头孢菌素类药物共有四代产品。

【药理作用】

1. 第一代头孢菌素类药物对大多数革兰阳性球菌及耐药金黄色葡萄球菌作用敏感，对大肠杆菌、奇异变形杆菌、肺炎杆菌、沙门菌、痢疾杆菌也有一定活性；对青霉素酶稳定，但可被多种革兰阴性菌产生的β-内酰胺酶破坏。

2. 第二代头孢菌素对革兰阳性菌的作用略差，对多数革兰阴性菌作用增强，部分药物对厌氧菌有效，但对绿脓杆菌无效；对革兰阴性菌产生的β-内酰胺酶稳定。

3. 第三代头孢菌素对革兰阴性菌包括肠杆菌属和绿脓杆菌及厌氧菌均有较强的作用，对流感杆菌、淋球菌亦有良好的抗菌活性，但对不动杆菌属常耐药，对革兰阳性菌作用不如第一、二代；对多种β-内酰胺酶有较高的稳定性；血浆半衰期延长，体内分布广，组织穿透力强，脑脊液中可达一定浓度。

4. 第四代头孢菌素对枸橼酸菌属、肠杆菌属、沙雷菌属较敏感，对革兰阳性球菌的作用较第三代强，但比第一代差。

耐甲氧西林葡萄球菌、肠球菌对头孢菌素类耐药，李斯特菌属一般耐药。

【临床应用】

1. 第一代头孢菌素主要用于革兰阳性菌及耐药金黄色葡萄球菌引起的各种感染，亦可用于预防外科手术后感染。

2. 第二代头孢菌素用于治疗敏感菌所致的肺炎、胆道感染、尿路感染、菌血症、呼吸道感染。

3. 第三代头孢菌素用于革兰阴性杆菌脑膜炎；肠杆菌科细菌引起的全身严重感染，尤其是耐药菌感染和院内感染；病原菌尚未查明的严重感染。头孢他啶、头孢哌酮常用于绿脓杆菌感染的治疗；头孢曲松单剂用于产酶淋球菌所致单纯性尿道炎可获满意疗效。

4. 第四代头孢菌素的适应证与第三代相同，临床应用尚不普遍。因其对β-内酰胺酶尤其超广谱酶和染色体介导的Ⅰ型酶稳定，临床试用于对某些第二代或第三代头孢菌素耐药的革兰阴性杆菌所致感染，对革兰阳性球菌作用优于第三代头孢菌素。

【不良反应】

1. 过敏反应。

2. 胃肠道反应。

3. 肾毒性　常发生于大剂量使用第一代头孢菌素后。

4. 低凝血酶原血症。

5. 二重感染。

6. 其它　中枢神经系统反应；静脉炎；局部疼痛，高钠血症。

头孢氨苄

对金黄色葡萄球菌（包括耐青霉素G菌株）、溶血性链球菌、肺炎球菌作用强，对流感杆菌、变形杆菌、肺炎杆菌等也有作用。临床主要用于敏感菌所引起的呼吸道、泌尿道、皮肤、软组织、生殖器官（包括前列腺）等感染。

头孢唑啉

是第一代头孢菌素中抗革兰阴性杆菌作用最强的一种。对革兰阳性球菌及耐药金黄色葡萄球菌亦有作用。临床主要用于葡萄球菌（包括耐药菌株）、链球菌（肠链球菌除外）、肺炎球菌、大肠杆菌、变形杆菌、流感杆菌、肺炎杆菌等敏感菌所致的呼吸道、泌尿道、皮肤、软组织、胆道等感染，也可用于心内膜炎、败血症的治疗。

头孢呋辛

对革兰阴性杆菌及耐药菌株（耐氨苄青霉素及第一代头孢菌素）作用强大，临床主要用于敏感的革兰阴性杆菌所致的下呼吸道、泌尿道、皮肤、软组织、骨、关节等部位及妇科感染。

头孢哌酮

革兰阳性菌仅对溶血性链球菌有较强作用，对大多数革兰阴性菌疗效好，大肠杆菌、变形杆菌、流感杆菌、肺炎杆菌、沙门杆菌对本品敏感，对绿脓杆菌作用强。临床主要用于敏感菌所致的呼吸道、泌尿道、皮肤、软组织、胆道、骨、关节等部位的感染，也可用于脑膜炎和败血症。

头孢曲松

对革兰阴性菌作用强，对β-内酰胺酶稳定，治疗耐药金黄色葡萄球菌、耐氨苄青霉素的流感杆菌、耐第一代头孢菌素和庆大霉素的一些革兰阴性菌引起的感染可获满意疗效。临床主要用于敏感菌所致的呼吸道、泌尿道、皮肤、软组织、胆道、骨、关节等部位的感染，也可用于胸膜炎、腹膜炎、脑膜炎及败血症。

头孢他啶

对流感杆菌、绿脓杆菌和肠杆菌科细菌如大肠杆菌、肺炎杆菌有较高的抗菌活性，肺炎球菌、溶血性链球菌亦敏感，对某些厌氧菌也有一定的抗菌活性，但对脆弱类杆菌抗菌作用差。对多种β-内酰胺酶有较高的稳定性。可用于敏感革兰阴性杆菌所致的败血症、下呼吸道感染、胆道感染、尿路感染和严重皮肤软组织感染等，对于由多种耐药革兰阴性杆菌引起的免疫缺陷者感染及绿脓杆菌或革兰阴性杆菌所致中枢神经系统感染亦有较好疗效。

三、其它β-内酰胺类抗生素

本类抗生素的化学结构中虽有β-内酰胺环，但无青霉素类与头孢菌素类典型的结构，故又称为非典型β-内酰胺类抗生素，临床上日益受到重视。本类药物包括头霉素类、碳青霉烯类、氧头孢烯类、单环β-内酰胺类抗生素。

（一）头霉素类

适用于盆腔感染、妇科感染及腹腔等需氧与厌氧菌混合感染。

（二）碳青霉烯类

临床常与去氢肽酶抑制剂西司他丁（cilastatin）按1∶1组成复方制剂。适用于多重耐药菌引起的严重感染、医院内感染和严重需氧与厌氧菌混合感染。

（三）氧头孢烯类

临床用于敏感菌所致的呼吸道、泌尿道、胆道、妇科感染，也可用于脑膜炎、腹腔感染及败血症。

（四）单环β-内酰胺类

临床常用于革兰阴性杆菌和绿脓杆菌、尤其对常用药物耐药菌株所致各种感染。

四、β-内酰胺酶抑制剂

β-内酰胺类抗生素耐药原因主要是细菌产生β-内酰胺酶，使β-内酰胺环水解而失活，为此，除研制具有耐酶性能的抗生素外，还开发了β-内酰胺酶抑制剂，与β-内酰胺类抗生素组成复方制剂。

克拉维酸

常用复方制剂有阿莫西林-克拉维酸（augmentin，力百汀）、替卡西林-克拉维酸（timentin，特美汀），主要用于产β-内酰胺酶金黄色葡萄球菌、表皮葡萄球菌、肠球菌及流感杆菌等所致的感染。

舒巴坦

常用的复方制剂有氨苄西林-舒巴坦（unasyn，优力新），主要用于产β-内酰胺酶的流感杆菌、淋球菌、肠杆菌科细菌、金黄色葡萄球菌、表皮葡萄球菌、肠球菌、脆弱类杆菌等感染；头孢哌酮-舒巴坦（sulperazon，舒普深），此制剂可增强头孢哌酮对葡萄球菌属、假单孢菌属、脆弱类杆菌等的抗菌作用；氨苄西林-舒巴坦双酯甲苯磺酸盐（sultamicillin，舒他西林），口服制剂，在肠壁被酯酶水解为舒巴坦和氨苄西林。

三唑巴坦

常用复方制剂有哌拉西林-三唑巴坦（特治星），此制剂对耐哌拉西林的大肠杆菌、肺炎杆菌、不动杆菌与奇异变形杆菌等具有良好的抗菌作用，适用于腹腔感染、下呼吸道感染、软组织感染和菌血症的治疗。

测试题

一、填空题

1. β-内酰胺类抗生素是一类化学结构中含有________环的抗生素，包括________类、________类和________类。
2. 青霉素类的基本结构是由________和________组成，临床上按其来源不同分为________和________两类。
3. 天然青霉素分子结构中侧链 R 为________，故又称________。遇________、________、________、________及________易被破坏，应避免配伍使用。
4. 长效制剂如普鲁卡因青霉素和苄星青霉素，由于吸收缓慢而作用维持时间较长，但因血药浓度较低，仅适用于________或________。
5. 青霉素的抗菌机制是抑制细菌________的合成，最主要的不良反应是________。
6. 其它 β-内酰胺类抗生素主要包括________、________、________和________等。
7. β-内酰胺酶抑制剂主要包括________、________、________。
8. 青霉素产生的过敏性休克应首选________抢救。
9. 青霉素 G 的主要缺点是________、________、________等。
10. 天然抗生素的来源是________。

二、名词解释

1. 6 - APA
2. 7 - ACA
3. 半合成抗生素

三、选择题

1. 下列哪种药物属于典型的 β-内酰胺类抗生素
   A. 克拉维酸
   B. 舒巴坦
   C. 三唑巴坦
   D. 氨曲南
   E. 阿莫西林
2. 青霉素 G 对下列哪种病原体敏感
   A. 螺旋体
   B. 病毒
   C. 真菌
   D. 立克次体
   E. 阿米巴原虫
3. 青霉素的抗菌机制是
   A. 抑制细菌细胞壁的合成
   B. 影响胞浆膜通透性
   C. 抑制蛋白质合成
   D. 抑制核酸合成
   E. 影响叶酸代谢
4. 关于氨苄西林错误的叙述是
   A. 对革兰阴性菌作用较强
   B. 对绿脓杆菌有效
   C. 对肠球菌敏感
   D. 用于伤寒、副伤寒感染
   E. 用于尿路、胆道感染
5. 对头孢菌素的错误描述为

A. 抗菌机制与青霉素相似
B. 与青霉素有部分交叉过敏现象
C. 第一、二代药物对肾脏均有毒性
D. 第三代药物对革兰阳性菌的作用比第一代强
E. 第二代药物对革兰阴性菌的作用比第一代强

6. 克拉维酸与阿莫西林组成复方制剂的主要依据是
A. 抗菌作用强
B. 抗菌谱窄
C. 是广谱β-内酰胺酶抑制剂
D. 可增加阿莫西林的吸收
E. 可减少阿莫西林的毒性

7. 对青霉素G不敏感的细菌是
A. 肺炎球菌
B. 淋球菌
C. 变形杆菌
D. 放线菌
E. 螺旋体

8. 大量静脉注射青霉素钾盐的主要危险是
A. 局部刺激
B. 过敏反应
C. 肾毒性
D. 耐药性
E. 高血钾

9. 头孢菌素的基本母核是
A. 6-APA
B. 7-ACA
C. β-内酰胺环
D. 噻唑环
E. 头孢菌素C

10. 肾病患者慎用的药物是
A. 青霉素G
B. 苯唑西林
C. 羧苄西林
D. 氨苄西林
E. 头孢氨苄

11. 半合成抗生素是
A. 抗生素与β-内酰胺酶抑制剂配伍形成的复方制剂
B. 保留天然抗生素主要结构、部分结构人工改造形成
C. 由细菌代谢产生
D. 从真菌培养液提取形成
E. 从细菌培养液提取形成

12. 普鲁卡因青霉素G作用维持时间长是因为
A. 破坏减少
B. 排泄减少
C. 吸收减慢
D. 血药浓度提高
E. 化学结构改变

四、问答题

1. 简述青霉素G的抗菌谱。
2. 简述第三代头孢菌素的药理特性。
3. β-内酰胺酶抑制剂与β-内酰胺类抗生素组成复方制剂有何优点?

参考答案

一、填空题

1. β-内酰胺　青霉素　头孢菌素　其它β-内酰胺
2. 母核6-APA　侧链　天然青霉素　半合成青霉素
3. 苄基　苄青霉素　酸　碱　醇　重金属离子　氧化剂

4. 轻症患者　预防感染
5. 细胞壁　过敏反应
6. 头霉素类　碳青霉烯类　氧头孢烯类　单环β-内酰胺类抗生素
7. 克拉维酸　舒巴坦　三唑巴坦
8. 肾上腺素
9. 窄谱　不耐酸　易产生耐药性
10. 直接从某些微生物新陈代谢产物中提取而来

二、名词解释

1. 6-APA:是青霉素类的基本结构中母核6-氨基青霉烷酸的代表符号,其所含的β-内酰胺环为抗菌活性必需部分。
2. 7-ACA:是头孢菌素类抗生素母核7-氨基头孢烷酸的符号,从头孢菌素C裂解而来。
3. 半合成抗生素:是保留天然抗生素的主要结构(主核、母核),人工改造侧链或其它非抗菌活性必需部分所得的抗生素。

三、选择题

1. E　2. A　3. A　4. B　5. D　6. C　7. C　8. E
9. B　10. E　11. B　12. C

四、问答题

1. 青霉素G抗菌谱较窄,敏感菌主要有:革兰阳性球菌如肺炎球菌、金黄色葡萄球菌、溶血性链球菌;革兰阴性球菌如淋球菌、脑膜炎双球菌;革兰阳性杆菌如白喉杆菌、炭疽杆菌、破伤风杆菌、产气荚膜杆菌;其它如放线菌、螺旋体也敏感。

2. 第三代头孢菌素对革兰阴性菌包括肠杆菌属和绿脓杆菌及厌氧菌均有较强的作用,对流感杆菌、淋球菌亦有良好的抗菌活性,但对不动杆菌属常耐药,对革兰阳性菌作用不如第二代;对多种β-内酰胺酶有较高的稳定性;血浆半衰期延长,体内分布广,组织穿透力强,脑脊液中可达一定浓度。

3. 由于酶抑制剂可与细菌产生的β-内酰胺酶结合并使之失去活性,因此保护了复方制剂中的β-内酰胺类抗生素,使之免遭酶的水解而保持或增强其抗菌活性,同时减少了抗生素用量。

(李建恒)

第三十九章　大环内酯类及其它抗生素

内容提要

（一）大环内酯类

本类药物具有14～16元大内酯环结构，以红霉素为代表的天然大环内酯类抗生素抗菌谱窄，生物利用度低，耐药菌株多见，临床应用受限。新的半合成大环内酯类抗生素具有很多优点：生物利用度高，对胃酸稳定；血药浓度高，组织渗透性好；半衰期延长，用药次数减少；抗菌谱广，对革兰阴性菌和某些细胞内衣原体的抗菌活性增强；不良反应轻。

红霉素

【抗菌作用】

与青霉素相似，对革兰阳性菌作用较强，敏感菌有葡萄球菌、链球菌、肺炎球菌、白喉杆菌等；革兰阴性菌如脑膜炎球菌、淋球菌、流感杆菌、百日咳杆菌等有效；除脆弱类杆菌和梭杆菌以外的厌氧菌；对军团菌属、胎儿弯曲菌、某些螺旋体、肺炎支原体、立克次体和衣原体等亦有抑制作用。

抗菌机制：与细菌核糖体50S亚单位结合而抑制细菌蛋白质的合成。

【临床应用】

用于对青霉素过敏患者或对青霉素耐药的革兰阳性菌包括金黄色葡萄球菌、肺炎球菌和其它链球菌引起的感染；对军团菌病、弯曲杆菌肠炎、支原体肺炎、沙眼衣原体所致的婴儿肺炎和结膜炎、红癣、痤疮、白喉带菌者可作为首选药应用；还可用于百日咳、厌氧菌和需氧菌引起的口腔感染。

【不良反应】

1. 胃肠道反应。
2. 肝毒性。
3. 过敏反应。

罗红霉素

【抗菌作用】

对革兰阳性菌和厌氧菌的作用与红霉素近似，对肺炎支原体、衣原体作用较强，但对流感杆菌的作用较红霉素弱。

【临床应用】

用于敏感菌所致的呼吸道、泌尿道、皮肤和软组织、耳鼻咽喉等部位感染。

【不良反应】

以胃肠道反应为主，偶见皮疹、皮肤瘙痒、头痛、头昏等。

阿奇霉素

抗菌谱与红霉素相似，但对流感杆菌、卡他莫拉菌、淋球菌、弯曲菌、支原体属、衣原体属、军团菌有较强作用。抗菌机制：阻碍细菌转肽过程，抑制菌体蛋白质合成，还可破坏细菌细胞壁的完整性，增强白细胞的吞噬功能而杀菌。用于敏感菌所致的中耳炎、鼻窦炎、咽炎、扁桃体炎、支气管炎、肺炎等呼吸道感染；皮肤和软组织感染；沙眼衣原体或非多重耐药淋球菌所致的单纯性生殖系统感染。不良反应的发生率较红霉素低，主要为轻中度胃肠道反应，偶见肝功能异常与轻度中性粒细胞减少症。

克拉霉素

对革兰阳性菌、嗜肺军团菌、肺炎衣原体的作用最强，对沙眼衣原体、肺炎支原体、流感杆菌及厌氧菌的作用亦强于红霉素。主要用于呼吸道感染、泌尿生殖系统感染及皮肤软组织感染的治疗。主要不良反应为胃肠道反应，偶可发生皮疹、皮肤瘙痒及头痛等。

（二）林可霉素类

林可霉素类主要包括林可霉素（洁霉素）和克林霉素（氯洁霉素）。

【抗菌作用】

两药对葡萄球菌、各型链球菌、肺炎球菌等革兰阳性球菌具有强大抗菌作用，对白喉杆菌、破伤风杆菌、产气荚膜杆菌、厌氧菌包括脆弱类杆菌、人型支原体、沙眼衣原体及多数放线菌属敏感，对恶性疟原虫和弓形体亦有一定作用。克林霉素的抗菌活性比林可霉素强4～8倍，两药之间呈完全性交叉耐药。

抗菌机制：与红霉素相似，能与核蛋白体50S亚基结合，阻止肽链延伸，抑制蛋白质合成。故本类药物不宜与红霉素合用，以免因竞争同一结合部位而产生拮抗作用。

【临床应用】

主要用于金黄色葡萄球菌引起的骨髓炎及关节感染；链球菌引起的咽喉炎、中耳炎、肺炎等感染；厌氧菌引起的腹膜炎、盆腔感染、脓肿等；弓形虫病和衣原体感染。

【不良反应】

1. 胃肠道反应。
2. 伪膜性肠炎。
3. 偶见皮疹、药热、中性粒细胞减少、肝功异常及静脉炎等。

（三）万古霉素类

主要有万古霉素和去甲万古霉素。

【抗菌作用】

对多种抗生素耐药的革兰阳性球菌如金黄色葡萄球菌、表皮葡萄球菌、溶血性链球菌、草绿色链球菌、肺炎球菌以及炭疽杆菌、白喉杆菌等革兰阳性杆菌有强大的抗菌作用，尤其对耐甲氧西林葡萄球菌和肠球菌及难辨梭状芽胞杆菌作用显著，与其它抗生素之间无交叉耐药性。

抗菌机制：与细菌细胞壁粘肽侧链形成复合物，阻碍细菌细胞壁的合成，对胞浆中的RNA合成亦有抑制作用。

【临床应用】

用于耐药的革兰阳性球菌引起的严重感染，如败血症、心内膜炎、脑膜炎、肺炎、骨髓炎、结肠炎等，为耐甲氧西林葡萄球菌和耐青霉素肠球菌所致严重感染的首选药，难辨梭状芽胞杆菌引起的伪膜性肠炎应口服给药。

【不良反应】

毒性较大，大剂量长期应用可出现较严重的耳毒性及肾功能不良，老年人更易发生。偶可引发肾损害和过敏反应。静脉滴注浓度不宜过高，过高可致静脉炎；静脉滴注速度不宜过快，过快可引起红人综合征，由药物引发组胺释放所致。

测试题

一、填空题

1. 大环内酯类抗生素是一类具有__________结构的抗生素。
2. 红霉素、罗红霉素是__________元内酯环结构；阿奇霉素是__________元环衍生物；麦迪霉素、乙酰螺旋霉素是__________元环衍生物。
3. 以红霉素为代表的天然大环内酯类抗生素的缺点主要有__________，__________，__________。
4. 红霉素不耐酸，口服易被__________破坏。临床常制成__________或__________或制成__________的盐类。
5. 红霉素的抗菌机制为与细菌核糖体__________亚单位结合而抑制细菌__________的合成。
6. 红霉素主要的不良反应有__________、__________、__________等。
7. 克拉霉素主要用于__________、__________及__________的治疗。
8. 克林霉素主要用于金黄色葡萄球菌引起的__________及__________。
9. 万古霉素口服不吸收，肌内注射可引起__________和__________坏死，故除治疗__________外只宜静脉给药。
10. 去甲万古霉素为__________和__________所致严重感染的首选药。
11. 难辨梭状芽胞杆菌引起的伪膜性肠炎应用去甲万古霉素时应采用__________方法给药。
12. 去甲万古霉素静脉滴注速度不宜过快，过快可引起__________，由药物引发__________释放所致。

二、名词解释

大环内酯类抗生素

三、选择题

1. 下面有关红霉素的叙述**不正确**的是
   A. 在体内分布广泛，可到达各种组织和体液中
   B. 能透过胎盘和进入乳汁
   C. 易进入脑脊液
   D. 主要在肝脏代谢，从胆汁排泄，少量由尿排泄
   E. 可行成肝肠循环
2. 红霉素对下列哪类细菌感染首选
   A. 耐药金黄色葡萄球菌
   B. 肺炎球菌
   C. 大肠杆菌
   D. 变形杆菌
   E. 军团菌
3. 金黄色葡萄球菌引起的骨髓炎最佳选药是
   A. 青霉素 G
   B. 红霉素
   C. 阿奇霉素
   D. 克林霉素
   E. 克拉霉素
4. 不属于大环内酯类的药物是
   A. 万古霉素
   B. 阿奇霉素
   C. 罗红霉素
   D. 克拉霉素

E. 红霉素

5. 对青霉素过敏的革兰阳性菌感染者可选用

A. 阿莫西林

B. 红霉素

C. 羧苄西林

D. 氨苄西林

E. 苯唑西林

6. 耐青霉素肠球菌所致严重感染的首选药是

A. 氨苄西林

B. 羧苄西林

C. 苯唑西林

D. 万古霉素

E. 克拉霉素

7. 关于红霉素的叙述哪项是错误的

A. 口服易被胃酸破坏

B. 抗菌效力不如青霉素

C. 为广谱抗菌药

D. 为速效抑菌药

E. 可用于耐药金黄色葡萄球菌感染

8. 大环内酯类对下述哪类细菌无效

A. 衣原体、支原体

B. 大肠杆菌、变形杆菌

C. 军团菌

D. 革兰阳性菌

E. 革兰阴性球菌

9. 下列不属于抑制细菌细胞壁合成的药物是

A. 氨苄西林

B. 阿莫西林

C. 头孢唑啉

D. 万古霉素

E. 克拉霉素

10. 下列何种抗菌药属抑菌药

A. 青霉素

B. 阿莫西林

C. 美西林

D. 头孢唑啉

E. 红霉素

四、问答题

1. 新的半合成大环内酯类抗生素有哪些优点?
2. 红霉素可用于敏感菌引起的哪些感染?
3. 简述克林霉素的临床用途。
4. 简述万古霉素的抗菌作用。

参考答案

一、填空题

1. 14～16 元大内酯环
2. 14　15　16
3. 抗菌谱窄　生物利用度低　耐药菌株多见
4. 胃酸　肠溶片　包肠溶膜　酯类及酯化合物
5. 50S　蛋白质
6. 胃肠道反应　肝损害　过敏反应
7. 呼吸道感染　泌尿生殖系统感染　皮肤软组织感染
8. 骨髓炎　关节感染
9. 剧痛　组织　肠道感染

10. 耐甲氧西林葡萄球菌　耐青霉素肠球菌
11. 口服
12. 红人综合征　组胺

二、名词解释

大环内酯类抗生素是一类具有 14～16 元大内酯环结构的抗生素，其抗菌作用、抗菌谱类似，均为碱性物质。

三、选择题

1. C　2. E　3. D　4. A　5. B　6. D　7. C　8. B
9. E　10. E

四、问答题

1. 新的半合成大环内酯类抗生素具有很多优点：生物利用度高，对胃酸稳定；血药浓度高，组织渗透性好；半衰期延长，用药次数减少；抗菌谱广，对革兰阴性菌和某些细胞内衣原体的抗菌活性增强；不良反应轻。

2. 用于对青霉素过敏患者或对青霉素耐药的革兰阳性菌包括金黄色葡萄球菌、肺炎球菌和其它链球菌引起的感染；对军团菌病、弯曲杆菌肠炎、支原体肺炎、沙眼衣原体所致的婴儿肺炎和结膜炎、红癣、痤疮、白喉带菌者可作为首选药应用；可用于百日咳、厌氧菌和需氧菌引起的口腔感染。

3. 主要用于金黄色葡萄球菌引起的骨髓炎及关节感染；链球菌引起的咽喉炎、中耳炎、肺炎等感染；厌氧菌引起的腹膜炎、盆腔感染、脓肿等；弓形虫病和衣原体感染。

4. 对多种抗生素耐药的革兰阳性球菌如金黄色葡萄球菌、表皮葡萄球菌、溶血性链球菌、草绿色链球菌、肺炎球菌以及炭疽杆菌、白喉杆菌等革兰阳性杆菌有强大的抗菌作用，尤其对耐甲氧西林葡萄球菌和肠球菌及难辨梭状芽胞杆菌作用显著，与其它抗生素之间无交叉耐药性。

（李建恒）

第四十章　氨基糖苷类抗生素及多粘菌素

内容提要

一、氨基糖苷类抗生素

目前国内常用的氨基糖苷类抗生素有：阿米卡星、庆大霉素、妥布霉素、奈替米星、链霉素、大观霉素、小诺霉素等。

（一）共同特点

【体内过程】

口服不易吸收，可作为肠道感染用药；注射吸收迅速，在体内主要分布于细胞外液，不易进入中枢，能通过胎盘；主要以原形经肾排泄。

【抗菌作用】

对革兰阴性杆菌如大肠埃希菌、克雷伯菌属、肠杆菌属、变形杆菌属、志贺菌属等有强大抗菌活性；对枸橼酸菌属、沙雷菌属、沙门菌属、产碱杆菌属、不动杆菌属、分枝杆菌属等也有一定抗菌活性；对革兰阴性球菌如淋病奈氏菌、脑膜炎奈氏菌等作用较差；对链球菌作用强；结核分枝杆菌对链霉素敏感，对阿米卡星较敏感，对庆大霉素不敏感。肠球菌、厌氧菌多数呈现耐药。

【抗菌机制】

氨基糖苷类属静止期杀菌药，抑制细菌蛋白质合成而呈现强大杀菌作用。

【耐药性】

病原菌产生钝化酶，使氨基糖苷类抗生素失去抗菌活性；改变细胞壁通透性或使细胞转运功能异常，阻止抗生素进入；基因突变使菌株核糖体靶位蛋白改变，影响进入细胞内的抗生素与核糖体的结合。细菌在各药间存在部分或完全交叉耐药性。

【不良反应】

1. 肾毒性　是药物在肾皮质部蓄积及对肾近曲小管细胞高亲和性所致，临床可见蛋白尿、血尿，肾小球滤过减少，严重者可致氮质血症及无尿等。

2. 耳毒性　对前庭和耳蜗有损伤作用，前庭功能损害表现为眩晕、恶心、呕吐、眼球震颤和平衡失调等；耳蜗功能损害表现为耳鸣与不同程度的听力减退，严重者可致耳聋，与内耳淋巴液药物浓度过高，损害柯蒂细胞器毛细胞的功能有关。

3. 过敏反应　可引起嗜酸性粒细胞增多、皮疹、发热等，也可致过敏性休克。尤其是链霉素引起过敏性休克的发生率仅次于青霉素，使用时应谨慎。

4. 神经肌肉阻滞　大剂量静脉滴注或腹腔给药时可出现四肢软弱无力、呼吸困难甚至呼吸停止的危险。一旦发生，可用新斯的明、葡萄糖酸钙抢救。

（二）常用药物

阿米卡星

又名丁胺卡那霉素，是氨基糖苷类抗生素中抗菌谱最广的一种。适用于：①革兰阴性菌感染：绿脓杆菌、各型变形杆菌、沙雷菌属、大肠埃希菌、克雷伯菌属及不动杆菌属所致的菌血症、心内膜炎、急性支气管炎、肺炎、胸膜炎、复发性尿路感染及妇科感染等；②葡萄球菌所致的各种感染；③结核及其它一些非典型分枝杆菌感染。

优点是对许多氨基糖苷类抗生素钝化酶稳定，适用于对庆大霉素或妥布霉素耐药的革兰阴性菌感染，尤其是绿脓杆菌的感染。

庆大霉素

抗菌谱广，对各种革兰阳性和阴性菌均有良好的抗菌作用，抗菌疗效同阿米卡星。临床可用于：①革兰阴性杆菌感染：如败血症、骨髓炎、肺炎、腹腔感染、脑膜炎等；②绿脓杆菌感染：庆大霉素可与羧苄西林等广谱半合成青霉素或头孢菌素联合应用，以提高疗效；③心内膜炎：应针对不同的病原菌与青霉素、羧苄西林、氯霉素、头孢菌素等联合应用以增强疗效；④肠道感染：口服用于菌痢、伤寒及婴儿致病性大肠埃希菌肠炎等肠道感染或作结肠手术前准备；与克林霉素、甲硝唑合用可减少结肠手术后的感染率。

链霉素

为最早应用的氨基糖苷类抗生素。由于对一般细菌抗菌作用不强、耳毒性和肾毒性发生率高、耐药菌增多，再加上新型青霉素类及头孢菌素类等的应用，链霉素使用范围已逐渐缩小。临床主要用作抗结核病的一线药，治疗鼠疫和兔热病（土拉菌病）的首选药物，与四环素或氯霉素联合治疗布鲁杆菌病效果较满意。

妥布霉素

抗菌谱与庆大霉素相似，对绿脓杆菌作用较庆大霉素强，而且对耐庆大霉素的菌株仍有效。主要用于各种严重的革兰阴性杆菌感染，但一般不作首选药。对本品耐药的菌株一般对庆大霉素同样耐药。

奈替米星

又名乙基西梭霉素，属新的氨基糖苷类抗生素。具有广谱抗菌作用，对绿脓杆菌和大肠埃希菌、克雷伯菌属、沙门菌属、各型变形杆菌等都具有较强抗菌活性。因耐酶性能较强，对耐其它氨基糖苷类的革兰阴性杆菌及耐青霉素类的金黄色葡萄球菌感染依然有效。临床用于敏感菌所致尿路、肠道、呼吸道及创口等部位感染。

小诺霉素

抗菌谱与庆大霉素相似。对中耳炎、胆道感染等有较高的疗效，对泌尿系统和呼吸系统感染的疗效不亚于庆大霉素。耳、肾毒性也低于庆大霉素，其它不良反应少，偶见转氨酶升高。

大观霉素

大观霉素因其作用机制与氨基糖苷类相似而列入本类抗生素。仅对淋病奈氏菌有高度抗菌活性，对其它细菌则无效，只用于淋病治疗。易产生耐药性，仅限于青霉素、四环素耐药或对青霉素过敏的淋病患者应用。

二、多粘菌素类

多粘菌素包括多粘菌素 B 和多粘菌素 E，为多肽类抗生素。

【抗菌作用】

对多数革兰阴性杆菌有杀灭作用。能破坏胞浆膜的完整性，使通透性增加，菌体重要成分外漏，导致细菌死亡。本类药物对繁殖期和静止期的细菌都有效。

【临床应用】

主要用于对其它抗生素耐药而难以控制、但仍对本药敏感的绿脓杆菌感染。口服用于治疗肠炎和肠道手术前准备，局部用于敏感绿脓杆菌所致眼、耳、皮肤、粘膜感染及烧伤后感染。

【不良反应】

本类药物毒性较大，主要表现在肾脏和神经系统两个方面。肾损害症状为蛋白尿、血尿等，偶有肾衰竭和急性肾小管坏死。神经系统毒性由于大剂量、快速静脉滴注，神经肌肉阻滞，可导致呼吸抑制。

测试题

一、填空题

1. 氨基糖苷类是由________与________以________连接而成的一类抗生素。
2. 新霉素因毒性大，主要供________应用；巴龙霉素只口服用于________。
3. 氨基糖苷类均为有机________，临床常用其________盐，________溶于水，性质稳定，在________环境中抗菌作用增强。
4. 氨基糖苷类口服________，可作为________用药；分布不易进入________，能通过________。
5. 氨基糖苷类属________期杀菌药。抗菌机制是________。
6. 氨基糖苷类的主要不良反应有________、________、________、________。
7. 为防止、减少耳毒性发生，氨基糖苷类用药期间应注意________、________等早期症状，进行________监测，避免与其它有________的药物合用。
8. 多粘菌素口服________，肌内注射后广泛分布于全身组织，其中________、________的浓度最高。
9. 多粘菌素对多数________有杀灭作用，临床主要用于对其它抗生素耐药而难以控制但仍对本药敏感的________感染。
10. 多粘菌素类药物毒性较大，主要表现在________和________两个方面。
11. 链霉素临床主要用作________的一线药，治疗________和________的首选药物。
12. 大观霉素因其________与氨基糖苷类相似而列入一类，口服________，仅对________有高度抗菌活性，只用于________治疗。

二、名词解释

1. 药物耳毒性
2. 药物肾毒性

三、选择题

1. 氨基糖苷类抗生素不包括
   A. 庆大霉素
   B. 妥布霉素
   C. 大观霉素
   D. 白霉素
   E. 小诺霉素
2. 下列抗生素中何药毒性最大
   A. 妥布霉素
   B. 庆大霉素
   C. 链霉素

D. 阿米卡星

E. 新霉素

3. 主要不良反应为耳毒性、肾毒性的抗生素是

A. 青霉素

B. 庆大霉素

C. 多粘菌素

D. 头孢氨苄

E. 万古霉素

4. 氨基糖苷类抗生素的不良反应完全正确的是

A. 肝毒性

B. 过敏反应、胃肠道反应

C. 耳毒性、肾毒性、视神经炎

D. 神经肌肉阻滞

E. 神经系统毒性、二重感染

5. 氨基糖苷类抗生素对以下哪类细菌无效

A. 革兰阳性菌

B. 革兰阴性菌

C. 厌氧菌

D. 结核杆菌

E. 绿脓杆菌

6. 过敏性休克发生率最高的是

A. 妥布霉素

B. 庆大霉素

C. 链霉素

D. 阿米卡星

E. 新霉素

7. 鼠疫首选药物是

A. 妥布霉素

B. 庆大霉素

C. 链霉素

D. 阿米卡星

E. 新霉素

8. 细菌对氨基糖苷类产生耐药性原因为产生

A. 钝化酶

B. 水解酶

C. 转肽酶

D. β-内酰胺酶

E. DNA-螺旋酶

9. 多粘菌素属于哪类抗生素

A. 氨基糖苷类

B. 大环内酯类

C. β-内酰胺类

D. 青霉素类

E. 多肽类

10. 链霉素过敏性休克应静脉注射

A. 去甲肾上腺素

B. 10%葡萄糖酸钙注射液

C. 异丙肾上腺素

D. 氢化可的松

E. 扑尔敏

四、问答题

1. 细菌对氨基糖苷类产生耐药性的机制是什么?
2. 简述氨基糖苷类的抗菌机制。
3. 简述庆大霉素的临床用途。
4. 简述多粘菌素的作用机制。

参考答案

一、填空题

1. 氨基糖分子　氨基环醇　苷键
2. 局部　阿米巴痢疾
3. 碱　硫酸　易　碱性

4. 不易吸收　肠道感染　中枢　胎盘
5. 静止　阻碍细菌蛋白质合成
6. 耳毒性　肾毒性　过敏反应　神经肌肉阻滞
7. 耳鸣　眩晕　听力　耳毒性
8. 不易吸收　肝　肾
9. 革兰阴性杆菌　绿脓杆菌
10. 肾脏毒性　神经系统毒性
11. 抗结核病　鼠疫　兔热病
12. 作用机制　不吸收　淋病奈氏菌　淋病

二、名词解释

1. 药物耳毒性：是指药物对第八对脑神经(听神经)的损害。前庭功能损害表现为眩晕、恶心、呕吐、眼球震颤和平衡失调等；耳蜗功能损害表现为耳鸣与不同程度的听力减退，严重者可致耳聋。
2. 药物肾毒性：是指连续使用药物几天以上，发生不同程度的肾损害。是药物在肾皮质部蓄积及对肾近曲小管细胞高亲和性所致。

三、选择题

1. D　2. E　3. B　4. D　5. C　6. C　7. C　8. A
9. E　10. B

四、问答题

1. 产生耐药性机制：①病原菌可产生乙酰化酶、磷酸化酶和核苷转移酶等钝化酶，使氨基糖苷类抗生素失去抗菌活性；②通过改变细胞壁通透性或使细胞转运功能异常，阻止抗生素进入；③基因突变使菌株核糖体靶位蛋白改变，影响进入细胞内的抗生素与核糖体的结合。
2. 氨基糖苷类的抗菌机制：阻碍细菌蛋白质合成。①起始肽链阶段，抑制 70S 始动复合物的形成；②肽链延长阶段，与 30S 亚基结合，使 mRNA 上的遗传密码错译，导致合成无功能的蛋白质；③终止肽链阶段，阻碍终止因子进入核蛋白体，使已合成的肽链不能释出。此外，还能抑制胞浆膜蛋白质合成，增加通透性，使胞浆内容物外渗。
3. 庆大霉素临床可用于：①革兰阴性杆菌感染：如败血症、骨髓炎、肺炎、腹腔感染、脑膜炎等；②绿脓杆菌感染：庆大霉素可与羧苄西林等广谱半合成青霉素或头孢菌素联合应用，以提高疗效；③心内膜炎：应针对不同的病原菌与青霉素、羧苄西林、氯霉素、头孢菌素等联合应用以增强疗效；④肠道感染：口服用于菌痢、伤寒及婴儿致病性大肠埃希菌肠炎等肠道感染或作结肠手术前准备；与克林霉素、甲硝唑合用可减少结肠手术后的感染率。
4. 多粘菌素的作用机制：多粘菌素具有表面活性，含有带阳电荷的游离氨基，能与革兰阴性杆菌胞浆膜的磷脂中带阴电荷的磷酸根结合，破坏膜的渗透完整性，导致通透性增加，细胞内的成分外漏，导致细菌死亡。

（李建恒）

第四十一章　广谱抗生素

内容提要

广谱抗生素包括四环素类和氯霉素类。它们对革兰阳性菌及革兰阴性菌、立克次体、衣原体、支原体、螺旋体及放线菌等均有抗菌作用。

(一) 四环素类

本类抗生素有四环素、土霉素及多西环素(强力霉素)、美他环素、米诺环素等。

四环素、土霉素

【抗菌谱】

广谱,对革兰阳性菌、革兰阴性菌、立克次体、支原体、螺旋体等有效,对绿脓杆菌、伤寒杆菌、结核杆菌无效。

【作用机制】

作用于细菌核蛋白体 30S 亚基,抑制细菌蛋白质的合成,还可改变细菌细胞膜的通透性,使胞内重要成分外漏,从而抑制 DNA 的复制,产生快效抑菌作用,高浓度时也具有杀菌作用。

【临床应用】

对四环素和土霉素敏感细菌如革兰阳性菌、革兰阴性菌感染有效,对立克次体感染(如斑疹伤寒)、衣原体、支原体肺炎、布氏杆菌感染为首选。

【不良反应】

1. 胃肠道反应　宜饭后服药。

2. 二重感染(菌群交替症)　正常人体内的菌群处于一种平衡共生状态,长期应用广谱抗生素后,使敏感菌受到抑制,不敏感菌乘机在体内繁殖生长,造成新的感染,称为二重感染,又称菌群交替症。如鹅口疮和假膜性肠炎可对症治疗。

3. 对骨及牙齿的发育有影响,四环素类能沉积于骨组织及牙釉质中,故孕妇、乳母及 7 岁以下儿童禁用。

4. 长期应用可引起肝、肾损害,还可引起各种皮肤过敏反应。

(二) 氯霉素类

【抗菌谱】

广谱,对革兰阴性菌作用强,对伤寒杆菌、副伤寒杆菌和立克次体等有特效。

【作用机制】

氯霉素主要通过与细菌核蛋白体 50S 亚基结合,抑制转肽酶,从而抑制细菌蛋白质合成,达到强抑菌作用。

【耐药性】

耐药性产生慢,与其它药物无交叉耐药性。

【体内过程】

肌内注射吸收慢,故多用口服或静脉滴注。分布于全身,在脑脊液中浓度高,本药经肝代谢，经肾排泄。

【不良反应】

1. 骨髓抑制　主要有两种表现。一类为可逆性抑制骨髓造血机能，使白细胞及血小板首先减少，继而出现明显的贫血症状，且儿童多于成人。这一反应与剂量和疗程有关；另一类为不可逆性再生障碍性贫血，与剂量大小、疗程长短无关，虽然罕见，但死亡率极高。用药期间应定期查血象。

2. 灰婴综合征　多发生在早产儿及新生儿。由于氯霉素在体内蓄积中毒而引起循环衰竭、呼吸抑制、紫绀和皮肤苍白等中毒症状，因为早产儿、新生儿肝药酶代谢系统发育不完善而引起。成人肝功能极差者，应用氯霉素也会引起蓄积中毒。

3. 神经系统反应　可致视神经炎、视力障碍甚至精神症状等。

4. 其它　胃肠道反应、二重感染、药酶抑制作用等。

【临床应用】

由于氯霉素对造血系统有严重不良反应，故临床严格控制使用。为伤寒、副伤寒病的首选药物。由立克次体引起的斑疹伤寒及敏感细菌所致的严重感染时选用。

测试题

一、填空题

1. 四环素为________、________、________的首选药。
2. 四环素类为广谱抗生素，但对________、________和________等无效。
3. 四环素类主要不良反应有________、________、________等。
4. 四环素类药物不宜与抗酸药同服的原因是________。
5. 氯霉素对革兰阴性菌作用强，对________和________等病原体有特效。
6. 氯霉素耐药性产生________，与其它药物间________。
7. 氯霉素不良反应主要有________、________、________、________。
8. 多西环素属________类抗生素。
9. 氯霉素使用仅限于伤寒和敏感菌的严重感染，原因是________。
10. 伤寒病首选药为________，鼠疫首选药为________。
11. 螺旋体感染可选用________、________、________。

二、名词解释

1. 二重感染
2. 灰婴综合征

三、选择题

1. 口服铁剂对下列何药的肠道吸收影响最大
   A. 青霉素
   B. 四环素
   C. 氯霉素
   D. 红霉素
   E. 利福平
2. 可引起二重感染的药物是
   A. 四环素
   B. 红霉素

C. 氯霉素
D. A+C
E. A+B+C

3. 可引起幼儿牙釉质发育不良并黄染的药物
A. 红霉素
B. 四环素
C. 青霉素
D. 林可霉素
E. 多粘霉素 E

4. 应用氯霉素时要注意定期检查
A. 血象
B. 肝功能
C. 肾功能
D. 尿常规
E. 是否有肝、脾肿大

5. 多西环素属
A. β-内酰胺类
B. 四环素类的半合成抗生素
C. 氯霉素类的半合成抗生素
D. 氨基糖苷类
E. 大环内酯类

6. 多西环素的特点是
A. 比四环素作用弱
B. 抗菌活性较四环素强
C. 半衰期短,每日服 4 次
D. 不良反应多
E. 口服吸收不规则

7. 氯霉素口服吸收后分布于下列何处浓度高?
A. 脑脊液
B. 胆汁
C. 前列腺
D. 唾液腺
E. 细胞外液

8. 下列何药可用于治疗立克次体引起的斑疹伤寒?
A. 氯霉素
B. 红霉素
C. 四环素
D. A+B+C
E. A+C

9. 四环素类抗菌作用机制是
A. 抑制细菌细胞壁合成,起杀菌作用
B. 抑制细菌二氢叶酸合成酶,起抑菌作用
C. 抑制细菌蛋白质合成,起快效抑菌作用
D. 抑制细菌二氢叶酸还原酶,起抑菌作用
E. 抑制细菌 DNA 回旋酶,阻断 DNA 复制,起杀菌作用

10. 四环素口服吸收后分布下列何处比血液内药物浓度高?
A. 脑脊液
B. 胆汁
C. 前列腺
D. 唾液腺
E. 细胞外液

四、问答题

1. 简述四环素类药物的抗菌谱及其抗菌作用机制。
2. 四环素类药物的不良反应及其预防措施有哪些?
3. 氯霉素的不良反应有哪些?

参考答案

一、填空题

1. 立克次体感染　支原体肺炎　衣原体感染
2. 绿脓杆菌　伤寒杆菌　结核杆菌
3. 胃肠道反应　二重感染　影响骨及牙的发育
4. 四环素易与多价金属离子 Al^{3+}、Mg^{2+} 等络合，影响药物吸收
5. 伤寒和副伤寒杆菌　立克次体
6. 慢　无交叉耐药性
7. 骨髓抑制　灰婴综合征　神经系统反应　二重感染
8. 四环素
9. 严重抑制骨髓
10. 氯霉素　链霉素
11. 青霉素　四环素　氯霉素

二、名词解释

1. 二重感染：在应用广谱抗菌药物过程中，因长期大量用药，使体内敏感细菌被抑制，而不敏感细菌得以繁殖，引起新的感染，称为二重感染。
2. 灰婴综合征：由于新生儿、早产儿肝药酶系统尚不完善，使氯霉素在肝内代谢缓慢，体内药物蓄积引起中毒症状，出现循环衰竭、血压下降、呼吸困难、面色苍白、紫绀等，称为灰婴综合征。本病死亡率高。严重肝病和肝功能极差的成人患者用氯霉素也会引起类似的蓄积中毒症状。

三、选择题

1. B　2. D　3. B　4. A　5. B　6. B　7. A　8. E
9. C　10. B

四、问答题

1. 四环素抗菌谱广，对革兰阳性菌和革兰阴性菌有效，对立克次体、支原体、衣原体、螺旋体等感染疗效好。对绿脓杆菌、结核杆菌、伤寒杆菌无效。四环素类药物通过抑制细菌蛋白质合成达到强抑菌作用。

2. 四环素类的不良反应有：①胃肠道反应如厌食、恶心、呕吐等，宜饭后服药。②二重感染（菌群交替症），注意用药时间不宜过长。③对骨及牙齿的发育有影响，故孕妇、乳母及 7 岁以下儿童禁用。④长期应用会引起肝、肾损害，需定期检查肝、肾功能。⑤可引起各种皮肤过敏反应如皮疹、药热。

3. 氯霉素的不良反应有：①骨髓抑制：多在用药 5～7 天后发生，可使白细胞及血小板减少，明显贫血，甚至引起再生障碍性贫血，用药期间须定期检查血象。由于骨髓抑制严重，临床少

用。②灰婴综合征：多发生在早产儿、新生儿。由于氯霉素在体内蓄积中毒而引起循环衰竭、呼吸抑制、紫绀和皮肤苍白等中毒症状。③神经系统反应：可致视神经炎、视力障碍，甚至精神症状等。④胃肠道反应。⑤二重感染。

（马丽杰）

第四十二章　抗真菌药和抗病毒药

内容提要

(一) 真菌感染

真菌感染可分为浅部感染和深部感染两类。浅部真菌感染由各种癣菌引起，主要侵犯皮肤、毛发、指(趾)甲等，发病率高。深部真菌感染常由白色念珠菌和新型隐球菌引起，主要侵犯内脏器官和深部组织，发病率虽低，但其危害性大。近年随着广谱抗生素和免疫抑制剂应用日益增多，控制深部真菌感染更具重要意义。

(二) 常用的抗真菌药

1. 抗浅部真菌感染药　灰黄霉素、制霉菌素或局部应用的咪康唑和克霉唑等。

2. 抗深部真菌感染药　两性霉素 B、酮康唑、氟康唑、咪康唑、氟胞嘧啶等。

两性霉素 B

【作用特点】

1. 本品为广谱抗真菌药，是治疗深部真菌感染的首选药。

2. 能选择性地与真菌细胞膜的麦角固醇相结合，增加膜的通透性而致细胞内物质外漏而致死。

3. 主要以静脉滴注方式给药，有效浓度可维持 24 小时以上。体内消除缓慢，停药 2 周后仍可以从尿中检出。血浆半衰期长约 24 小时。

【临床应用】

1. 主要用于治疗全身性深部真菌感染，如真菌性脑膜炎、肺炎、心内膜炎及尿路感染。

2. 治疗真菌性脑膜炎时，为加强疗效需加用小剂量鞘内注射。

【不良反应】

1. 静脉滴注后可发生寒战、高热、头痛、恶心和呕吐。

2. 静脉滴注过快可致心室纤颤和心脏骤停。

3. 肾脏损害、低血钾等。

制霉菌素

本品毒性大，不作注射用。口服用于防治消化道念珠菌病。局部用药对口腔、皮肤、阴道念珠菌病有效。较大剂量口服可致恶心、呕吐、腹泻。

灰黄霉素

为治疗浅部真菌感染的药物。口服吸收后分布全身，以脂肪、皮肤、毛发含量较高，能渗入并贮存在皮肤角质层和新生的毛发、指(趾)甲角质部分。故主要用于治疗癣病如头癣、体癣、股癣、甲癣等。

酮康唑

是新型口服广谱抗真菌药。对深部真菌和表浅癣菌有强大抗菌力。吸收后血浆蛋白结合率高，不易透过血脑屏障。口服治疗皮肤粘膜念珠菌感染和癣病。也用于治疗芽生菌病等。

克霉唑

本品不良反应较多,目前仅局部用于治疗皮肤粘膜的念珠菌感染。

氟康唑

具有广谱抗真菌作用,对念珠菌、隐球菌有较高的抗菌活性。口服吸收后,可通过血脑屏障渗入脑脊液。主要用于念珠菌和隐球菌病。不良反应较少。

咪康唑

为广谱抗真菌药,主要用于不能耐受两性霉素 B 的深部真菌感染患者。口服治疗肠道念珠菌感染。外用治疗皮肤癣病。

(三) 常用抗病毒药及其作用机制

主要有金刚烷胺、阿昔洛维、利巴韦林(病毒唑)、碘苷(疱疹净)、吗啉胍(病毒灵)。

抗病毒药的作用方式:病毒寄生于宿主细胞内,依赖宿主细胞代谢系统进行增殖复制。在病毒基因提供的遗传信息调控下合成病毒核酸和蛋白质,然后在胞浆内装配为成熟的感染性病毒体,以各种方式自细胞释出而感染新的细胞。抗病毒方式有:

(1) 阻止病毒穿入细胞,抑制病毒脱壳,如金刚烷胺。

(2) 干扰 DNA 合成而抑制病毒生长,如阿昔洛维、碘苷。

(3) 抗 RNA 病毒和 DNA 病毒,如利巴韦林(病毒唑)。

金刚烷胺

能特异地抑制亚洲甲型流感病毒侵入宿主细胞,抑制病毒脱壳,使增殖抑制。可用于亚洲甲型流感的防治。

阿昔洛维

对 DNA 合成有抑制作用。本品仅对单纯疱疹病毒及水痘带状疱疹病毒有效,是治疗单纯疱疹脑炎的首选药。

利巴韦林

又名三氮唑核苷、病毒唑,为广谱抗病毒药,既抗 RNA 病毒,又抗 DNA 病毒。对甲、乙型流感病毒、腺病毒肺炎、甲型肝炎、疱疹、麻疹等均有防治作用。

碘苷

又名疱疹净,抑制 DNA 合成酶,因而抑制病毒生长,对 RNA 病毒无效,本品全身应用毒性大,临床仅限于局部用药,以治疗单纯疱疹病毒引起的急性疱疹性角膜炎及其它疱疹性眼病。

测试题

一、填空题

1. 制霉菌素局部用药治疗__________,口服也用于__________。
2. 灰黄霉素主要用于治疗__________感染。
3. 克霉唑不良反应较多,目前仅用于治疗__________。
4. 防治亚洲甲型流感可选用__________。
5. 单纯疱疹病毒引起的急性疱疹性角膜炎可选用__________治疗,此药对__________病毒有效,__________病毒无效。

6. 病毒唑是一个广谱抗病毒药，既能抗__________病毒，也能抗__________病毒。
7. 具有广谱抗真菌作用，高浓度有杀菌作用，是治疗深部真菌感染的首选药物为__________。

二、名词解释

1. 广谱抗真菌药
2. 浅部真菌感染
3. 深部真菌感染

三、选择题

1. 治疗真菌性脑膜炎，需配合小剂量鞘内注射的药物是
   A. 制霉菌素
   B. 灰黄霉素
   C. 两性霉素 B
   D. 酮康唑
   E. 克霉唑
2. 下列哪种药物主要用于治疗阴道、胃肠道和口腔的念珠菌病
   A. 制霉菌素
   B. 灰黄霉素
   C. 碘化物
   D. 两性霉素 B
   E. 利福平
3. 主要用于全身性深部真菌感染的药物是
   A. 灰黄霉素
   B. 两性霉素 B
   C. 制霉菌素
   D. 酮康唑
   E. 克霉唑
4. 不良反应最小的咪唑类抗真菌药是
   A. 克霉唑
   B. 咪康唑
   C. 酮康唑
   D. 氟康唑
   E. 他巴唑
5. 金刚烷胺能特异地抑制哪种病毒感染？
   A. 亚洲甲型流感病毒
   B. 亚洲乙型流感病毒
   C. 单纯疱疹病毒
   D. 腮腺炎病毒
   E. 麻疹病毒
6. 主要用于急性疱疹性角膜炎的药物是
   A. 金刚烷胺
   B. 阿昔洛维
   C. 病毒唑
   D. 碘苷
   E. 吗啉胍
7. 阻止病毒穿入宿主细胞抑制其脱壳而抗病毒的药物是
   A. 金刚烷胺
   B. 阿昔洛维
   C. 三氮唑核苷
   D. 碘苷
   E. 吗啉胍
8. 治疗单纯疱疹脑炎的首选药是
   A. 金刚烷胺
   B. 阿昔洛维
   C. 三氮唑核苷
   D. 碘苷
   E. 吗啉胍
9. 为广谱抗病毒药的是
   A. 金刚烷胺
   B. 阿昔洛维
   C. 利巴韦林
   D. 碘苷
   E. 病毒灵
10. 既抗 RNA 病毒，又抗 DNA 病毒的广谱抗病毒药物是
   A. 金刚烷胺
   B. 阿昔洛维
   C. 病毒唑
   D. 疱疹净
   E. 病毒灵

四、问答题

简述两性霉素 B 抗真菌作用及临床应用特点。

参考答案

一、填空题

1. 皮肤、口腔及阴道念珠菌感染　胃肠道真菌感染
2. 浅部真菌
3. 皮肤粘膜的霉菌病
4. 金刚烷胺
5. 碘苷　DNA　RNA
6. DNA　RNA
7. 两性霉素 B

二、名词解释

1. 广谱抗真菌药：指对深部和浅部真菌感染治疗均有效的抗真菌药。
2. 浅部真菌感染：主要是各种癣菌感染，侵犯皮肤、毛发、指(趾)甲等处。
3. 深部真菌感染：常由白色念珠菌和新型隐球菌引起，主要侵犯内脏器官和深部组织。

三、选择题

1. C　2. A　3. B　4. D　5. A　6. D　7. A　8. B
9. C　10. C

四、问答题

两性霉素 B 为广谱抗真菌药，对新型隐球菌、白色念珠菌等有强大抑制作用。是深部真菌感染的首选药，用于治疗全身性深部真菌感染，如真菌性脑膜炎、肺炎、心内膜炎及尿路感染等。

（爱　民）

第四十三章　抗结核病药

内容提要

抗结核病药是用于治疗由结核杆菌感染引起的慢性传染病的药物。

（一）抗结核病药的分类

目前分为两类：一线抗结核药，包括异烟肼（雷米封）、利福平、链霉素、乙胺丁醇、吡嗪酰胺等，它们的疗效好，毒性小，适用于初治和复治的常规用药。二线抗结核药包括对氨水杨酸、氨硫脲、乙硫异烟胺、环丝氨酸、卷曲霉素、卡那霉素等，此类药物或因疗效较差，或因毒性较大，仅在细菌对一线药物产生耐药或患者不能耐受一线药物时使用。

（二）常用药物

异烟肼

又名雷米封，是异烟酸的酰肼，白色结晶性粉末，易溶于水，遇光渐变质。

【药理作用】

异烟肼对结核杆菌有强大抗菌作用，易渗入细胞内，对细胞内的结核菌有抗菌作用。抗菌机制可能是抑制分枝菌酸的合成，此酸是结核杆菌所特有的重要成分，因此异烟肼能对结核杆菌有选择性作用，对其它细菌则无抗菌作用。单用异烟肼时，结核杆菌易产生耐药性。如与其它抗结核药联合应用，则能延缓耐药性的产生并增强疗效。

【临床应用】

适用于各种类型的结核病，除早期轻症预防应用外，均应与其它抗结核药联合应用。

【不良反应】

1. 周围神经炎　手足感觉异常等。可能是异烟肼与维生素 B_6（吡哆醛）结构相似，增加了维生素 B_6 排泄，造成维生素 B_6 缺乏，可用维生素 B_6 治疗。

2. 中枢神经系统　兴奋、失眠、精神失常或惊厥等，可能与维生素 B_6 缺乏导致中枢神经抑制性递质 γ-氨基丁酸生成减少有关，亦可用维生素 B_6 防治。

3. 肝脏毒性　转氨酶升高、黄疸等。

4. 其它　可有皮炎、药热、粒细胞减少、溶血性贫血等。

利福平

【药理作用】

具有广谱抗菌作用，对结核杆菌、麻风杆菌以及革兰阳性菌（如金黄色葡萄球菌、链球菌、肺炎球菌）、革兰阴性球菌有强大抑菌作用，对革兰阴性杆菌也有抑制作用。

【抗菌机制】

抑制细菌依赖于 DNA 的 RNA 多聚酶，阻碍 mRNA 合成。

【临床应用】

是治疗结核病联合用药中的主要药物，对各种类型的结核病均有良好疗效，对耐药金黄色葡萄球菌、肺炎球菌和其它敏感菌所致感染也有效。

【不良反应】

较常见的为胃肠道刺激症状。少数病人可产生肝脏损害和黄疸，与异烟肼合用时较易发生，用药期间需定期查肝功能。过敏反应如皮疹、药热、血小板减少或粒细胞减少等。

乙胺丁醇

对繁殖期结核杆菌有较强的抑制作用，对链霉素或异烟肼耐药的结核杆菌，本药仍有效。单用易产生耐药性，但较缓慢、主要与利福平或异烟肼合用。大剂量、长期用药可引起球后视神经炎。

链霉素

临床用于结核病急性期，与其它抗结核药联合用药。

对结核杆菌有抑制作用，在体内有较强的抗菌活性，能进入细胞内发挥抗菌作用，与利福平、异烟肼合用有明显的协同作用，单用易产生耐药性。

吡嗪酰胺

对结核杆菌只有抑菌作用，主要与异烟肼和链霉素合用增强疗效，延缓耐药性的产生。

(三) 抗结核药的用药原则

1. 早期用药　因结核病变早期主要是渗出性反应，病灶局部血液循环好，药物易渗入，且细菌处于繁殖旺盛期，对药物敏感。

2. 联合用药　单用一种药物结核菌极易产生耐药性，联合用药可延缓耐药性产生，可提高疗效，降低毒性。

3. 坚持全疗程规律用药　足量疗程可获得较好疗效，复发率较低。

4. 选用适宜的剂量　药物剂量过大，不良反应多而严重；剂量过小，难见疗效，而且细菌易产生耐药性。

测试题

一、填空题

1. 异烟肼又名__________，具有__________、__________、__________和__________的优点。
2. 异烟肼在肝内乙酰化速度有明显的种族和个体差异，因此可分为__________和__________两种。
3. 异烟肼治疗__________和__________时，应增大剂量，必要时采用静脉滴注。
4. 利福平抗菌作用机制为__________。

二、名词解释

1. 抗结核药
2. 一线抗结核药
3. 二线抗结核药

三、选择题

1. 各类型结核病首选药是
   A. 链霉素
   B. 利福平
   C. 异烟肼
   D. 乙胺丁醇
   E. 吡嗪酰胺

2. 抗结核杆菌作用弱，但有延缓细菌产生耐药性，常与其它抗结核菌药合用的是
   A. 异烟肼
   B. 利福平
   C. 链霉素
   D. PAS
   E. 庆大霉素
3. 有关异烟肼抗结核作用错误的叙述是
   A. 有杀菌作用
   B. 抗结核作用强大
   C. 穿透力强，易进入细胞内
   D. 对结核菌有高度选择性
   E. 结核菌不易产生耐药性
4. 异烟肼体内过程特点是
   A. 口服易被破坏
   B. 与血浆蛋白结合率高
   C. 乙酰化代谢速度个体差异大
   D. 大部分以原形由肾排泄
   E. 小部分由肝脏代谢
5. 脑脊液中药物浓度几乎与血药浓度相等的药物是
   A. 异烟肼
   B. 利福平
   C. 乙胺丁醇
   D. 链霉素
   E. 对氨水杨酸
6. 应用异烟肼时，常并用维生素 B_6 的目的是
   A. 增强疗效
   B. 防治周围神经炎
   C. 延缓耐药性
   D. 减轻肝损害
   E. 减轻肾损害
7. 有癫痫或精神病史者应慎用何药？
   A. 利福平
   B. 吡嗪酰胺
   C. 乙胺丁醇
   D. 异烟肼
   E. 对氨水杨酸
8. 主要毒性为视神经炎的药物
   A. 利福平
   B. 链霉素
   C. 异烟肼
   D. 乙胺丁醇
   E. 吡嗪酰胺

四、问答题

1. 抗结核病药的用药原则有哪些？
2. 为什么异烟肼对结核杆菌以外的细菌无效？
3. 结核病治疗为什么要早期用药？
4. 抗结核药联合用药的目的是什么？

参考答案

一、填空题

1. 雷米封　疗效高　毒性低　口服方便　价廉
2. 快代谢型　慢代谢型
3. 急性粟粒性结核　结核性脑膜炎
4. 抑制细菌依赖 DNA 的 RNA 多聚酶

二、名词解释

1. 抗结核药：是用于治疗由结核杆菌感染引起的慢性传染病的药物。

2. 一线抗结核药：包括异烟肼、利福平、链霉素、乙胺丁醇、吡嗪酰胺，为疗效好、毒性低、适用于初治和复治的常规用药。
3. 二线抗结核药：包括对氨水杨酸、氨硫脲等。此类药物或因疗效较差，或因毒性较大，仅在细菌对一线抗结核药产生耐药性或患者不能耐受一线抗结核药时使用。

三、选择题

1. C　2. D　3. E　4. C　5. A　6. B　7. D　8. D

四、问答题

1. 抗结核病药的用药原则：①早期用药：因结核病变早期主要是渗出性反应，病灶局部血液循环好，药物易渗入，且细菌处于繁殖旺盛期，对药物敏感。②联合用药：单用一种药物结核菌极易产生耐药性，联合用药可延缓耐药性产生，可提高疗效，降低毒性。③坚持全疗程规律用药：足量、足疗程用药可获得较好疗效，复发率较低。
2. 异烟肼对结核杆菌以外的细菌无效的原因是异烟肼抗结核菌的机制是抑制结核菌细胞壁特有重要成分——分枝菌酸的合成。其它细菌的细胞壁不含分枝菌酸，故对其它的细菌无效。
3. 结核病治疗应早期用药是因为早期病灶内结核菌生长旺盛，对药物敏感；同时病灶部位血液供应丰富，药物易于渗入病灶内，故早期用药疗效较好。
4. 抗结核药联合用药的目的是增强疗效、降低毒性、延缓耐药性的产生。

（马丽杰）

第四十四章　抗寄生虫药

内容提要

(一) 抗疟药

常用抗疟药根据作用环节不同可分为三类：

(1) 能杀死红细胞内期疟原虫，主要用于控制症状的药物。如氯喹、奎宁和青蒿素。

(2) 能杀灭迟发型红细胞外期疟原虫和配子体，主要用于控制复发和传播的药物。如伯氨喹。

(3) 能抑制速发型红细胞外期的疟原虫，用于病因性预防的药物。如乙胺嘧啶等。

氯喹

【作用及应用】

1. 抗疟作用　能杀灭红细胞内期的裂殖体。特点为作用快、作用强、作用持久。其作用机制主要抑制DNA合成，能抑制疟原虫蛋白水解酶的活性。氯喹是控制疟疾临床症状的首选药，可根治恶性疟。

2. 抗阿米巴原虫　是治疗肠外阿米巴病的首选药物之一。

3. 免疫抑制作用　大剂量氯喹可用于治疗自身免疫性疾病。

【不良反应】

1. 常见症状　头痛、头晕、胃肠道反应。

2. 视网膜病变　引起视物模糊、失明等。

3. 心律失常　严重者引起阿-斯综合征。

奎宁

是临床应用最早的有效抗疟药，对各种疟原虫的红细胞内期均有抑制作用，作用弱，维持时间短，易于复发，但疟原虫对其不易产生抗药性。临床主要用于治疗抗氯喹的恶性疟疾，因可静脉滴注给药，可用于脑型疟的抢救。本药不良反应比较多，如金鸡纳反应、特异质反应、抑制心肌、兴奋子宫、局部刺激症状等。

青蒿素

是由我国学者研制出的新型抗疟药，具有高效、速效、低毒等优点。青蒿素只对红细胞内期疟原虫有杀灭作用，缓解症状快。其机制是作用于疟原虫的膜系结构，使虫体结构破坏。临床主要用于抗药的恶性疟治疗和抢救脑型疟。主要缺点是复发率高。

伯氨喹

【作用及应用】

对间日疟迟发型红细胞外期及各种疟原虫的配子体均有较强的杀灭作用，是目前控制各种疟疾传播和间日疟复发的首选药。本药控制临床症状无效。

【不良反应】

1. 毒性较大，常见的有头晕、恶心、呕吐、紫绀、腹痛、药热、粒细胞减少等。

2. 特异质反应　有遗传性缺乏葡萄糖-6-磷酸脱氢酶的病人用此药可引起急性溶血性贫血或高铁血红蛋白症。

乙胺嘧啶

乙胺嘧啶与TMP结构相似，通过抑制二氢叶酸还原酶，干扰疟原虫核酸合成，对疟原虫产生抑制作用。主要是抑制速发型红细胞外期疟原虫，也可抑制红细胞内期未成熟的裂殖体，还能抑制疟原虫在蚊体内的发育繁殖。乙胺嘧啶是用于疟疾病因性预防的首选药。本药毒性较小，一般防治剂量无不良反应。

（二）抗阿米巴病药及抗滴虫药

按抗阿米巴药作用部位不同，可分为以下三类：

(1) 治疗肠内、外阿米巴病的药物，如甲硝唑、依米丁。

(2) 治疗肠内阿米巴病的药物，如卤化喹啉类、巴龙霉素等抗生素。

(3) 治疗肠外阿米巴病的药物，如氯喹。

甲硝唑、替硝唑

【作用及应用】

1. 抗阿米巴原虫　对肠内和肠外阿米巴滋养体都有杀灭作用。可与肠内抗阿米巴药合用，治疗阿米巴痢疾，可提高根治率。可与氯喹交替应用治疗阿米巴肝脓肿，优点是毒性小、疗效高、口服方便、适应证广。

2. 抗滴虫　对阴道滴虫有强大的杀灭作用。是治疗阴道滴虫的首选药。

3. 抗厌氧菌　对大多数厌氧菌都有强大的杀灭作用。可用于治疗厌氧菌引起的产后盆腔炎、败血症、牙周炎等。

【不良反应及注意事项】

1. 消化道症状　食欲不振、恶心、呕吐等。

2. 有致癌、致畸作用，故孕妇禁用。

3. 其它　如皮疹、白细胞减少、膀胱炎等。

4. 能抑制乙醇代谢，因此用药期间应戒酒。

5. 可抑制华法林的代谢，增强其抗凝作用。

替硝唑与甲硝唑作用及用途相同，但比甲硝唑半衰期长，毒性小。

依米丁

依米丁对滋养体有强大的杀灭作用，吸收后主要分布于肝、肺等脏器，在肠壁分布较少。治疗急性阿米巴痢疾，控制症状快，但复发率高，配合应用肠内抗阿米巴药可提高根治率。对肠外阿米巴病，尤其是阿米巴肝脓肿效果较佳，由于其对心脏的严重毒性，临床应用较少。

卤化喹啉类

常用药物有喹碘方（药特灵）、双碘喹啉、氯碘喹啉等。

本类药物口服吸收较少，可抑制肠内共生菌，间接抑制阿米巴原虫，大剂量还可直接杀灭肠腔内的滋养体。临床主要治疗慢性阿米巴痢疾，还可与甲硝唑或依米丁合用治疗急性阿米巴痢疾。本类药物毒性较少，肝肾功能不良、甲状腺功能亢进及碘过敏者禁用。

抗生素类

抗阿米巴原虫的抗生素主要有土霉素、四环素、新霉素、红霉素、巴龙霉素等。这些药能抑制或杀灭肠道菌群，打破原虫与菌群的共生依存关系，间接发挥抗阿米巴作用。其中巴龙霉素还能直接杀灭阿米巴原虫，疗效较高。常与其它肠内抗阿米巴药合用治疗急慢性阿米巴痢疾。

(三) 驱肠虫药

1. 驱蛔虫可选用哌嗪、左旋咪唑、噻嘧啶、甲苯咪唑、噻苯咪唑等。哌嗪不兴奋虫体,应用比较安全。

2. 驱蛲虫可选用哌嗪、噻嘧啶、甲苯咪唑、噻苯咪唑、扑蛲灵等。其中扑蛲灵、噻苯咪唑、甲苯咪唑可作为首选药。

3. 驱钩虫可选用左旋咪唑、噻嘧唑、甲苯咪唑、噻苯咪唑。其中噻嘧啶、甲苯咪唑可作为首选药。

4. 驱鞭毛虫可选用噻嘧啶、甲苯咪唑、噻苯咪唑。其中甲苯咪唑为首选药。

5. 驱绦虫可选用槟榔、南瓜子、吡喹酮、氯硝柳胺、甲苯咪唑。驱猪绦虫首选吡喹酮或槟榔。驱牛绦虫首选吡喹酮或槟榔加南瓜子。氯硝柳胺也有较好的驱绦虫效果,但有致囊虫病的危险。

测试题

一、填空题

1. 主要用于控制临床症状的抗疟药有__________、__________、__________。
2. 既有抗疟作用又有抗阿米巴作用的药物是__________。
3. 氯喹抗疟作用的特点是__________、__________、__________。
4. 对肠内外阿米巴病都有效的药是__________、__________、__________。
5. 对蛔虫有驱虫作用的药物有__________、__________、__________、__________和__________。
6. 驱蛲虫的首选药有__________、__________和__________。

二、名词解释

1. 肠内阿米巴病
2. 肠外阿米巴病

三、选择题

1. 控制疟疾临床症状的首选药是
   A. 奎宁
   B. 伯氨喹
   C. 氯喹
   D. 青蒿素
   E. 乙胺嘧啶
2. 由我国学者首先研制出来的抗疟药是
   A. 奎宁
   B. 伯氨喹
   C. 氯喹
   D. 青蒿素
   E. 乙胺嘧啶
3. 抑制二氢叶酸还原酶产生抗疟作用的是
   A. 氯喹
   B. 奎宁
   C. 青蒿素
   D. 伯氨喹
   E. 乙胺嘧啶
4. 最易引起少数人发生急性溶血性贫血或高铁血红蛋白血症的药是
   A. 氯喹
   B. 奎宁
   C. 青蒿素
   D. 伯氨喹

E. 乙胺嘧啶

5. 能抑制乙醇代谢的抗阿米巴药是
   A. 甲硝唑
   B. 依米丁
   C. 喹碘方
   D. 氯喹
   E. 巴龙霉素
6. 氯喹抗疟的主要机制是
   A. 抑制疟原虫 DNA 合成
   B. 抑制疟原虫进入红细胞
   C. 干扰疟原虫的叶酸代谢
   D. 破坏疟原虫的细胞膜
   E. 抑制疟原虫对糖的利用
7. 心脏毒性最明显的抗阿米巴药是
   A. 甲硝唑
   B. 依米丁
   C. 喹碘方
   D. 双碘喹啉
   E. 土霉素
8. 驱鞭虫的首选药是
   A. 噻嘧啶
   B. 左旋米唑
   C. 甲苯咪唑
   D. 噻苯咪唑
   E. 扑蛲灵
9. 易引起囊虫病的驱绦虫药是
   A. 甲苯咪唑
   B. 槟榔
   C. 南瓜子
   D. 氯硝柳胺
   E. 吡喹酮
10. 临床应用最早的有效抗疟药是
   A. 氯喹
   B. 青蒿素
   C. 奎宁
   D. 伯氨喹
   E. 乙胺嘧啶

四、问答题

1. 根据抗疟药的作用环节及临床应用可将药物分为哪几类？写出各类主要药物。
2. 氯喹有哪些作用和用途？
3. 抗阿米巴药可分为哪几类？写出各类主要药物。
4. 卤化喹啉类药物抗阿米巴原虫的作用机制是什么？

参考答案

一、填空题

1. 氯喹　奎宁　青蒿素
2. 氯喹
3. 作用快　强　持久
4. 甲硝唑　替硝唑　依米丁
5. 哌嗪　左旋咪唑　噻嘧啶　甲苯咪唑　噻苯咪唑
6. 扑蛲灵　噻苯咪唑　甲苯咪唑

二、名词解释

1. 肠内阿米巴病：指阿米巴包囊在肠内变成小滋养体，条件合适时，侵入结肠壁，形成大滋养体，破坏肠壁组织，引起阿米巴痢疾，即肠内阿米巴病。

2. 肠外阿米巴病：当肠壁内的大滋养体侵入血管时，随血液进入肝、肺等器官形成脓肿，称肠外阿米巴病，如阿米巴肝脓肿。

三、选择题

1. C　2. D　3. E　4. D　5. A　6. A　7. B　8. C
9. D　10. C

四、问答题

1. 抗疟药可分为以下几种：①杀灭红细胞内期疟原虫，主要控制症状的药物，如氯喹、奎宁、青蒿素。②杀灭迟发型红细胞外期疟原虫和配子体，主要用于控制复发和传播的药物，如伯氨喹。③抑制速发型红细胞外期疟原虫，用于病因性预防的药物，如乙胺嘧啶等。

2. 氯喹的作用和用途如下：①抗疟作用：能杀灭红细胞内期的裂殖体，作用快、强、持久。氯喹是控制临床症状的首选药。②抗阿米巴原虫：是治疗肠外阿米巴病的首选药之一。③免疫抑制作用：大剂量氯喹可用于治疗自身免疫性疾病，如肾病综合征等。

3. 抗阿米巴药可分以下三类：①治疗肠内、外阿米巴病的药物，如甲硝唑、依米丁。②治疗肠内阿米巴病的药物，如卤化喹啉类、抗生素类等。③治疗肠外阿米巴病的药物，如氯喹。

4. 卤化喹啉类药物抗阿米巴原虫的机制：肠内阿米巴原虫的正常生长繁殖，有赖于肠道菌群所提供的代谢产物。卤化喹啉类药物口服不易吸收，在肠腔内浓度较高，它们释放的碘能抑制或杀灭肠内正常菌群，打破了阿米巴原虫与肠道正常菌群之间的共生依存关系，间接地抑制或杀灭阿米巴原虫，大剂量还能直接杀灭肠腔内的阿米巴滋养体。

（悦随士）

第四十五章　抗恶性肿瘤药

内容提要

(一) 细胞增殖周期及药物作用环节

1. 细胞群中的细胞可分三类：

(1) 处于增殖周期中的细胞：这类细胞代谢活跃，对药物敏感。这类细胞在全部细胞群中所占的比率称为生长比率(GF)。生长越快的肿瘤，其生长比率越大。

(2) 静止期细胞(G_0期)：有增殖力，但暂不增殖。肿瘤细胞处于静止期，细胞对药物敏感性低，是肿瘤复发的根源，正常组织是组织修复的基础。

(3) 无增殖力细胞(已分化细胞)：这部分细胞有生理功能，但无增殖能力。

2. 细胞从一次分裂结束起到下一次分裂完成为止的时间称为细胞增殖周期。处于增殖周期中的细胞可分为以下几期：

(1) G_1期(DNA 合成前期)：烷化剂、抗癌抗生素等可杀灭 G_1期肿瘤细胞。

(2) S 期(DNA 合成期)：甲氨蝶呤、巯嘌呤、氟尿嘧啶等抗代谢药能杀灭 S 期肿瘤细胞。

(3) G_2期(DNA 合成后期)：作用于 G_1期的药物可作用于此期。

(4) M 期(有丝分裂期)：长春新碱、秋水仙碱等药物可抑制细胞的有丝分裂。

(二) 根据抗肿瘤药物对各期肿瘤细胞作用不同分类

1. 周期非特异性药物

(1) 烷化剂：主要药物有氮芥、环磷酰胺、噻替哌、白消安、环乙亚硝脲、顺铂等。

(2) 抗肿瘤抗生素：主要药物有柔红霉素、多柔米星、丝裂霉素、博莱霉素等。

(3) 激素类：肾上腺皮质激素、雌激素、雄激素等。

2. 周期特异性药物

(1) 作用于 S 期的药物：分别有抗叶酸药如甲氨蝶呤，抗嘧啶药如氟尿嘧啶和阿糖胞苷等，抗嘌呤药如巯嘌呤等。

(2) 作用于 M 期的药物：主要有长春新碱、秋水仙碱、三尖杉酯碱、鬼臼乙叉苷等。

(3) 作用于 G_1期的药物：主要有 L-门冬酰胺酶。

(三) 烷化剂

环磷酰胺

此药属于氮芥类，在体外无抗癌活性，进入体内后在肝微粒体酶的作用下，氧化生成中间产物醛磷酰胺，转运到肿瘤细胞中，分解出有强大烷化作用的磷酰胺氮芥，与 DNA 发生烷化作用，因而起到抗肿瘤作用。

对恶性淋巴瘤、急性淋巴细胞性白血病、儿童神经母细胞瘤等疗效显著。对其它多种癌症也有疗效。

主要的不良反应有抑制骨髓造血功能、胃肠道反应、脱发等。

顺铂

对睾丸癌疗效最好，对卵巢癌、鼻咽癌、软组织肉瘤、恶性淋巴瘤也有较好疗效，对许多其它肿瘤也有效。主要不良反应有肾脏、听力损害及消化道症状，也可引起骨髓抑制。

（四）抗肿瘤抗生素

这类药物与肿瘤细胞的DNA交叉联结或破坏DNA的基本结构，干扰DNA的复制或转录过程。它们常与其它抗肿瘤药物联合应用于多种肿瘤的治疗。不良反应主要是骨髓抑制。常用的药物有柔红霉素、多柔米星、丝裂霉素、博莱霉素、放线菌素D、平阳霉素等。

（五）激素类药物

激素类药物大部分有一定选择性，只对某种肿瘤有效。对骨髓造血系统和消化道无明显毒性反应。

肾上腺皮质激素对急性淋巴性白血病疗效好，对恶性淋巴瘤、霍奇金病、慢性淋巴细胞性白血病疗效较好，对多发性骨髓瘤、晚期乳腺癌也有疗效。常用药物有强的松、强的松龙、氟美松等。雌激素用于女性绝经10年以上的晚期乳腺癌和前列腺癌的治疗。常用药物有己烯雌酚、炔雌醇等。

（六）抗代谢药

甲氨蝶呤

本药的化学结构与叶酸相似，通过抑制二氢叶酸还原酶的活性，抑制DNA的合成，产生抗肿瘤作用。对急性白血病、绒毛膜上皮癌、恶性葡萄胎、成骨肉瘤有较好疗效。主要不良反应也是消化道症状和骨髓抑制。

巯嘌呤

它可阻止肌苷酸转化为腺苷酸和鸟苷酸，干扰嘌呤代谢，阻碍DNA合成。它对儿童急性淋巴性白血病疗效较好。对其它许多肿瘤也有效。主要不良反应是消化道症状和骨髓抑制。

氟尿嘧啶

氟尿嘧啶可抑制脱氧胸苷酸合成酶的活性，阻止脱氧尿苷酸转变为脱氧胸苷酸，从而抑制DNA的生物合成，对S期作用最明显。对胃、结肠、肝、胰腺、食道等消化系统癌症和乳腺癌疗效较好。本药毒性大，骨髓抑制明显。

阿糖胞苷

阿糖胞苷通过抑制DNA多聚酶的活性，阻止DNA合成。对急性粒细胞性白血病疗效最好，对其它白血病也有效。

（七）植物类药物

这类药中大部分是M期特异性药物，它们能抑制蛋白质合成，抑制纺锤体形成，使细胞分裂停止在分裂中期。它们对多种肿瘤都有疗效。主要不良反应也是骨髓抑制和消化道症状。常用药物有长春碱、长春新碱、秋水仙碱、三尖杉酯碱、鬼臼乙叉苷等。

喜树碱是通过破坏DNA结构，抑制DNA合成而产生抗癌作用，主要作用于S期。

（八）抗肿瘤药常见的不良反应和防治措施

1. 抑制骨髓造血功能　用药期间注意血象变化，当白细胞计数下降到$3\times10^9/L$或血小板数量低于$100\times10^9/L$时，应停用抗肿瘤药，并给与促生白细胞和血小板的药，注意防止感染。

2. 消化道症状　鼓励病人进食，必要时可通过输液来补给营养或调节水盐代谢。

3. 脱发　停药后可恢复生长。

4. 肾损害　用药时多饮水或碱化尿液，必要时可给与利尿药。

5. 降低机体免疫功能。

6. 其它　神经毒性、心脏毒性、过敏反应等。

（九）抗恶性肿瘤药的合理应用

1. 大剂量间歇疗法的优点

（1）一次大剂量给药所杀灭的癌细胞数远高于该量分次用药所能杀灭癌细胞之和。

（2）一次大剂量给药能较多地杀灭增殖期细胞，诱导 G_0 期细胞转入增殖期，增加肿瘤细胞对抗癌药物的敏感性。

（3）间歇用药有利于机体正常组织功能（如造血系统功能）的恢复。

2. 序贯疗法

（1）对生长比率（GF）低的肿瘤，应先用周期非特异性药物，继而用周期特异性药物。

（2）对生长比率高的肿瘤，宜先用周期特异性药物，后用周期非特异性药物。

（3）同步化疗法。

3. 联合疗法　目的是要提高治疗效果，降低毒性反应，延缓耐药性的产生。

测试题

一、填空题

1. 作用于S期的抗癌药又分为抗__________药、抗__________药和抗__________药。
2. 一个细胞增殖周期又分为__________、__________、__________和__________。
3. 细胞群中的细胞，按其增殖情况可分为三类，一类是处于增殖周期中的细胞，另一类是__________细胞，还有一类是__________细胞。
4. 环磷酰胺在体外是__________，在肝脏转化成__________，后者在肿瘤细胞内分解出__________才具有抗癌活性。
5. 周期非特异性药物包括__________类、__________类和__________类。
6. 临床设计合理的抗癌给药方案常采用大剂量间歇疗法、__________疗法和__________疗法。

二、名词解释

1. 生长比率（GF）
2. 细胞增殖周期
3. 半身化疗
4. 同步化疗法

三、选择题

1. 使用长春新碱后肿瘤细胞的有丝分裂停止于哪个期？
   A. 有丝分裂的初期
   B. M期的前期
   C. M期的中期
   D. M期的后期
   E. 有丝分裂的末期
2. 恶性肿瘤化学治疗后易复发的原因是
   A. G_0期细胞对化疗不敏感
   B. G_1期细胞对化疗不敏感
   C. G_2期细胞对化疗不敏感
   D. S期细胞对化疗不敏感

E. M 期细胞对化疗不敏感

3. 限制抗癌药长期大量应用的主要不良反应是

A. 胃肠道反应

B. 抑制造血功能

C. 脱发

D. 周围神经炎

E. 肾脏毒性

4. 抑制叶酸合成代谢的药物是

A. 环磷酰胺

B. 阿糖胞苷

C. 巯嘌呤

D. 顺铂

E. 甲氨蝶呤

5. 对骨髓无抑制作用的药物是

A. 秋水仙碱

B. 甲氨蝶呤

C. 阿糖胞苷

D. 肾上腺皮质激素

E. 氟尿嘧啶

6. 在体外无抗癌活性的药物是

A. 环磷酰胺

B. 顺铂

C. 丝裂霉素

D. 甲氨蝶呤

E. 长春新碱

7. 抗嘌呤代谢的抗癌药是

A. 噻替派

B. 环己亚硝脲

C. 阿糖胞苷

D. 6 - MP

E. 5 - Fu

8. 妇女绝经前的乳癌禁用的药物是

A. 雄激素

B. 雌激素

C. 他莫昔芬

D. 氟尿嘧啶

E. 秋水仙碱

9. 对前列腺癌疗效较好的药物是

A. 甲氨蝶呤

B. 雌激素

C. 雄激素

D. 肾上腺皮质激素

E. 三尖杉酯碱

四、问答题

1. 细胞增殖周期可分为哪几期？作用于各期的药物有哪些？
2. 根据药物对增殖周期中各期肿瘤细胞作用不同，抗癌药可分为哪几类？
3. 甲氨蝶呤抗肿瘤的机制是什么？
4. 大剂量间歇疗法有哪些优点？
5. 抗肿瘤药常见的不良反应有哪些？

参考答案

一、填空题

1. 叶酸　嘌呤　嘧啶
2. G_1期　S 期　G_2期　M 期
3. 静止期(G_0期)　无增殖力
4. 无活性的　醛磷酰胺　磷酰胺氮芥
5. 烷化剂　抗肿瘤抗生素　激素
6. 序贯　联合

二、名词解释

1. 生长比率(GF):处于增殖周期中的细胞在全部细胞群中所占比率称为生长比率。
2. 细胞增殖周期:细胞从一次分裂结束起到下一次分裂完成为止的时间称为细胞增殖周期。
3. 半身化疗:是指压迫主动脉阻断下半身循环,迅速静脉给药,使药物只对上半身产生作用,用来治疗头颈部肿瘤,可以减少不良反应。
4. 同步化疗法:是指先使用作用于S期或M期的药物,使肿瘤细胞都聚积于某一期,使细胞增殖同步化,然后再选用对某一期有特效的药物,一举杀灭之。

三、选择题

1. C 2. A 3. B 4. E 5. D 6. A 7. D 8. B
9. B

四、问答题

1. 细胞增殖周期可分为:①G_1期(DNA合成前期):烷化剂、抗癌抗生素等药物能杀灭此期肿瘤细胞。②S期(DNA合成期):甲氨蝶呤、巯嘌呤、氟尿嘧啶等抗代谢药能杀灭此期肿瘤细胞。③G_2期(DNA合成后期):烷化剂、抗癌抗生素对此期细胞也有效。④M期(有丝分裂期):长春新碱、秋水仙碱等植物类抗癌药可抑制有丝分裂,阻止M期进行。

2. 根据药物对细胞增殖周期中各期肿瘤细胞作用不同,抗癌药可分为:

(1) 周期非特异性药物:①烷化剂:环磷酰胺、噻替哌、白消安、卡氮芥、顺铂等。②抗肿瘤抗生素:柔红霉素、多柔米星、丝裂霉素、放线菌素D等。③激素类:肾上腺皮质激素、雌激素、雄激素等。

(2) 周期特异性药物:①作用于S期的药物:甲氨蝶呤、氟尿嘧啶、阿糖胞苷、巯嘌呤等。②作用于M期的药物:长春新碱、秋水仙碱、三尖杉酯碱等。③作用于G_1期的药物:L-门冬酰胺酶。

3. 甲氨蝶呤抗肿瘤机制:甲氨蝶呤的化学结构与叶酸相似,它可抑制二氢叶酸还原酶的活性,使二氢叶酸不能还原为四氢叶酸,进而抑制DNA的生物合成,产生抗肿瘤作用。

4. 大剂量间歇疗法的优点:①一次大剂量用药所杀灭的癌细胞数远高于该量分次用药所能杀灭癌细胞之和。②一次大剂量给药能较多地杀灭增殖期细胞,诱导G_0期细胞转入增殖期,增加肿瘤细胞对抗癌药物的敏感性。③间歇用药有利于机体造血系统功能的恢复,提高机体对抗癌药的耐受力。

5. 抗肿瘤药常见的不反应有:①抑制骨髓造血功能。②消化道症状。③降低机体免疫功能。④脱发。⑤肾损害。⑥其它如神经毒性、心脏毒性、过敏反应。

(悦随士)

模拟试卷(一)

(时间 2 小时,满分 100 分)

一、名词解释(每题 5 分,共 15 分)

1. 半数有效量
2. 治疗指数
3. 二重感染

二、填空题(每空 1 分,共 30 分)

1. 弱酸性药物是从 pH 值________的体液向 pH 值________的体液被动转运。
2. 连续滴注给药达稳态后,中途改变给药速度,则需再经________个 $t_{1/2}$ 才能达到新的________。
3. M 受体兴奋可引起心脏________、瞳孔________、胃肠平滑肌________、腺体分泌________。
4. 合成乙酰胆碱的酶称为________;在神经末梢水解乙酰胆碱的酶称为________。
5. 目前用于治疗充血性心力衰竭的正性肌力药物有________、________和________等三类。
6. 氨力农是________剂,可增加细胞内________的浓度而呈现________作用。
7. 呋塞米的不良反应有________、________和________。
8. 伴有心力衰竭的心绞痛患者可选用________抗心绞痛。
9. 复方新诺明(SMZ_{CO})由________和________组成。
10. 体内有效体外无效的抗凝血药是________类,其起效慢是由于________才能发挥抗凝作用。
11. 氨基糖苷类口服________,分布不易通过________,但可通过________。
12. 天然青霉素 G 主要缺点是________、________、________。

三、选择题(单项选择题,每题 1 分,共 25 分)

1. 弱碱性药物在碱性尿液中
   A. 解离多,再吸收多,排泄慢
   B. 解离多,再吸收少,排泄快
   C. 解离少,再吸收多,排泄慢
   D. 解离少,再吸收少,排泄快
   E. 呈解离型,再吸收障碍
2. 临床所用的药物治疗量是指
   A. 有效量
   B. 最小有效量
   C. 半数有效量
   D. 阈剂量
   E. 1/10 LD_{50}
3. 青霉素治疗肺部感染是
   A. 对因治疗
   B. 对症治疗
   C. 局部治疗
   D. 全身治疗
   E. 直接治疗
4. 毛果云香碱引起调节痉挛是兴奋了以下哪一受体?
   A. 虹膜括约肌上的 M 受体
   B. 虹膜辐状肌上的 α 受体

C. 睫状肌上的M受体
D. 睫状肌上的 α 受体
E. 虹膜括约肌上的 N_2 受体
5. 明显舒张肾血管、增加肾血流的药物是
A. 肾上腺素
B. 多巴胺
C. 去甲肾上腺素
D. 间羟胺
E. 去氧肾上腺素
6. 能引起血钾升高的药物是
A. 阿托品
B. 琥珀胆碱
C. 山莨菪碱
D. 筒箭毒碱
E. 三碘季铵酚
7. 酚妥拉明兴奋心脏的机制
A. 直接兴奋心脏细胞
B. 反射性兴奋交感神经
C. 兴奋心脏的 β_1 受体
D. 阻断心脏的M受体
E. 直接兴奋交感神经中枢
8. 普鲁卡因不宜用于哪种局麻？
A. 蛛网膜下腔麻醉
B. 浸润麻醉
C. 表面麻醉
D. 传导麻醉
E. 硬膜外麻醉
9. 地西泮不用于
A. 麻醉前给药
B. 焦虑症或焦虑性失眠
C. 高热惊厥
D. 癫痫持续状态
E. 诱导麻醉
10. 对地西泮的叙述，哪一项是错误的？
A. 能辅助治疗癫痫大、小发作
B. 具有抗抑郁作用
C. 有广谱抗惊厥作用
D. 不抑制快波睡眠
E. 具有镇静、催眠、抗焦虑作用
11. 碳酸锂主要用于治疗
A. 焦虑症
B. 精神分裂症
C. 抑郁症
D. 躁狂症
E. 帕金森综合征
12. 阿米替林的主要适应证为
A. 精神分裂症
B. 抑郁症
C. 神经官能症
D. 焦虑症
E. 躁狂症
13. 吗啡的药理作用有
A. 镇痛、镇静、镇咳
B. 镇痛、镇静、抗震颤麻痹
C. 镇痛、呼吸兴奋
D. 镇痛、欣快
E. 镇痛、安定、散瞳
14. 心源性哮喘可选用
A. 肾上腺素
B. 去甲肾上腺素
C. 异丙肾上腺素
D. 吗啡
E. 多巴胺
15. 高血压伴脑血管疾病的患者可选用
A. 尼莫地平
B. 硝苯地平
C. 地尔硫䓬
D. 维拉帕米
E. 利血平
16. 强心苷治疗心房纤颤的机制主要是
A. 延长心房的有效不应期
B. 缩短心房的有效不应期
C. 减慢房室传导
D. 抑制窦房结
E. 降低普氏纤维自律性
17. 能引起金鸡纳反应的药物是
A. 奎尼丁
B. 普鲁卡因酰胺
C. 胺碘酮
D. 普萘洛尔

E. 普罗帕酮

18. 治疗链激酶过量所致出血宜选用
   A. 右旋糖酐
   B. 垂体后叶素
   C. 维生素 K
   D. 氨甲苯酸
   E. 鱼精蛋白

19. 尿激酶抗凝血作用机制是
   A. 直接激活纤溶酶原激活酶
   B. 直接降解纤维蛋白
   C. 促进纤溶酶原激活因子前体转变为激活因子
   D. 激活纤溶酶
   E. 直接激活纤溶酶

20. 磺胺类药物对以下哪类病原体不敏感
   A. 大肠杆菌
   B. 溶血性链球菌
   C. 梅毒螺旋体
   D. 脑膜炎双球菌
   E. 沙眼衣原体

21. 治疗流脑首选磺胺嘧啶(SD)是因为
   A. 对脑膜炎双球菌敏感
   B. 血浆蛋白结合率低
   C. 细菌产生耐药性较慢
   D. 血浆蛋白结合率高
   E. 细菌产生耐药性较快

22. 治疗胆道感染可选用
   A. 林可霉素
   B. 红霉素
   C. 氯林可霉素
   D. 庆大霉素
   E. 氯霉素

23. 庆大霉素与呋塞米合用时会引起
   A. 抗菌作用增强
   B. 肾毒性减轻
   C. 耳毒性加重
   D. 利尿作用增强
   E. 肾毒性加重

24. 抑制二氢叶酸还原酶产生抗疟作用的是
   A. 氯喹
   B. 奎宁
   C. 青蒿素
   D. 伯氨喹
   E. 乙胺嘧啶

25. 抗阿米巴效果最好的抗生素是
   A. 土霉素
   B. 四环素
   C. 新霉素
   D. 红霉素
   E. 巴龙霉素

四、问答题(每题 10 分,共 30 分)

1. 试比较阿司匹林和对乙酰氨基酚(扑热息痛)的药理作用和临床应用各有何特点。
2. 阿托品有哪些主要用途?分别阐述其药理作用依据。
3. 举例说明何谓受体激动剂和受体拮抗剂?

参考答案

一、名词解释

1. 半数有效量:能引起半数实验动物(50%)阳性反应的剂量。
2. 治疗指数:是药物安全性的指标,以 LD_{50}/ED_{50} 的比值表示,此值越大越安全。
3. 二重感染:在应用广谱抗菌药物的过程中,因长期大量用药使体内敏感细菌被抑制,不敏感细菌得以繁殖,这些细菌引起的新感染称为二重感染。

二、填空题

1. 低　高
2. 5　稳态浓度
3. 抑制　收缩　收缩　增加
4. 胆碱乙酰化酶　胆碱酯酶
5. 强心苷　拟交感神经药　磷酸二酯酶Ⅲ抑制剂
6. 磷酸二酯酶Ⅲ抑制剂　cAMP　正性肌力
7. 水、电解质紊乱　耳毒性　高尿酸血症
8. 硝酸甘油
9. 磺胺甲噁唑　甲氧苄啶
10. 香豆素　待已合成的凝血因子耗竭
11. 不吸收　血脑屏障　胎盘
12. 抗菌谱窄　不耐胃酸　易产生耐药性

三、选择题

1. C	2. A	3. A	4. C	5. B	6. B	7. B	8. C
9. E	10. B	11. D	12. B	13. A	14. D	15. A	16. C
17. A	18. D	19. E	20. C	21. B	22. B	23. C	24. E
25. E							

四、问答题

1. 阿司匹林和对乙酰氨基酚(扑热息痛)的药理作用和临床应用如下：

	阿司匹林	对乙酰氨基酚(扑热息痛)
外周合成PG合成酶	强	弱
解热镇痛	强	缓和持久
抗炎、抗风湿	强	很弱
应用:解热镇痛	有效	有效
风湿、类风湿	有效	无效

2. 阿托品的主要用途和药理作用依据为：①麻醉前给药:抑制呼吸道腺体分泌,防止气道阻塞。②缓解内脏绞痛:松弛内脏平滑肌。③治疗窦性心动过缓和房室传导阻滞:解除迷走神经对心脏的抑制。④治疗感染性休克:扩张小血管,改善微循环。⑤眼科治疗虹膜睫状体炎,验光配镜:散瞳及松弛睫状肌。⑥解救有机磷酸酯类中毒:缓解中毒的M样症状及中枢神经症状。

3. 受体激动剂如异丙肾上腺素,能激活β受体,对β受体有较强的亲和力,也有较强的内在活性。
受体拮抗剂如阿托品,与M受体有较强的亲和力但无内在活性,它能阻断激动剂与M受体的结合。

模拟试卷(二)

(时间 2 小时,满分 100 分)

一、名词解释(每题 5 分,共 15 分)

1. 首关消除
2. 强心苷
3. 副作用

二、填空题(每空 1 分,共 30 分)

1. 精神药品主要指__________、__________和__________。
2. 长期用激动药,可使相应受体__________,这种现象称为__________,是机体对药物产生__________的原因之一。
3. 高血压危象可选用__________和__________治疗。
4. 青霉素的抗菌机制为抑制__________酶,阻碍了细菌__________合成。
5. 硝苯地平(心痛定)不宜用于__________型心绞痛。
6. 苯二氮䓬类的主要药理作用包括__________、__________、__________和__________。
7. 氨茶碱的主要药理作用有__________和__________。
8. 胺碘酮对心脏以外的不良反应表现为__________、__________和__________。
9. 红霉素主要不良反应有__________、__________和__________。
10. 噻嗪类利尿药主要用于__________、__________和__________。
11. 喹诺酮类通过抑制细菌__________酶,从而阻碍细菌__________而产生杀菌作用。
12. 止吐作用较强的 H_1 受体阻断药是__________和__________。

三、选择题(单项选择题,每题 1 分,共 25 分)

1. 某药物的半衰期为 9 小时,一次给药后,药物在体内基本消除的时间为
   A. 9 小时
   B. 1 天
   C. 1.5 天
   D. 2 天
   E. 5 天
2. 血浆半衰期($t_{1/2}$)长短取决于
   A. 药物的吸收速度
   B. 药物的消除速度
   C. 药物的转化速率
   D. 药物的转运速率
   E. 药物的分布容积
3. 肾上腺素治疗支气管哮喘是
   A. 对因治疗
   B. 对症治疗
   C. 局部治疗
   D. 全身治疗
   E. 直接治疗
4. N_M受体兴奋引起的主要效应是
   A. 心脏抑制
   B. 神经节兴奋
   C. 骨骼肌收缩
   D. 支气管平滑肌收缩
   E. 胃肠平滑肌收缩
5. 以下哪个药物不宜肌内注射给药
   A. 多巴胺
   B. 麻黄碱

C. 肾上腺素
D. 去甲肾上腺素
E. 间羟胺

6. 青光眼禁用的药物是
A. 毒扁豆碱
B. 东莨菪碱
C. 毛果芸香碱
D. 新斯的明
E. 加兰他敏

7. 普萘洛尔的禁忌证是
A. 心律失常
B. 心绞痛
C. 高血压
D. 甲状腺功能亢进
E. 支气管哮喘

8. 浸润麻醉时局麻药中加入肾上腺素的目的是
A. 预防过敏性休克
B. 防止麻醉过程中产生血压下降
C. 对抗局麻药的扩血管作用
D. 延长局麻作用持续时间
E. 缩短局麻作用持续时间

9. 抢救巴比妥类急性中毒，不宜采用的措施是
A. 给氧，必要时人工呼吸
B. 给予催吐药
C. 碱化尿液
D. 以胃管洗胃
E. 应用利尿药强迫利尿

10. 明显缩短快动眼睡眠的催眠药是
A. 苯巴比妥
B. 水合氯醛
C. 硫喷妥钠
D. 地西泮
E. 安眠酮

11. 氯丙嗪引起乳房增大和泌乳是由于
A. 阻断结节-漏斗处DA通路的D_2受体
B. 激活中枢β_2受体
C. 阻断脑干网状结构上行激活系统的D_2受体
D. 激活中枢M胆碱受体
E. 阻断黑质-纹状体通路D_2受体

12. 硫酸镁的肌松作用是因为
A. 抑制脊髓
B. 抑制网状结构
C. 抑制大脑运动区
D. 竞争Ca^{2+}受体，抑制神经化学传递
E. 竞争Ca^{2+}受体，促进神经化学传递

13. 苯妥英钠的不良反应中没有
A. 胃肠反应
B. 齿龈增生
C. 过敏反应
D. 共济失调
E. 肾脏严重损害

14. 有关保泰松的不良反应哪项是**错误**的？
A. 高铁血红蛋白血症
B. 胃肠道反应
C. 水钠潴留
D. 肝肾损害
E. 甲状腺肿大及粘液性水肿

15. 伴有潜在性糖尿病的高血压患者，不宜选用下列哪个药物
A. 利血平
B. 氢氯噻嗪
C. 硝普钠
D. 卡托普利
E. 硝苯地平

16. 可用于治疗心衰的α受体阻断药是
A. 米力农
B. 卡托普利
C. 维拉帕米
D. 肼苯哒嗪
E. 哌唑嗪

17. 色甘酸钠预防哮喘发作的原理是
A. 直接扩张支气管
B. 稳定肥大细胞膜，阻止炎症介质释放
C. 抑制磷酸二酯酶
D. 激动β_2受体
E. 阻断H_1受体

18. 预防过敏性哮喘宜选用
   A. 异丙肾上腺素
   B. 麻黄碱
   C. 色甘酸钠
   D. 肾上腺素
   E. 氨茶碱
19. 能显著增强胰岛素降血糖作用的药物是
   A. 呋噻米
   B. 氢化可的松
   C. 双氢克尿塞
   D. 普萘洛尔
   E. 氯苯甲噻嗪
20. 丙硫氧嘧啶的作用机制是
   A. 抑制甲状腺激素的生物合成
   B. 抑制甲状腺摄取碘
   C. 抑制甲状腺素的释放
   D. 抑制 TSH 分泌
   E. 促进 TSH 分泌
21. 下列不能口服的头孢菌素类药物是
   A. 头孢氨苄
   B. 头孢拉定
   C. 头孢羟氨苄
   D. 头孢哌酮
   E. 头孢氨苄+头孢拉定
22. 青霉素 G 过敏病人革兰阳性菌感染可选用
   A. 红霉素
   B. 庆大霉素
   C. 羧苄青霉素
   D. 氨苄青霉素
   E. 头孢霉素
23. 肾功能不良病人患绿脓杆菌感染可选用
   A. 多粘菌素 E
   B. 氨苄青霉素
   C. 庆大霉素
   D. 羧苄青霉素
   E. 林可霉素
24. 控制疟疾临床症状的首选药是
   A. 奎宁
   B. 伯氨喹
   C. 氯喹
   D. 青蒿素
   E. 乙胺嘧啶
25. 治疗单纯疱疹脑炎有效的药物是
   A. 金刚烷胺
   B. 阿昔洛维
   C. 病毒唑
   D. 碘苷
   E. 病毒灵

四、问答题(每题 10 分,共 30 分)

1. 常用的硫脲类药物有哪些?简述本类药物的作用原理、临床应用及主要不良反应。
2. 简述左旋多巴治疗震颤麻痹的原理、外周不良反应及其减少的方法。
3. 半合成青霉素和天然青霉素相比有何优点?分别举例说明。

参考答案

一、名词解释

1. 首关消除:指口服某些药物,经门静脉进入肝脏,在进入体循环前被代谢灭活或结合贮存,使进入体循环的药量明显减少的现象。
2. 强心苷:是具有正性肌力作用的苷类。
3. 副作用:在治疗剂量时出现的与治疗目的无关的作用。

二、填空题

1. 镇静催眠药　中枢兴奋药　致幻剂
2. 数目减少　向下调节　耐受性
3. 硝普钠　硝苯地平
4. 转肽　细胞壁
5. 不稳定
6. 抗焦虑　镇静催眠　抗惊抗痫　中枢性肌肉松弛
7. 强心利尿　平喘
8. 角膜褐色微粒沉着　甲状腺功能异常　间质性肺炎
9. 胃肠道反应　过敏反应　肝损害
10. 水肿　高血压　尿崩症
11. DNA 回旋　DNA 复制
12. 苯海拉明　异丙嗪

三、选择题

1. D	2. B	3. B	4. C	5. D	6. B	7. E	8. D
9. B	10. A	11. A	12. D	13. E	14. A	15. B	16. E
17. B	18. C	19. D	20. A	21. D	22. A	23. D	24. C
25. B							

四、问答题

1. 常用的硫脲类药物有丙硫氧嘧啶、甲巯咪唑(他巴唑)。其作用原理为抑制甲状腺激素合成。临床主要用于:①甲状腺机能亢进症的内科治疗;②甲状腺手术前准备;③甲亢危象的辅助治疗。

2. 左旋多巴治疗震颤麻痹的原理为:左旋多巴透过血脑屏障,在纹状体内经脱羧转变为多巴胺(DA),补充了纹状体内 DA 的含量,恢复 DA 能神经元抑制功能而起效。

   其不良反应有:胃肠道反应、心血管反应、不自主运动和“开关”现象。除适当减少用量外可合用卡比多巴,以抑制外周多巴脱羧酶,减少左旋多巴在外周的脱羧作用。

3. 半合成青霉素和天然青霉素相比具有以下优点:①耐酸:口服吸收好。如青霉素 V、羟氨苄青霉素(阿莫西林);②耐酶:不被金黄色葡萄球菌产生的青霉素酶破坏,对耐药性金黄色葡萄球菌有效。如苯唑青霉素;③广谱:对革兰阳性和阴性杆菌也有效。如氨苄西林;④抗绿脓杆菌:如羧苄青霉素。